好孕
280天
一天一页

姜淑清 / 编著

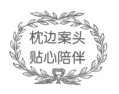

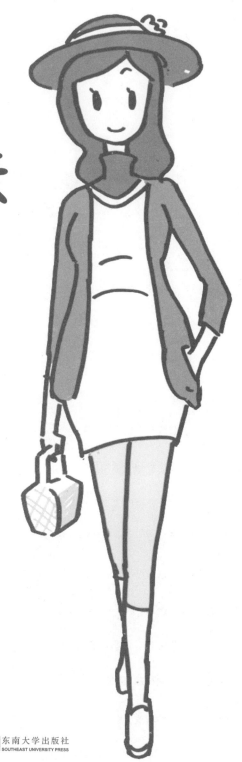

悦成长
Joyful Growth

东南大学出版社
SOUTHEAST UNIVERSITY PRESS

目录 | Content

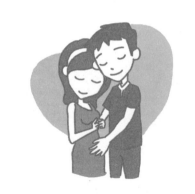

Chapter1

第一个月: 宝宝来了,准备好了吗?

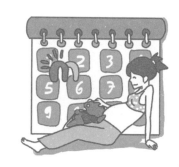

第二个月：宝宝有心跳了

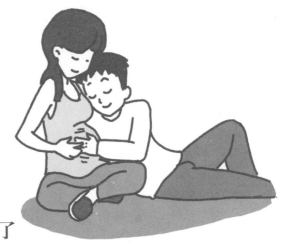

第三个月：宝宝能在羊水里活动了

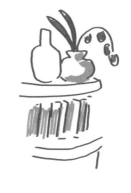
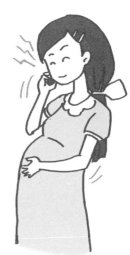

Chapter4

第四个月：宝宝有表情了

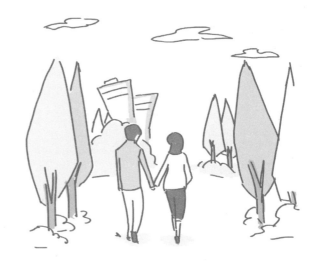

Chapter5

第五个月：宝宝有胎动了

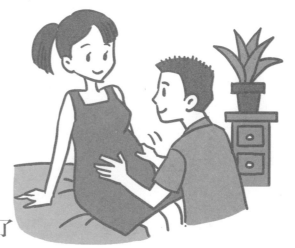

第六个月：宝宝对声音有反应了

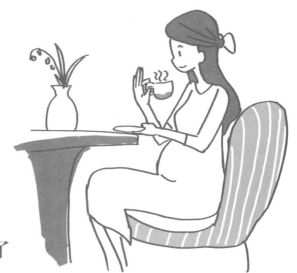

第七个月：宝宝大脑逐渐完善了

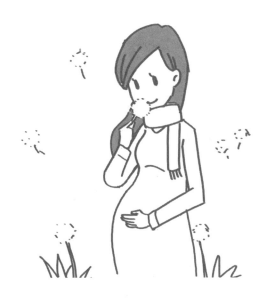

Chapter8

第八个月：宝宝内脏接近完成了

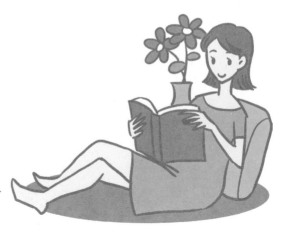

Chapter9

第九个月：宝宝头部进入骨盆了

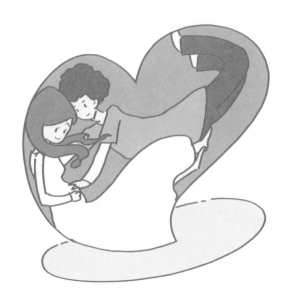

Chapter10

第十个月：宝宝要出生了

前言

　　孕育生命的过程是充满变化的，准妈妈的身体每天都在变化，心理会因为身体里多了一个生命而起伏不定，生活则会因怀孕而调整，准妈妈与身边人的关系也将因怀孕而不同，因此，变化是怀孕不能不面对的一个问题。变化会带来惊喜，也伴随不适应，但一件事如果了解清楚认识充分的话，做起来会更容易心态平和，应对从容，怀孕亦是如此。为了帮助怀孕的准妈妈轻松应对怀孕的各种变化，我们编撰了本书。

　　本书以每天一页的方式全面介绍怀孕280天中可能遇到的各种情形，涵盖孕期衣食住行、产前检查各个方面，由专家对孕期生活保健及身体心理变化进行指导和建议，使准妈妈更好地度过人生中充满变化的时期——孕期。

　　怀孕是创造新生命的时期，过程中充满令人惊奇的变化，为了孕育健康聪明的宝宝，准妈妈需要调整生活方式，但是怀孕是特殊时期却绝不是生病，因此准妈妈不必因为身体的变化就把自己当成病人，处处限制、事事裹足不前，把怀孕变成了负担和痛苦。为此编撰本书是针对大多数孕妈妈都特别在意和关注的问题，我们从不同的角度详加解释说明，希望帮助准妈妈理清认识，释放紧张和担心，科学合理地孕育健康聪明的宝宝。

　　怀孕也可以成为一个假期。很多准妈妈平时工作忙，不得不放下许多爱好和梦想，怀孕了准妈妈正好有理由放松自己，有时间去做那些平时想做却没有时间做的事，而且还能利用孕期的时间来拓展自己，培养新的爱好，提升、完善自己。这不但丰富了生活，还能起到胎教的作用。

　　编撰本书时，我们特意选用了大量可爱有趣的图，希望能丰富准妈妈的阅读感觉。如果准妈妈阅读我们的书不但了解了孕期方方面面的知识，还能心情愉悦轻松，那我们所有的努力就都获得了回报。

　　怀孕虽然只是人生中短短的280天，但却是特别而美好的，祝愿每一个准妈妈都享受孕期，轻松健康充满喜悦地度过它，并最终孕育出一个健康聪明的新生命！

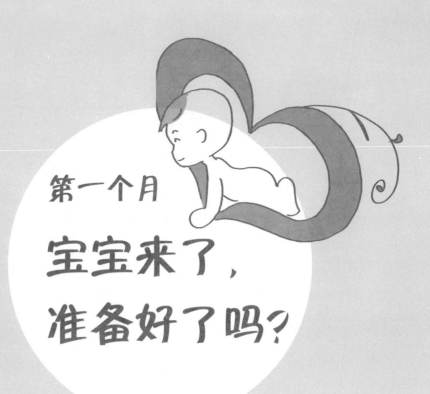

第一个月

宝宝来了，
准备好了吗？

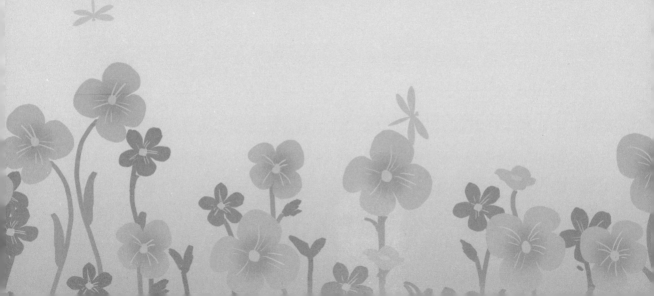

第1天
本月特别关注：有准备怀孕

　　生育一个聪明、健康的孩子是每一个家庭的愿望，而生育本身，又是一个奇妙的、充满各种不可知因素的复杂过程。健康的孩子由健康的精子和卵子孕育，孩子的健康、智慧、容貌乃至个性是由父母的精子和卵子质量决定的，受孕时男女双方的健康状况、营养、精神因素直接决定宝宝的健康。因此，爸爸妈妈孕前认真准备，调整好身心状态，细心选择受孕时机，确保受孕时夫妻双方健康良好、心情舒畅、精神饱满，这是优生优育的关键。

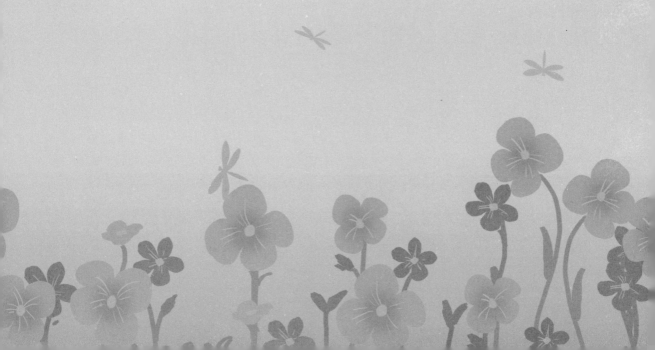

我们人类的卵子受精后，以胎儿的形式要在母体里孕育266天左右，出生后才能靠自己的身体器官存活。大多数女性经期为5~7天，大约月经后第7~8天左右排卵，266天加上14天，就是280天。1个月按4周计，共28天，280天刚好10个月，所以我们提到怀孕都说十月怀胎。可见为了计算方便，我们从末次月经的第一天开始计算孕期。

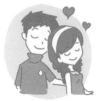

孕前六准备

均衡饮食，多吃水果、蔬菜、鸡蛋、豆类和牛奶。

戒烟戒酒，避免接触有毒物质。

完成孕前优生健康检查。

适当运动，避免运动过度和疲劳。

慎用药物，不接受X光等放射性物质照射。

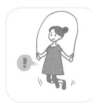

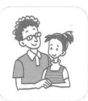
保持夫妇和谐，创造愉快心理状态。

哪些特征我们会遗传给孩子？

❶ 寿命。长寿家族的孩子长寿的可能性很大。

❷ 身高。有研究表明，人的身高70%取决于遗传，30%受后天因素的影响。

❸ 胖瘦。父母一人肥胖，孩子发胖的机会是30%。如果父母双方都肥胖，孩子发胖的机会是50%~60%。

❹ 肤色。肤色在遗传时总是遵循着"平均"的原则，父母中一个人较黑，一个人较白，那孩子会是不黑不白的中间肤色。所以皮肤较白的父母，更可能生出肌肤白嫩的孩子。

❺ 眼睛形状、双眼皮、眼球颜色、睫毛长短都是遗传的，父母双方只要有一个人是大眼睛，孩子大眼睛的可能就会大一些。鼻子大小、高低和鼻孔的宽度都会遗传，父母双方中有一人是挺直的鼻梁，孩子被遗传的可能性就大。孩子的耳朵会遗传父母的形状。而孩子有突出的大下巴，十有八九是父母任何一方这样。

第 3 天　父母精子、卵子质量决定孩子健康

孩子是父母孕育的，孩子的聪明健康与父母的基因关系很大，确保精子卵子的高质量是优生优育的要求，也是爸爸妈妈对孩子最初的爱。

能提高精子质量的食物

 富含优质蛋白质的食物：深海鱼虾、瘦肉、大豆、鸡蛋、牡蛎等。

 含锌较高的食物：如动物内脏、贝壳等。

 富含氨基酸的食物：鱿鱼、鳝鱼、泥鳅、带鱼。

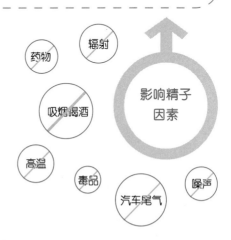

能提高卵子质量的食物

黑豆：补充雌激素

豆浆：调整内分泌

甲鱼汤：促卵泡发育

动物血：补血

鲜蔬果汁：防病排毒

海藻类：减少放射性疾病

韭菜：排出毒物

豆芽：促进性激素生成

影响卵子因素

✕ 人工流产

✕ 吸烟、喝酒

✕ 饮食无规律

✕ 经期性生活

✕ 有性传播疾病

特别提醒：

❶ 微波炉加热食品、泡方便面最好别用塑料容器。因为塑料食品包装盒普遍使用一种邻苯二甲酸酯的软化剂，它会使精子形态异常、运动能力低下、数量减少，而且可能导致怀孕女性流产。

❷ 男性尽量减少洗桑拿浴和缩短用热水泡澡的时间，不穿紧身裤。

找准排卵期可提高受孕概率，自测排卵期的四种方法：基础体温法、月经周期推算法、宫颈黏液法、经间痛感觉法。

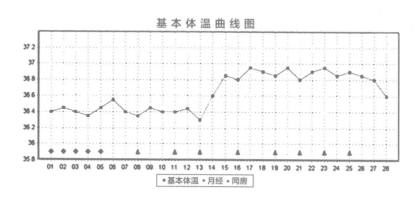

基本体温曲线图

● 基本体温　♦ 月经　▲ 同房

基础体温法

基础体温是充分睡眠后立即测出的体温。一个月经周期内，女性的基础体温有周期性变化，排卵前基础体温降低，排卵时基础体温最低，排卵后体温立即升高。

基础体温法是通过测量2～3个月经周期的体温来确定排卵期。运用这种方法必须在清晨醒来后未起时立即测量。

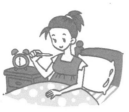

月经周期推算法

一般来说，排卵日在下一次月经来潮前的第14天。确定了月经来潮日期后再减14天，就能推算出排卵期。这种方法适合于月经规律的女性，不过由于排卵期会受疾病、情绪、环境及药物的影响而发生改变，所以最好能与其他方法结合使用。

宫颈黏液法

宫颈黏液会随着女性生理期变化而黏稠或清薄。接近排卵期时，黏液量增多且清亮滑润富有弹性，拉丝度高不易拉断，状同蛋清。排卵之后，宫颈黏液则稠厚而量少。这种方法就是通过观察子宫颈的黏液状况来确定排卵期。

经间痛感觉法

每月卵子成熟后，从卵巢游向输卵管的过程中会微出血。如出血处正对腹膜，女性有隐约痛感。此法就根据这种痛感来预测排卵日。但各人痛感不同，这种方法要配合其他方法使用。

健康与遗传关系密切，宝宝的健康离不开父母的遗传。身体健康的父母能提供良好的基因，因此，优生优育提倡孕育宝宝时，夫妻双方的身体条件要处于最佳健康状态。为了宝宝的聪明健康，准爸爸妈妈们一定要做好孕前准备，调整好身体状态，避开下面这些不利的受孕时机。

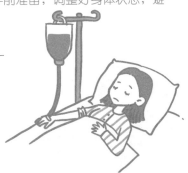

刚流产、生产

流产、引产或者生产后，至少要半年后再怀孕。

大量吸烟

吸烟易导致流产、新生儿缺陷和婴儿猝死综合征。

酗酒

酗酒，会使胎儿得胎儿酒精中毒综合征，引起胎儿畸形。

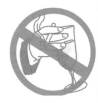

口服避孕药

口服避孕药者应停药改用其他避孕方法避孕6个月后再受孕。

过度劳累时

旅行中的新婚夫妇，比较疲劳，应该采取避孕措施，避免受孕。

放射治疗

接受X射线检查后，应过3个月以后再受孕。

长期服药

宜在病愈停药半年以后再受孕。

遗传病患者

聋哑、全身性白化病、遗传病患者等，怀孕可能生下不健康孩子。

情绪不良时

大喜，如蜜月期；大悲，比如亲人离世之时，都不宜怀孕。

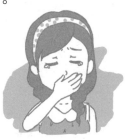

营养不良

营养不良怀孕可能出现妊娠期糖尿病，还有缺铁性贫血。

病毒感染

育龄妇女感染梅毒、弓形虫、风疹受孕可引起流产、胎儿畸形。

1. 高脂肪饮食

适当地改善饮食，增加营养，可以增强孕妈妈体质，促进宝宝发育。但若营养过剩，则危害匪浅，孕妈妈不仅有患妊娠高血压的风险，还易诱发乳腺癌、结肠癌。

怀胎十月，孕妈妈是一人吃了管二人，饮食的好坏不仅影响自身身体健康，也关系着宝宝的身体发育，避开孕期饮食禁忌是安全愉快度过孕期的前提条件，也是饮食胎教的重要组成，孕妈妈一定要重视。

2. 高糖饮食

高糖饮食会导致血糖过高，肾脏负担重，还可能降低机体对病菌、病毒的抵抗力，不利优生。

3. 盲目补钙

有些孕妈妈盲目大量地服用鱼肝油和钙质食品，这可能引发宝宝高血钙症，反而对宝宝的生长不利。

4. 过度摄入咸食

盐摄入越多，高血压的发病率越高。孕妈妈过度咸食，容易引发妊娠高血压综合征。

5. 滥服温热补品

怀孕后孕妈妈内分泌功能旺盛，心脏负担加重，滥服温热补品势必给自己和宝宝带来极大危害。

6. 霉变食品

孕妈妈食用了霉菌污染的食品可能引起急性或慢性食物中毒，会对宝宝的生长发育有极大危害，特别是孕早期。

7. 饮酒

孕妈妈饮酒，酒精会通过胎盘进入宝宝体内，直接产生毒害，影响宝宝发育及出生后的智力。

8. 饮茶

茶中含有大量的单宁，会影响孕妈妈对蛋白质、铁、维生素的吸收利用。茶中的鞣酸，会影响肠道蠕动，易使孕妈妈便秘。此外，茶中的咖啡因，可能刺激胎动增加。

9. 只吃精制米面

只吃精制大米和精制面，孕妈妈和宝宝可能缺乏微量元素，患上营养不良、贫血、代谢障碍等疾病。

10. 咖啡因

咖啡因会加快宝宝心跳及新陈代谢速度，降低母体血液流入子宫的速度，因此，含有咖啡因的咖啡、可乐、可可、茶等孕妈妈最好不要饮用。

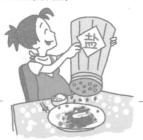

孕1月必须要十分注意饮食，这关系到受精卵能否顺利发育为健康的胎儿；而且注意饮食，给胎儿成长提供良好的成长环境也是胎教的一个重要部分。

培养良好的饮食习惯

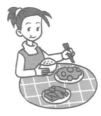

1. 口味清淡、细嚼慢咽。食物清淡保持原味，更富有营养，更利于健康。而细嚼慢咽不但有利于食物的消化吸收，而且近来有研究发现，孕妇的咀嚼与胎儿的牙齿发育有密切关系。

2. 合理搭配、荤素兼顾。不同食物所含的营养成分及比例各有不同，饮食种类丰富而多样，才能满足孕妈妈体力的支出及胎宝宝生长发育要求。

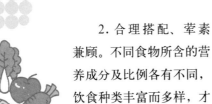

——老婆，多咀嚼一会儿，别着急咽下去。

3. 一日三餐定时、定量。定点、定量愉快地进餐能更好地满足身体全天的营养需求。

孕1月饮食三原则

1. 孕1月受胎盘、受精卵以及母体自身的需要和基础代谢增加等因素影响，需要充足的热量、蛋白质、脂肪酸。

每日补充：热量150千卡，蛋白质70克！

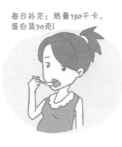

2. 摄入充足的维生素。孕1月是受精卵迅速分化时期，所以，孕妈妈要注意补充多种维生素（尤其是叶酸、维生素 B_2、维生素 B_6 等）的摄入，可以多吃一些蔬菜和水果来补充各种维生素。

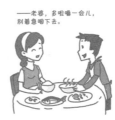

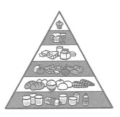

3. 营养均衡，搭配合理。怀孕1月的饮食宜营养均衡，要避免营养不良或营养过剩。营养全面合理的搭配基础上再注意从蔬菜、鱼、蛋、动物内脏和鱼肝油中补充钙、铁、铜等微量元素。

叶酸是维生素 B 复合体之一，在人体内具有不可或缺的作用，是蛋白质和核酸合成的必需因子。叶酸不足会增加新生儿神经管缺陷发生几率和婴儿出现唇裂的风险。孕妈妈不仅要在怀孕之后补充叶酸，备孕阶段就应开始补充叶酸。

叶酸补充的最佳时间：准备怀孕前 3 个月至整个孕期

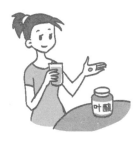

胎儿 DNA 的合成及胎盘、母体组织和红细胞的增加都将使孕妇对叶酸的需要量大大增加。孕中、后期叶酸的缺乏仍然会引起巨幼红细胞性贫血、先兆子痫、胎盘早剥的发生。所以，叶酸补充应贯穿整个孕期。

叶酸补充精选食谱

富含叶酸的食物

绿色蔬菜

莴苣、菠菜、西红柿、胡萝卜、青菜、花椰菜、油菜、小白菜、扁豆、豆荚、蘑菇等。

新鲜水果

橘子、草莓、樱桃、香蕉、柠檬、桃子、李、杏、酸枣、山楂、石榴、葡萄、猕猴桃、草莓、梨、胡桃等。

动物食品

猪肝、鸡肉、牛肉、羊肉等。

谷物类食品

大麦、米糠、小麦胚芽、糙米等。

豆类、坚果类食品

黄豆、豆制品、核桃、腰果、栗子、杏仁、松子等。

黄瓜拌猪肝

食材：猪肝 300g、黄瓜 100g、虾米 5g、香菜 5g、酱油 5g、醋 3g、香油 5g。

制作：黄瓜洗净，切片摆盘；猪肝切片，放开水中烫熟，捞出晾凉；香菜切段。猪肝、虾米放黄瓜上用酱油、醋、香油，撒上香菜拌匀即可。

青菜肝末

食材：猪肝 50g、青菜叶 40g。

制作：猪肝洗净切碎，放锅中加水煮开，放入青菜末，即可。

特别提醒

1. 叶酸补充不是越多越好。长期过量服用会干扰体内锌代谢，影响胎儿发育，最好在医生指导下服用叶酸。

2. 叶酸极不稳定，长时间烹调会被破坏。绿色的蔬菜不宜烹煮过烂，买回来的新鲜蔬菜不宜久放，烹饪时应先洗后切，急火快炒现吃。

3. 怀孕前长期服用避孕药、抗惊厥药等，会干扰叶酸等维生素的代谢。备孕女性最好在孕前 6 个月停止用药。

受孕过程（二）
第6天

受孕是生命的开始，受孕指的是受精卵成功着床子宫壁，大约是房事后3天。若仅仅精子卵子相遇，不是受孕，只有着床并开始分裂才能说明受孕成功。

精子

就像小蝌蚪，头部呈圆柱形，尾部细长。精子在女性体中可存活72小时，男性一次射精就可射出5亿个精子，但仅有一个可能使一个卵子受精。

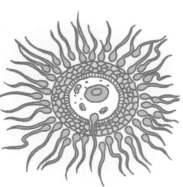

卵子

女性体内有一对卵巢，每月它们交替排出一个卵子，排卵一般发生在月经来潮后第十四天前后。卵子只能存活24小时。卵排出后，会进入输卵管。如果24小时内遇到精子，就可能受精。

受孕过程

◆ 精子射入阴道，快速游动。经阴道、宫颈、宫腔后，到达输卵管。

◆ 卵子、精子"会合"——受精。

◆ 1～2天内受精卵分裂为双细胞。

◆ 受精后第4天，受精卵发育成多细胞桑椹胚，进入子宫腔。

◆ 受精后的6～7天，受精卵进入子宫内膜，开始着床。

◆ 受精后第11～12天受精卵完成着床。

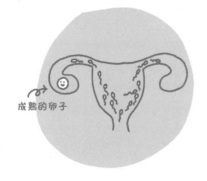

成熟的卵子

影响受精卵着床因素

受精卵本身缺陷

精神过度紧张

免疫因素

子宫因素

孕酮分泌不足

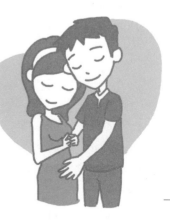

最佳受孕时间

◆ 一天中：做爱的最佳时间是下午5～7时。研究发现，这段时间75%的男子无论是精子的数量还是质量都达到高峰。

受精卵发育过程图

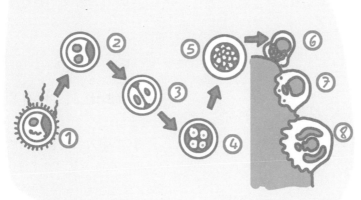

1. 精子朝卵子跑去
2. 精子与卵子结合，受精完成
3. 受精卵分裂为双细胞
4. 双细胞再分裂
5. 发育成多细胞桑椹胚
6. 进入子宫
7. 埋入子宫内膜
8. 着床

受精卵着床才能发育成胎儿

受精卵从输卵管向子宫移动是悄悄进行的，孕妈妈没有任何感觉。但受精卵能否在子宫安家落户决定了它能否发育成胎儿。只会有一部分受精卵能着床成功，然后在子宫腔里继续发育，至停经5～8周时发育为胚胎，9周以后发育成为胎儿。很大一部分受精卵会因各种原因而着床不成功。

受孕后几天测出怀孕？

精子和卵子结合成受精卵后，6～7天左右在子宫内膜着床，7～10天人绒毛膜促性腺激素HCG才能进入尿液，此时HCG量甚少。所以通过自用试纸或者医院HCG检测母体血中或尿中的HCG来确诊早孕的话，一般宜在性生活后14天左右，少数需20多天才能准确查出怀孕。

◆ 最佳受孕季节：9～10月份正值秋高气爽，气候温暖舒适，睡眠食欲不受影响，又是水果高产的黄金季节，对孕妇营养补充和胎儿大脑发育十分有利。

◆ 最佳受孕年龄：男性30～35岁，女性23～28岁。

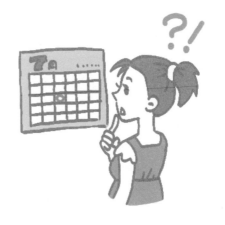

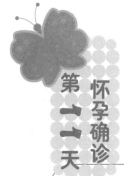

检测怀孕的方法最常见的是早孕试纸检测，不过如果怀孕，身体会有明显变化，通过一些身体信号孕妈妈也能判断是否怀孕。

怀孕的身体信号

1 停经

停经是怀孕的第一信号，一般来说，月经正常，又没有采取任何避孕措施的育龄女性，如果超过一周仍没来月经，就要考虑妊娠的可能。

2 早孕反应

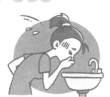

有些女性在月经期过后不久（2个星期左右）就开始发生胃口的改变。常发生在早晨起床后，有恶心、反酸、食欲不振、挑食等现象。有些人甚至不吃东西都想呕吐，有些人很想吃些酸味的东西。

3 体温升高

月经规则的女性，在一个月经周期中，排卵后基础体温上升0.5℃左右，一直维持到下次月经来潮才开始下降。怀孕后由于妊娠黄体酮对体温中枢的影响，体温会继续维持在高水平而不下降。

已怀孕的基础体温图

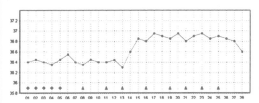

基础体温判断需要测量早晨睡醒后未起身时的体温。

早孕试纸检测 HCG 检测

HCG 即人绒毛膜促性腺激素，受精卵着床几天后可在尿液中检出，通过试纸检测HCG能发现是否怀孕。

特别提醒

❶ 使用早孕试纸时要仔细阅读测试卡的使用说明，按照说明操作。

❷ 要注意检测时间。

◆ 最好起床后就测，因为早起的尿液一般有最高的HCG值。

◆ 月经推迟后检测才有效。月经周期长或排卵异常的妇女甚至停经40～44天才可能检测出。

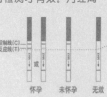

控制线(C)
反应线(T)

怀孕　未怀孕　无效

医院尿检

判断是否怀孕，最准确的途径当然是上医院做尿检。尿检和早孕试纸的原理是一样的，都是通过检测HCG是否升高来判断是否怀孕。

有的孕妈妈是避孕失败后怀上宝宝的，宝宝能要吗？要的话，有什么风险呢？这些问题往往困扰着孕妈妈，一般来说避孕方法会不会损伤精子和卵子质量，是判断避孕失败后宝宝健康受不受影响的主要因素，也决定了宝宝可不可以要。

不必终止妊娠的避孕方法

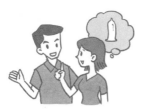

避孕套
阴道隔膜
安全期避孕
体外排精

这类避孕方法仅仅通过阻断精卵相遇达到避孕效果，继续怀孕对胎儿没有影响。

要终止妊娠的避孕方法

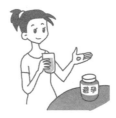

口服避孕药
带环受孕
使用杀精剂

这类避孕方法通过抑制卵子、精子活力达到避孕效果，从优生的角度出发，孕妈妈还是应考虑终止妊娠。

输卵管结扎后怀孕：咨询医生

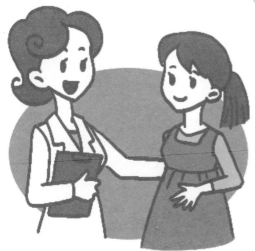

输卵管结扎时会机械损伤输卵管，从而可能导致出现异位妊娠，因此这种情况下怀孕一定要咨询医生，进行相关检查，降低异位妊娠的危险。

特别提醒

大多数口服避孕药都含有抑制排卵的雌激素和不易接受胚胎着床的孕激素。长期使用口服避孕药计划怀孕时，以停药6个月后再受孕为妥。

计算预产期的方法很多，最常见的是末次月经计算法，下表提供了预产期计算的不同方法。

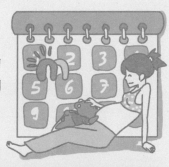

方法分类	计算方法	我的预产期
根据末次月经计算	预产期月份：末次月经的月份加9或减3，月份大于3的，减3；月份小于或等于3的，加9； 预产期日：来末次月经日期加7，如得数大于30，减30，月份数加1。 例如：末次月经是2012年3月13日，其预产期约为：2012年12月20日；末次月经是2012年5月28日，其预产期约为：2013年3月5日。	
根据胎动日期计算	如记不清末次月经日期，可以依据胎动日期来进行推算。一般胎动开始于怀孕后的18～20周。计算方法为：初产妇是胎动日加20周；经产妇是胎动日加22周。	
根据基础体温曲线计算	将基础体温曲线的低温段的最后一天作为排卵日，从排卵日向后推算264～268天，或加38周。	
根据B超检查推算	医生做B超时测得胎头双顶间径、头臀长度及股骨长度即可估算出胎龄，并推算出预产期（此方法大多作为医生B超检查诊断应用）。	
根据子宫底的高度估计	一般情况下，妊娠4个月末，子宫高度在肚脐与耻骨上缘当中（耻骨联合上10厘米）；妊娠5个月末，子宫底在脐下2横指（耻骨上16～17厘米）；妊娠6个月末，子宫底平肚脐（耻骨上19～20厘米）；妊娠7个月末，子宫底在脐上3横指（耻骨上22～23厘米）；妊娠8个月末，子宫底的剑突与脐的正中（耻骨上24～25厘米）；妊娠9个月末，子宫底在剑突下2横指（耻骨上28～30厘米）；妊娠10个月末，子宫底高度又恢复到8个月时的高度，但腹围比8个月时大。	

股骨更安全

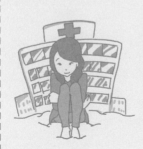

美国的研究发现生过孩子的女性股骨骨折风险，比未生育女性低44%。

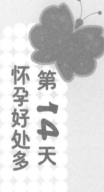
治疗痛经及月经不调

有的女性从初次来潮开始，就伴有痛经。女性怀孕身体如子宫、乳房会经过一个再次发育的过程，生产后，痛经和月经不调自然也会得到改善。

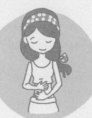

减少乳腺问题

母乳喂养能降低患乳腺癌的概率，没有生过孩子的女性发生乳腺增生及其他良性乳腺病的可能性也高于经历过怀孕的女性。流行病学研究表明，未生育过的女性发生乳癌的危险为生育者的2倍。妇女分娩后正确哺乳能保持乳腺的通畅，对乳腺癌的发生有预防作用。但如果极少哺乳或从未哺乳，易导致乳房积乳，患乳腺癌的危险性明显增加。

减少妇科疾病

怀孕能减低子宫肌瘤和子宫内膜癌的发生概率，适时怀孕和生育是治疗子宫内膜异位最有效和副作用最小的方法，而且女性怀孕体内会产生抵抗卵巢癌的抗体，生孩子的女性患卵巢癌的概率比未生育过的同龄女性低58%左右。

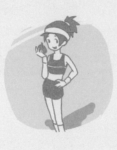

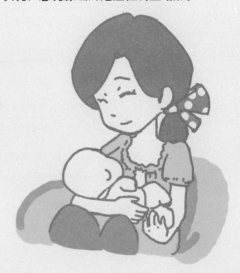

第15天 五招帮你正确选择防辐射孕妇服

孕妈妈购买防辐射服时，建议稍微大一点儿。这样当自己身体随孕期增加而增长时也可以继续穿着，太紧的衣服不利于宝宝生长。面对市场上五花八门的防辐射服，不少孕妈妈不知道该如何选择，没关系，可以参考我们下面的介绍。

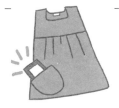

检验防护效果

❶ 用防护服将手机严密包住后绝大部分手机信号有衰减的防护效果好。

❷ 取一小块防辐射产品配送的布料，点燃后检查未烧化的部分，可见成网状的防辐射金属丝纤维。

❸ 用万用表或感应笔去测量防辐射织物是否有导电现象，有则表示有金属纤维存在，具有防辐射功能。

❹ 将衣服遮在电脑屏幕前，把手机放置于电脑显示器旁，拨打该手机时电脑显示屏抖动明显减弱。

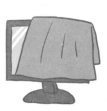

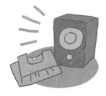

❺ 把手机放在音响旁边，有电话来时，音响会发出杂音，用衣服包住手机，再拨打电话，杂音会明显减弱。

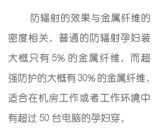

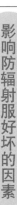
影响防辐射服好坏的因素

面料，银离子纤维防辐射孕妇装的效果在实际应用中明显优于其他面料，但缺点是价格比较贵。

db值，一般来讲，选择db值30以上的，就能够将辐射削弱到完全不受影响的程度。

防辐射服的有效期，防辐射服金属纤维会因为氧化或者洗涤，磨损或者断裂，失去了防辐射作用。

专家提醒

防辐射的效果与金属纤维的密度相关，普通的防辐射孕妇装大概只有5%的金属纤维，而超强防护的大概有30%的金属纤维，适合在机房工作或者工作环境中有超过50台电脑的孕妇穿。

预防感冒对策

对策 1
少去人多的公共场合

对策 2
多喝水

对策 3
全家养成常洗手的习惯

对策 4
保持室内的通风

对策 5
增加户外活动时间

对策 6
衣服勿骤增或骤减

怀孕后孕妈妈一举一动都对宝宝有影响,尤其孕妈妈生病直接关系到宝宝的生长发育。感冒是孕早期孕妈妈要重点预防的常见病。

第16天
预防感冒

特别提醒

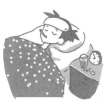

孕妈妈一旦患了感冒,应尽快控制感染,排除病毒。如为轻型感冒,应卧床休息,多饮水。如为重型感冒,应住院治疗,提醒医生勿用忌药。如有高热连续3天以上,病愈后请医生做B超检查胎儿发育异常。

感冒小偏方

◆ 感冒初起喉头痒痛时,立即用浓盐水每隔10分钟漱口及咽喉1次,10余次即可见效。

◆ 菜根汤:白菜根3片,洗净切片,加大葱根7个,煎汤加白糖趁热服。

◆ 感冒时喝鸡汤可增强人体的抵抗力,减轻症状,经常喝鸡汤能预防感冒的发生。

◆ 姜蒜茶:大蒜、生姜各15克,切片加水一碗,煎至半碗,饮时加红糖10～20克。

◆ 萝卜白菜汤:用白菜心250克、白萝卜60克,加水煎好后放红糖10～20克,吃菜饮汤。

◆ 姜糖饮:生姜片15克,3厘米长的葱白3段,加水50克煮沸加红糖后趁热服。

以上几种汤茶均须趁热服用,然后盖被,出微汗,最好能够睡上一觉,有助于降低体温、缓解头痛。无论采取哪种方法,其要旨均在于多喝水、多排尿。这样,身体新陈代谢所产生的废物就可以及时排出体外,使身体经常处于一种"干净"的状态,有助于抵抗感冒病毒的侵袭。

第**17**天　孕期与宠物相处要慎重

对非常喜欢宠物的孕妈妈来说，孕期养不养宠物是十分纠结的，她们既希望宝宝健康，又不愿与宠物分离。不过宝宝的健康应该是第一位的，为了这个目标怎么小心都不为过。非常喜爱宠物的孕妈妈，怀孕期如果一定要与宠物相处，就要注意下面的八件事。

孕妈妈最好不养宠物

宠物身上可能会有寄生虫等病原微生物，如果常人被宠物身上的寄生虫感染后，依靠人体自身的免疫力，可能几天或数周后就好了。但孕妈妈却不同，如果感染了弓形虫，会严重伤害未出生的宝宝，甚至流产。

孕期与宠物相处八项注意

1. 孕前为自己和宠物做检查，只有抗弓形虫抗体为阳性的宠物才能留下。

2. 给宠物注射疫苗，定期驱虫，经常洗澡，保持卫生。

3. 不要让宠物在外面捕食，以免感染寄生虫。

4. 不给宠物喂生食，给它们盛食物的碗要每天清洗，并且不和其他物品放在一起。给宠物喂食、洗澡等，尽量让家人做，如果必须要自己做，在喂食或洗澡的过程中，要戴橡胶手套，弄完后要彻底洗手。

5. 不要和宠物过分亲密接触，杜绝亲吻、同睡等亲密接触，抚摸过宠物后一定要记得洗手。

6. 宠物的粪便每天清理，孕妈妈应避免直接接触宠物的排泄物。

7. 小心不要被宠物抓伤、咬伤，一旦被宠物抓伤或是咬伤，要及时去医院进行诊断，切不可自行处置。

8. 应该至少每月带宠物去医院检查一次，以确保百分百安全。用心做好防护工作，并注意卫生细节，相信宠物也是可以陪孕妈妈等待宝宝出生的。

特别提醒

除了宠物传染外，食物被污染或未煮熟的肉类也可能感染弓形虫病，所以孕妈妈准备食物前要清洗手；蔬菜和水果要清洗干净再吃；孕期避免吃冷肉片如火腿和香肠、冷生海鲜、冰淇淋等。

孕期用药九大原则

孕期用药应该十分慎重，因为，有些药物会影响母体的内分泌、代谢而间接影响胚胎，有的药物则通过胎盘屏障直接影响胎儿，毒性大的药物还可能影响胚胎分化发育，造成胎儿畸形。因此原则上孕期最好不要用药，如果用药必须严格选择。

一：怀孕就诊要注意月经期。应告诉医生自己已怀孕和妊娠时间；有受孕可能时，用药需注意月经是否过期。

二：不能自行用药。孕妈妈的疾病会影响胎儿，因此既不能滥用药物，也不能有病不治。要在医生指导下使用对胎儿无害的药物。

三：可用可不用的药物应尽量不用或少用。尤其是在妊娠的前3个月，能不用的药或暂时可停用的药物，应考虑不用或暂停使用。

四：用药必须注意孕周，严格掌握剂量、持续时间。

五：坚持合理用药，病情控制后及时停药。

六：肯定有致畸性的药物禁用。

七：两种以上的药物有相同或相似的疗效时，考虑选用对胎儿危害较小的药物。

八：能单独用药就避免联合用药，能用结论比较肯定的药物就不用比较新的药。

九：孕期禁用试验性用药，包括妊娠试验用药。

中药不比西药安全

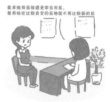

能多种用药就要联合用药，能用结论比较肯定的药物就不用比较新的药

虽然中药比西药较温和安全，毒副作用较小，但是在孕期，同样不可滥用中药，因为许多中药也可以导致畸形、流产、早产甚至死胎，中药亦应在医生的指导下正确使用。

孕期禁用的中成药

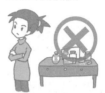

肯定有致畸性的药物禁用

牛黄解毒丸、牛黄清心丸、龙胆泻肝丸、开胸顺气丸、益母草膏、大活络丹、小活络丹、紫血丹、至宝丹、苏合香丸等。

怀孕后由于内分泌改变，孕妈妈身体会发生很大的变化，身体膨胀，面部可能长出妊娠斑，许多爱美的孕妈妈因此而困扰：怀孕期间能化妆吗？化妆对胎儿是否有害？在此，我们建议选用化妆品应慎重，如果使用，应注意以下方面：

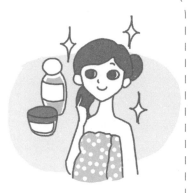

孕期适用化妆品

保湿产品。孕妈妈护肤要以保湿为主，使用能给肌肤增加水分的护肤品，切忌用碱性的洁面产品。

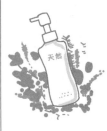

性质温和的纯天然产品。孕妈妈要选择质量有保证的、无防腐剂、色素、香料、化学药品成分和低酒精的天然化妆品。不用含防腐剂、化学成分，质量不合格的铅、汞等重金属含量超标化妆品。

孕期忌用化妆品

指甲油。指甲油含有一种名叫邻苯二甲酸酯的物质，这种物质可通过呼吸系统和皮肤进入体内，若长期使用，不仅对孕妈妈的健康十分有害，而且会通过胎盘和血液进入胎儿体内，影响胎儿健康。

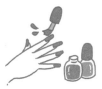

美白祛斑化妆品。科学实验证明皮肤增白及祛斑类除色素化妆品中含的化学成分，很容易被正常皮肤吸收，经母体胎盘转运给胎儿，可能使胎儿发育异常。

少涂或不涂口红

口红是由多种油脂、蜡质、颜料和香料等成分组成，含羊毛脂较多。羊毛脂既能吸附空气中对人体有害的重金属元素，又能吸附各种致病微生物，还有一定渗透作用。口红经常不知不觉地被"吃"进口中，因此孕期应尽量不涂或少涂口红，涂也要选择天然优质的口红。

特别提醒：染发、烫发会影响胎儿

大多数染发剂中起到着色、固色作用的二胺、芳香胺、二硝基酚等化合物，有致癌作用。所以孕妈妈最好不用。

怀孕后，很多孕妈妈的情绪都会起伏不定，这很正常，因为身体激素的分泌和怀孕后身体的剧烈变化都给孕妈妈增加许多生理负担，而且由于人生的责任也将因怀孕而增加，这些都带给孕妈妈心理压力，影响她的情绪和心情。

孕期前 3 个月情绪最不稳定

据统计，怀孕初期情绪最不稳定。因为这一时期，不论是生理和心理的变化，还是生活习惯的调整，孕妈妈的变化都是最大的。这一时期的早孕反应常常令身体不适，而有的孕妈妈还特别严重，因此，孕妈妈的情绪在几秒钟之内，从极度兴奋跌落到异常沮丧，并不令人意外。

孕妈妈常见的三种不良情绪

1. 痛苦：怀孕反应

虽然早孕反应和身体、心理因素都有关系。但医学家发现，情绪与孕吐有密切关系。神经质、心理和情绪变化大、不稳定，厌恶怀孕会加重怀孕反应，因此，调适心情可以缓解孕吐反应。

2. 担心：宝宝健康问题

因为做了在怀孕时不建议做的事情，比如服用药物、烫头发等，有些孕妈妈就一直耿耿于怀。其实，比较有害的是胡思乱想，只要放松心情，宝宝一定会健康出生。如果实在担心可以咨询医生，由医生判断影响的程度。

3. 害怕：当不好妈妈

担任一个新角色前，不少人都会怀疑自己的能力。但人生就是不断学习的过程，谁也不是天生就会做妈妈的，只要心里装满对宝宝的爱，我们可以边做边学。想想自己以往干得那些漂亮的事，放松心情就一定能当个好妈妈，培养出聪明健康的宝宝。

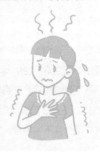

调适情绪小对策

比起担心的事，孕妈妈的不良情绪本身对宝宝的影响更大。所以孕妈妈本人要尽可能做到：

◆ 凡事豁达，不斤斤计较；

◆ 遇有不顺心的事，不要钻牛角尖；

◆ 借助丈夫和亲人朋友的帮助来调整情绪；

◆ 避开会让自己受到不良刺激的人和环境；

◆ 投入到轻松有益的兴趣爱好中，使心情保持在最佳状态。

第 21 天 优生优育，需要准爸爸参与

孩子是父母的结晶，孕育聪明健康的孩子，不只是孕妈妈的事，准爸爸态度会通过对孕妈妈的情绪影响，而对胎宝宝的生长发育产生作用。所以准爸爸孕期的参与和关心很重要，而准爸爸和孕妈妈一起分享孕期的点点滴滴，也一定会成为生命中的美好回忆。

调整生活习惯

❶ 戒烟

烟对胎儿是毒品。烟草中的有害成分可以使染色体和基因发生变化，可致胎儿发育迟缓，引起畸形和先天性心脏病。胎儿的肝脏解毒能力差，吸烟对早期胚胎的危害最严重。所以为了优生优育，准爸爸最好戒烟，起码不要在孕妈妈跟前吸烟。

❷ 合理安排性生活

据统计，有 10% ~ 18% 的孕妇发生流产是由于性生活不当所造成。孕期准爸爸应合理安排性生活。妊娠早期很容易流产，尤其是过去曾有过自然流产和习惯性流产的孕妈妈，应禁止同房。孕中期应使用避孕套，选择不会压迫孕妈妈肚子的姿势。妊娠晚期，特别是临产前 1 个月也最好节制性生活。

学习营养知识

孕期的营养需要和平时不同，准爸爸学习营养学方面的知识，合理安排孕妈妈孕期饮食，有助于孕育一个健康、聪明的宝宝。

陪孕妈妈产检

和孕妈妈一起去产检，可给孕妈妈一种安心、依靠的幸福感，而且还能听到胎儿的心跳，或透过 B 超亲眼看到胎儿，是一种很美妙的体验。

心理体贴支持

倾听。孕期孕妈妈的情绪对胎儿的发育影响很大，当孕妈妈的听众，分享她的快乐与忧虑，加倍爱护体贴孕妈妈，培养彼此互相信赖的亲密感情，使孕妈妈心情愉快地度过孕期，既是准爸爸对孕妈妈的爱，也是对宝宝的爱。

欣然接受孕妈妈的改变。怀孕后孕妈妈无论身体还是心理都会有较大的变化，接受孕妈妈的身体和性情变化，主动承担家务，不斤斤计较。当孕妈妈因肥胖、妊娠纹、举止笨重等身体变化沮丧时，告诉她，她非常漂亮，即使她不当真，也会心情舒畅。

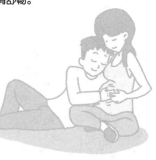

怀孕是正常的生理活动，孕妈妈在怀孕期间大可不必中断或减少正常的各种活动，一般可以照常工作和从事普通家务劳动。孕妈妈适当的运动不但安全，并且有利于孕妈妈与宝宝的健康。

产前运动益处

◆ 能促进消化、吸收功能。有利于孕妈妈吸收充足营养，满足肚子里的宝宝的营养需求，从而保证宝宝的健康发育。

◆ 促进血液循环。能提高血液中氧的含量，对消除孕期身体的疲劳和不适，保持孕期心情舒畅和精神平和稳定很重要。

◆ 刺激宝宝的身体发育。运动对宝宝的大脑、感觉器官、平衡器官以及呼吸系统的发育十分有利。

◆ 增强孕妈妈的抵抗力。适当运动可以促进孕妈妈及宝宝的新陈代谢，降低妊娠糖尿病风险，可以使宝宝的免疫力有所增强。

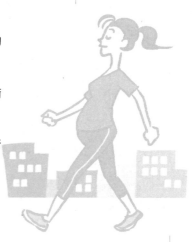

生产和产后运动益处

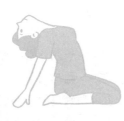

◆ 有利于顺利分娩。运动时不仅可以让孕妈妈肌肉和骨盆关节等得到锻炼，同时还能让孕妈妈有充足体力，可以为顺利分娩创造条件。

◆ 促进身材迅速恢复。孕期经常运动的孕妈妈产后身体恢复快，身材能较快回到产前。

◆ 降低孩子出生后患肥胖症风险。研究表明，母亲适量有氧运动可避免胎儿营养过剩，从而避免胎儿出生时超重及长大后过度肥胖。

特别提醒：运动要注意强度

1. 孕期运动时，脉搏不要超过 140 次／分钟，体温不要超过 38℃，时间以 30～40 分钟为宜。

2. 孕期运动量要根据自己感觉程度及时调整，不要从事过于剧烈的运动，应始终保持可以正常说话的状态。

生命在于运动，孕妈妈一人负担两条生命，运动意义格外重要。但是孕期的身体条件和平常毕竟不一样的，所以运动时需要有一些特别注意。

孕早期运动九大注意

◆ 慢慢开始，缓和地进行，最后慢慢平静而结束。

◆ 边做运动边说话，要不然，运动会过分激烈。

◆ 时不时地停下来休息一下。

◆ 确保运动前、运动中和运动后喝足量的水。

◆ 不要做背部的锻炼。这样做会使胎儿供血的血管承受过大的压力，影响对胎儿的供血。

◆ 不要在海拔高的地方（超过 1800 米）运动。这会让胎儿无法获得足够的氧气。

◆ 避免极度牵拉的、跳跃的、过高冲击力的运动。怀孕期间关节组织松弛，这些运动极易导致关节损伤。

◆ 如果感到不舒服、气短和劳累，休息一下，感觉好转再继续运动。

◆ 不要在非常炎热和潮湿的环境中运动。

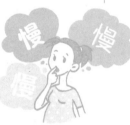

孕早期应避免的运动

仰身。在孕早期因为子宫的重量在不断增加，仰天平躺会压迫到血管，导致轻微头晕。

潮湿闷热环境中运动。这会使体温升得过高，危害宝宝健康。可以在有空调的健身房运动，或早上凉爽的时候运动。

普通普拉提。普通的瑜伽课程挤压腹部动作多不适合孕妈妈。

身体平衡运动。怀孕后孕妈妈身体平衡能力会变差，进行这类运动可能会让孕妈妈摔倒，所以不适合。

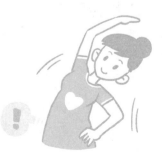

孕早期剧烈运动危害大

孕早期由于胚胎刚刚种植到宫腔中，胎盘尚未完全形成，宝宝和妈妈的连接还不稳定，容易发生流产，因此这个阶段孕妈妈应避免剧烈运动，要多做有氧运动。骑自行车需要腿部用力，还会牵拉腹部肌肉，孕早期孕妈妈最好别骑自行车。

当准爸爸跑得最快的精子超出对手在竞争中胜出，终于和孕妈妈卵子结合在一起，形成受精卵时，孕妈妈几乎没有任何感觉，甚至都不知道自己已经怀孕。出现早孕反应，其实是身体在提醒告知孕妈妈："准备好，令人震惊的生命创造开始了。"

早孕反应原因：妊娠激素

受精卵着床妊娠开始，也是受精卵开始分裂发育为宝宝器官的时期，特别容易受外界干扰，最为脆弱。所以妊娠激素发出防止下一次月经来潮信息的同时，还发出早孕反应信息，即让我们避开环境中的伤害，保护好受精卵。每个孕妈妈激素分泌程度不同，出现的早孕反应也不一样，有的孕妈妈呕吐恶心，有的嗜睡，有的怕冷，有的喜欢吃酸……

什么时候会有早孕反应？

一般来讲，孕妈妈在怀孕以后 40 天会出现轻微的呕吐现象，不过，早孕反应每个人都不一样。有的孕妈妈整个孕期都没有呕吐现象。早孕反应通常持续到怀孕 3 个月，但有的孕妈妈早孕反应时间比较长，直到 16～18 周才消失。

常见的早孕反应

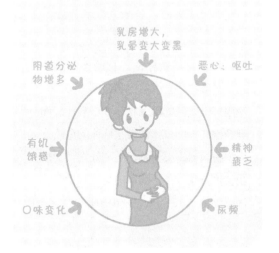

乳房增大，乳晕变大变黑

阴道分泌物增多

恶心；呕吐

有饥饿感

精神疲乏

口味变化

尿频

酸儿辣女

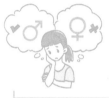

"酸儿辣女"是民间说法，认为孕妈妈孕后喜欢吃酸的就会生男孩，如果喜欢吃辣的就生女孩。其实，孕妈妈出现嗜酸或嗜辣均属于正常的孕期生理反映，与胎儿性别无关。决定宝宝性别的因素很多的，而爸爸妈妈染色体的基因组合决定了宝宝的性别。

不可缺少的妊娠激素

人身体里含有各种各样的激素，这些激素影响着我们生理上的各种变化。正常妊娠需要垂体、卵巢和胎盘分泌的各种激素相互配合，怀孕后孕妈妈们体内的激素水平波动较大，现在我们就来了解了解这些重要的妊娠激素。

人绒毛膜促性腺激素（HCG）

HCG是孕早期极为重要的一种激素，刺激卵巢黄体转变成妊娠黄体，并能够维持黄体至孕后第7～9周，胎盘开始分泌孕激素和雌激素。

HCG是准确诊断早孕的指标。因为HCG在妊娠早期出现，而且在妊娠过程中，尿中HCG含量的动态变化与血液相似。所以检测母体血中或尿中的HCG，可判断是否怀孕。

与其相关的孕期不适

有抑制胃酸分泌的作用，使孕妈妈出现恶心、呕吐、食欲下降，喜欢吃酸味的食物等早孕反应。

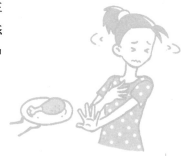

孕酮

孕酮又叫黄体酮，有助于胚盘植入，并维持子宫内膜使其增厚。另外，孕酮可以刺激乳腺发育，分泌乳汁。而且孕酮在抑制母体对胎儿抗体的免疫反应中扮演着重要角色。早期妊娠时孕酮由黄体分泌，孕7周后由黄体和胎盘共同分泌，孕12周后完全由胎盘分泌。

与其相关的孕期不适

扩大肾脏增加尿量，是导致孕妈妈孕期尿频的主要因素。

令血管扩大，使孕妈长时间站立出现静脉曲张，脚踝肿胀。

雌激素

孕初期雌激素与孕酮维持子宫内膜生长，阻止月经来潮。此后，作用于子宫内膜，使其增厚，形成胎盘。孕期中雌激素刺激子宫生长，从而支撑着不断长大的胎儿。另外，雌激素还可以刺激乳腺，影响乳房组织的生长和发育，为哺乳做准备。

与其相关的孕期不适

使孕妈妈韧带和骨盆变得松弛、关节支撑能力下降，因此孕妈妈会背痛，脚踝肿胀。

促进了皮肤色素相关的激素分泌，使孕妈妈们乳头颜色变深，脸上也容易产生雀斑。

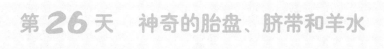

第**26**天　神奇的胎盘、脐带和羊水

宝宝妊娠期的健康成长离不开羊水、胎盘和脐带的帮助，今天我们来认识它们的作用。

胎盘

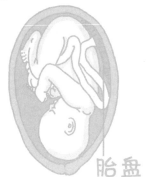

胎盘

富含血管，是胎儿和母体进行物质交换的重要器官。

◆ 胎盘有很强的代谢功能，宝宝在孕妈妈子宫成长发育的10个月中所需的呼吸、进食和排泄都是通过胎盘来完成的。

◆ 胎盘还具有防御功能，是一个保护宝宝免受感染和潜在的有害物质的威胁的屏障。

◆ 胎盘还具有内分泌功能，胎盘可分泌各种维持妊娠的重要激素如 HCG、孕酮、雌激素和人胎盘泌乳素（HPL）等。同时胎盘产生的特异性酶对胎儿的生长过程有重要作用。

脐带

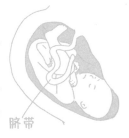

脐带

孕妈妈为宝宝提供营养的生命线。

◆ 一端在胎儿的肚子上，另一端与孕妈妈体内的胎盘相连。

通过脐带，来自妈妈的富含氧气和营养物质的新鲜血液被输送给胎儿，而胎儿代谢的废物交给妈妈，借由孕妈妈身体排出。

◆ 脐带血

是胎儿娩出、脐带结扎并离断后残留在胎盘和脐带中的血液，脐带血中含有可以用来治疗多种血液系统疾病和免疫系统疾病的造血干细胞，因此，现在不少人都选择保存脐带血。

羊水

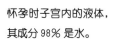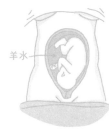

羊水

怀孕时子宫内的液体，其成分 98% 是水。

◆ 作用：

羊水能缓和外来压力对腹部的冲击，保护胎儿。怀孕过程中，羊水还是维持胎儿生命不可缺少的重要成分。

◆ 羊水的体积：

羊水随着怀孕周数的增加而增多，临床上是以300～2000毫升为正常范围。超过了这个范围称为"羊水过多症"，达不到这个标准则称为"羊水过少症"，这两种状况都是需要孕妈妈特别注意的。

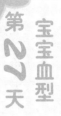

人类血型有很多种型，根据红细胞表面同族抗原的差别进行分类，血型分 A、B、AB 和 O 四种。血型一般终生不变，宝宝的血型由父母血型中 A、B、O 三种遗传因子组合决定。根据血型遗传规律，我们来推断一下以后出生的小宝宝可能出现的血型。

父母血型	子女可能有的血型	子女不可能有的血型
A×B	A、B、AB、O	无
A×A	A、O	AB、B
A×AB	A、B、AB	O
A×O	A、O	B、AB
B×B	B、O	A、AB
B×AB	A、B、AB	O
B×O	B、O	A、AB
AB×AB	A、B、AB	O
AB×O	A、B	AB、O
O×O	O	A、B、AB

我国 ABO 血型分布

A 型血型：28%，B 型血型：24%，O 型血型：41%，AB 型血型：7%（O 型血型由华南地区到华北地区比例递减，O 型血型是东南亚的代表性血型）

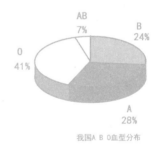

我国 A B O血型分布

血型和性格有关系吗？

对血型和性格关系的研究最早兴起于西方，目前研究比较多的是日本和韩国。不同研究者的结论常常互相矛盾，一些研究认为二者毫无关系，另一些则认为血型在某种程度上影响了人的性格和行为方式，所以科学家目前的对血型和性格的关系仍不很清楚。不过每一种性格都有有利的一面，所以不必太在意血型的影响。

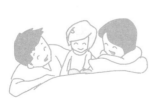

特别提醒：万能输血不万能

AB 型可以接受任何血型的血液输入，因此被称作万能受血者，O 型可以输出给任何血型的人体内，因此被称作万能输血者，但实际上，如果大量输血的话，最好还是相同血型，不同血型之间的输送，有可能发生抗异。

早孕期是怀孕非常重要的一个阶段，身体内雌激素和孕激素大量增加，很多孕妈妈都会突然发现自己的白带比怀孕前要多，这种白带变化是正常的，但有些变化却可能显示了孕妈妈身体的不适，孕妈妈要留心孕期的白带变化，防范和尽早发现身体异常。

怀孕后正常的白带变化

只是量较多，没有恶臭，没有瘙痒，没有特别的颜色（如红色、咖啡色或黄绿色）。

应对方法

用温水冲洗外阴，尽量保持外阴的清洁卫生；选择宽松、浅色、纯棉质地的内裤；保持外阴的干燥，减少感染的发生；可以使用正规厂家生产的卫生护垫，但是千万不要使用内置式卫生棉条。

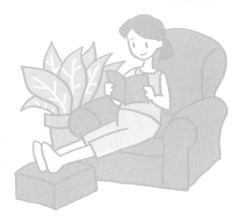

白带异常的表现

颜色发灰、发绿或发黄　　有血丝、量多
气味难闻　　　　　　　　阴部瘙痒

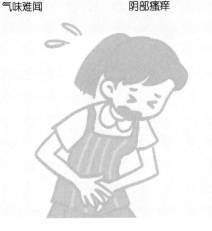

特别提醒

孕妈妈如果出现上述白带异常症状要去医院就诊，如果放任不管，可能会影响胎儿的生长发育。而且分娩时宝宝通过产道，眼睛及其他器官受到感染而受伤害。

衣原体感染

阴道滴虫感染

白色念珠菌感染

白带异常的原因

点滴记录，留住美好

草在结它的种子，风在摇它的叶子，
我们在等你，宝贝！

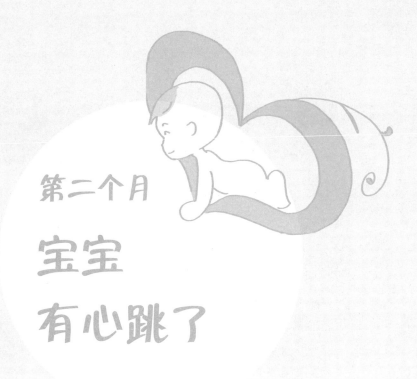

第二个月
宝宝
有心跳了

第 **29** 天

本月特别关注：避开污染谨防流产

　　孕期尤其是孕早期，胚胎处于细胞分裂、组织器官的形成分化阶段，脑组织也是在这个阶段形成。但胎儿自身保护体系还不完善，如果孕妈妈接触到污染源会严重干扰胎儿的正常发育，甚至引起胎儿畸形或自然流产。引起流产的原因多种多样，除遗传因素外，环境污染是流产最常见的原因之一。我们生活中假冒伪劣的食品、污染严重的空气、室内装修、噪音、电子设备以及各种电器的辐射、药物、农药超标等均可引起流产。为了优生优育孕妈妈一定要避开各种污染，让自己和宝宝处于一个良好的环境。

第 **30** 天　孕妈妈和宝宝变化

十月怀胎，每月宝宝的变化都让人惊喜，现在进入第二个月了，宝宝又有什么变化呢？

胎儿

胎儿身长 1～3cm
胎重约 1～4 克

长出手脚

长出小尾巴

胎盘、脐带开始工作

心脏、四肢分化

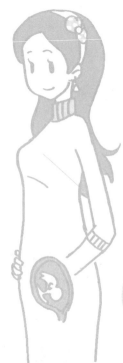

孕妈妈的变化

乳房增大
恶心、呕吐
头昏、眩晕
口味改变
阴道分泌物增多
尿频
情绪脆弱敏感

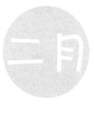

二月

子宫大小

子宫壁变得很软，宫颈变厚，子宫大小如鹅蛋，但腹部还看不出变化。

特别提醒

特别提醒：本月阴道 B 超下可看到宝宝心脏跳动。但腹部 B 超则不一定能看见。

孕期不适有对策

疲倦：想要休息的时候就尽量休息，不要勉强自己，保证充足的睡眠。

尿频：孕妈妈不妨多上几次厕所，尽量不要憋尿。如果小便时出现疼痛或烧灼感等异常现象时，立即到医院。

恶心、呕吐：会影响食欲，所以怀孕初期不必刻意多吃或少吃，想吃什么就吃。随身携带清洁品，以备不时之需。

乳房不适：选用腋下和后背有良好支撑的孕妇胸罩，可用热敷、按摩来缓解乳房不适。

第**31**天 孕妈妈需要的九大营养素及食物

孕妈妈的营养与宝宝的健康、智力发育密不可分，母体健康直接影响着胎儿的智力和健康，研究发现孕期叶酸缺乏与胎儿神经管畸形有关；钙与胎儿骨骼发育和孕妇妊娠高血压有关；缺铁可导致孕妇贫血，胎儿早产、流产。所以，怀孕后孕妈妈要学会吃"好"。

营养素	食物来源	食用方法
碳水化合物	粗粮、米饭、面粉、面条等主食	每天 400 克左右，三餐分布的比例为 3：4：3
蛋白质	肉禽蛋（动物性蛋白）及豆制品（植物性蛋白）	每天 150 克左右动物性蛋白，50 克左右的植物性蛋白
维生素	动物的肝、肾、蛋黄、水果、蔬菜	每天食物多样化不少于 6 种
叶酸	绿色蔬菜、动物肝脏、肾、橙子、香蕉等	每天需摄入叶酸 400～600 微克
钙	牛奶、奶粉、酸奶、豆类和豆制品、绿色蔬菜、虾皮、紫菜、海带等	早期 4 个月以内不建议补钙
铁	动物内脏、瘦肉、紫菜、海带等	避免牛奶与茶一起喝，会影响铁的吸收，而且要忌喝浓茶
锌	肉类、蛋、奶、牡蛎等海产品	保证每天有其中之一
膳食纤维	粗粮、富含纤维素的蔬菜、水果	每餐最好都有，否则至少一天内保证有一餐
水	开水，不要通过果汁和饮料来补充	定时饮水，每天喝水 6～8 杯，最好养成早晨起床喝水的习惯

胎儿骨骼形成所需要的钙完全来源于孕妈妈，孕期缺钙对孕妈妈和宝宝影响都非常大，缺钙孕妈妈可能会小腿抽筋、牙齿松动、关节疼痛，甚至出现妊娠期高血压，宝宝缺钙，则可能得先天性佝偻病，所以孕期是补钙很重要。

高含钙食品

海产品：小虾皮、虾米、紫菜、海带　　豆制品：豆腐、豆腐干、各种豆

乳制品：牛奶、奶酪、酸奶　　　　　　蔬菜：荠菜、香菜、黑木耳、马铃薯

鱼类：银鱼、鱼松、鲫鱼　　　　　　　蛋类：鸡蛋黄、鸭蛋黄、鹌鹑蛋

坚果类：榛子仁、西瓜子、核桃仁　　　肉类：猪肉（瘦）、羊牛肉

孕期补钙有原则

1. 要按孕期需要补钙。孕早期、孕中期、孕晚期，孕妈妈对钙的需要不同，孕妇怀孕早期，补充钙元素约为300～600mg，怀孕中、晚期，需补充钙元素约为400～800mg。

2. 食物补钙为主，药物补钙为辅。牛奶可作为日常补钙的主要食品，其他奶类制品如酸奶、奶酪、奶片，都是良好的钙来源。除了牛奶之外，豆制品也是不错的选择，还有海带和虾皮是高钙海产品，每天吃上25克，就可以补钙300毫克。

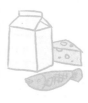

3. 少量多次补钙效果好。牛奶分成2～3次喝，比一次全部喝掉要容易吸收，也更利于补钙。

4. 补钙同时要适量补充维生素D。维生素D能促进钙的吸收。除了服用维生素D外，晒太阳也可以促进维生素D在体内合成。最好孕妈妈每天能晒半小时以上太阳。

5. 补钙要适量，要遵循医生建议。补钙并非越多越好，盲目补钙反而对宝宝的生长发育不利。

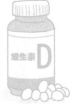

怀孕后由于孕激素的分泌，孕妈妈的身体会发生巨大的变化。虽然早孕反应和个人激素有关，但不同的人的表现不一样，可能有的人嗜睡，有的人怕冷，有的人闻到油味会觉得不舒服……但都给孕妈妈带来很多身体不适，甚至影响了怀孕的好心情。

吃点小点心

早晨醒后吃一些饼干或点心，躺片刻再起床，可以缓解早晨孕吐反应。

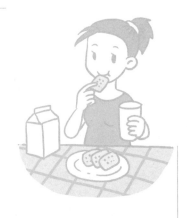

少量多餐

饮食上少量多餐，饮食清淡可口，多吃蔬菜、水果，少吃油腻甜食。早孕反应期间不必拘泥进食时间，要想吃就吃，不用考虑食物的营养，也不必在意每餐的份量。

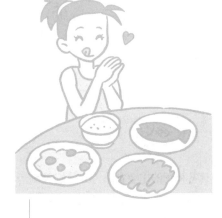

深呼吸

感到恶心想吐时可以做做深呼吸。

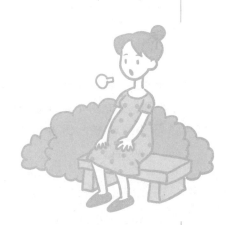

远离吸烟

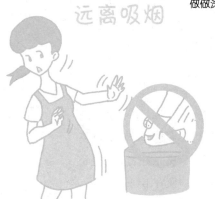

远离异味

怀孕后嗅觉比较敏感，尽量远离刺激早孕反应的异味，避开闷热的房间、厨房及吸烟环境等。

正确喝水

吃完饭后，应该过一个小时再喝水，不要一次喝得太多。如果吐得厉害，可以喝一些含有葡萄糖、盐和钾的运动饮料，来补充流失的电解质。

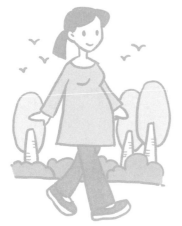

适量活动

如果因为早孕恶心呕吐就整日卧床，只会加重早孕反应，适当参加一些轻缓的活动，如散步可改善心情，强健身体，减轻早孕反应。

转移注意力

孕妈妈可以通过听音乐、看书、散步、与家人聊天转移注意力，来减轻不适。

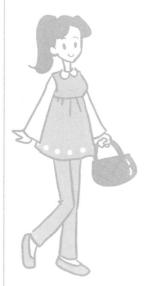

放松心情

尽量放松心情，保持心情舒畅。早孕反应是正常的生理反应，多数孕妈妈在一两个月后就会好转，积极的心态比恐惧和担心或者焦虑等不良心态更有助于减轻反应。

饭后半小时避免平躺

吃饭后半小时内平躺，可能导致胃酸逆流造成恶心感。

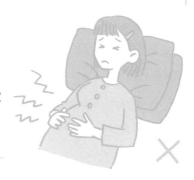

第35天 孕期水果如何吃

孕妈妈们孕期需要全面的营养，水果味美、清淡、爽口又营养丰富，是很多营养的重要补充。但是有的孕妈妈认为水果营养高又好吃，干脆把水果当主食，一天吃好几斤苹果、香蕉。实际上，水果总体上说性寒，一次食入过多，会加重肠胃负担，反而会造成营养不良。而且水果中糖分含量很高，多吃还可能引发妊娠期糖尿病等其他疾病，所以科学吃水果很重要。

孕期有益的水果

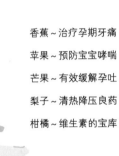

香蕉～治疗孕期牙痛　　狝猴桃～提高免疫力

苹果～预防宝宝哮喘　　柚子～预防妊娠糖尿病

芒果～有效缓解孕吐　　草莓～防辐射

梨子～清热降压良药　　樱桃～补充铁元素

柑橘～维生素的宝库　　柿子～对付妊娠高血压

特别提醒

水果糖分含量高，孕期要科学吃水果。

吃水果须知

◆ 水果要去皮，可以去除瓜果表面的农药残留。

◆ 忌用切生食的菜刀削水果，避免把寄生虫或虫卵带到水果上。

◆ 吃水果后要漱口，避免水果中含有的多种糖类物质腐蚀牙齿。

别把水果当饭吃，特别不能用水果代替蔬菜。

◆ 注意吃水果时间：饭后立即吃水果，会造成胀气和便秘。因此，吃水果宜在饭后2小时内或饭前1小时。另外，上午吃水果，可帮助消化吸收，有利通便，而入睡前吃水果，不利于消化。

◆ 水果不宜多吃，尤其是酸性水果如杨梅、李子等，所含的酸性物质不易被氧化分解，容易导致体内偏酸，一般不宜多吃。

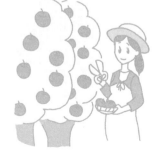

第36天 怀孕了还能去美容院美容吗

爱美是女人的天性，即使在孕期，孕妈妈也没必要放弃对美的追求。孕期到美容院做美容并非不可以，但为了保证准妈妈和宝宝的健康，要多加注意。

孕妈妈一定要牢记以下几点

❶ 做美容的时间要短，最好不要超过1小时，而且不要长时间保持平卧的姿势。

❷ 杜绝使用美容漂白。

❸ 电流护理方式可能对胎儿造成影响，不要使用。

❹ 足部反射疗法和点压式按摩必须取消。

❺ 要避免按摩肩膀以下的穴位，同时头部按摩也不能太久。

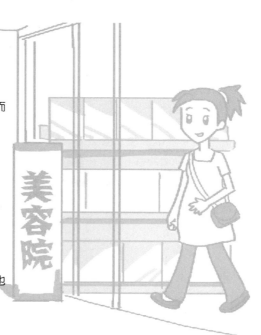

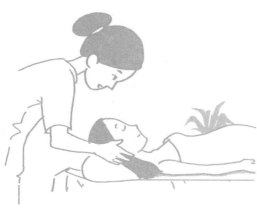

❻ 精油香薰护理，怀孕1～3个月的孕妈妈不要做，就算怀孕3个月后要用，也应咨询医生后再用。

❼ 选择正规有信誉美容院，使用正规品牌美容产品。

❽ 美容项目的选择要避免可能有高温辐射的，尽量选纯天然、绿色环保的。

这样洗澡既健康又安全

怀孕以后，由于机体内分泌的改变， 新陈代谢逐渐增强，汗腺及皮脂腺分泌也随之旺盛。因此，孕妈妈容易感觉热，也常出汗。为了保持皮肤清洁，预防皮肤感染，孕妈妈需要经常洗澡。

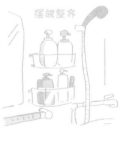

正确洗澡有原则

❶ 水温不宜过高，27～37℃为宜。

孕妈妈洗澡水温或室温过高，很可能因为缺氧 导致胎儿发育不良。淋浴时会冷热水交替，易影响子宫和胎儿，孕妈妈不宜。

❷ 洗澡的时间不宜过长，10～20分钟为宜。

浴室内空气流通差、温度高，淋浴时间过长容易缺氧、脑供血量不足而出现头昏、眼花、乏力、胸闷等症状，会影响宝宝神经系统发育。

❸ 尽量选择淋浴

坐浴有增加水中的细菌、病毒进入阴道、子宫的风险，可能导致阴道炎等疾病感染。另外，坐浴还容易引起窒息，对胎儿也不好。

❹ 注意通风

洗澡会产生蒸汽，浴室要有良好的通风设备。

❺ 最好每天1次

洗澡频率根据个人习惯和季节而定，一般来说最少三四天一次，炎热夏天最好每天1次。如果不能每天洗澡，也要尽量每天用温水擦身，清洗外阴。

❻ 洗澡间外最好有人陪伴

孕妈妈洗澡时，最好有人陪伴，特别是孕后期。洗澡时门不要锁死，万一发生意外便于救助。

防滑防跌是关键

◆ 选择防滑鞋。

◆ 地上铺防滑垫。

◆ 浴缸、浴室墙壁四周装扶手。

◆ 浴室物品整齐归放，减少浴室内杂乱，避免人被物品绊倒。

◆ 孕中后期，孕妈妈肚子大、重心不稳，最好坐在有靠背的椅子上淋浴，避免跌倒。

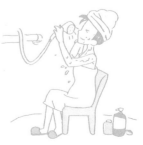

第 38 天　孕期干燥敏感皮肤保养

怀孕后孕妈妈身体机能活跃，新陈代谢加速，如果遇到气温忽高忽低、忽冷忽热、风多风大，肌肤容易缺水干燥、起皮、起皱。另外，孕期激素分泌改变，孕妈妈可能肌肤脆弱敏感，出现皮肤过敏。

保养方法

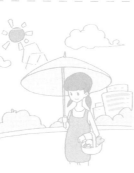

◆ 避免一次性大量强烈的日光暴晒；外出时，要戴上宽边遮阳帽或打太阳伞。

◆ 每天洗脸后可进行 2 ～ 3 分钟的面部按摩，以增强血液循环，改善皮肤的环境。

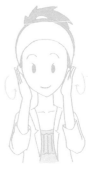

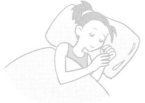

◆ 保证充足的睡眠和休息。晚上十点至凌晨四点，是皮肤休整的最佳时段。

◆ 日常饮食中，多食用富含维生素 A 的食物和新鲜蔬菜、水果。注意每天保证充足的饮水量。

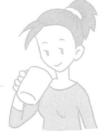

保养要点

保湿。肌肤干燥，保湿很重要，保湿护肤品应该尽量保持同一系列，并且多用保湿喷雾或以保湿水敷脸，注重深层补水。

防晒。阳光会使肌肤更干燥敏感，外出要注意防晒，要使用防晒霜或隔离霜，要戴帽打伞。

防过敏。选用功效简单的护肤品保养清洁肌肤，避免增加肌肤负担，刺激皮肤。

自制保湿面膜

◆ 维 E 被誉为"青春之泉"，能起到锁水滋养的功效，在乳液或面霜中添加适量的维生素 E，能令肌肤更加滋润白皙。

◆ 蜂蜜水加普洱茶制成爽肤水，蜂蜜有很好的滋润作用，保湿又补水。

◆ 自制新鲜豆浆浸湿面膜纸敷面，大约 15 ～ 20 分钟补水保湿。

◆ 燕麦与牛奶调成膏状敷脸 10 ～ 15 分钟。

第39天 孕早期应节制性生活

正常的妊娠并非疾病，孕期有性欲，说明孕妈妈全身健康状况良好，适宜的性生活带来的不仅仅是夫妻双方的性满足和感情上的和谐，同时可以和谐夫妻关系，也有利于胎儿的成长。

孕早期性生活宜选择和缓的方式

姿势和缓

孕早期要避免过于激烈、频繁以及动作幅度大的性交行为，注意避免腹部压力过大。最好采取边缘性接触，通过搂抱、抚摸、亲吻的方式达到性的满足。

准爸爸要爱护体谅孕妈妈的心情和身体

孕早期孕妈妈由于早孕反应和其他不适等可能性欲和性反应减弱，准爸爸要尊重妻子，绝对不能在妻子无性欲的情况下强行进行性交。否则，会损害妻子的身体健康，以致造成终身痛苦，损害夫妻之间的感情，成为终身的遗憾。

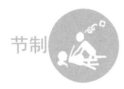

节制

孕早期应节制性生活

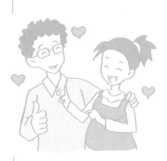

怀孕前3个月称为孕早期，是胎儿主要器官完成分化和发育的关键时期，此时胚胎和胎盘在子宫内都处于不稳定状态，最容易引起流产，所以孕早期最好避免性生活。

暂停性生活的六种情况

◆ 孕妈妈有习惯性流产历史的。

◆ 孕妈妈有子宫颈闭锁不全历史的。

◆ 孕妈妈有产前出血或前置胎盘情形的。

◆ 孕妈妈有早产历史或早期破水。

◆ 有阴道炎的孕妈妈，怀孕时频繁的性生活会引发早产。

◆ 如果丈夫有性器官的疾病而不又愿使用避孕套的话，孕妈妈也最好能节制或暂停性行为，因为丈夫有性器官疾病可能会将细菌带入阴道，从而引起绒毛羊膜炎，引发早产。

怀孕之后，从胎儿和母体的健康角度考虑，孕妈妈是不宜外出旅游的。但确实需要长途旅行时，则应从以下几个方面做好保健和安全防护措施。

第40天
孕早期旅行注意事项

不宜独自出门

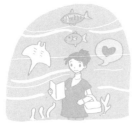

孕妈妈旅行，最好随时随地都有丈夫、家人或好友等熟悉的人陪伴照顾，一旦感觉劳累或不适，可以及时处理。

做好旅行计划

孕期旅行出发前必须查明到达地区的天气、交通、医院等，尽量选择一些短途且轻松的路线。行程安排上一定留出足够的休息时间，保证充分的休息和睡眠。采用能自我控制行程的旅游方式比跟随团队观光旅行更适合孕妈妈。

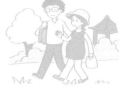

运动量不要太大或太刺激

孕妈妈旅行要避免运动量太大、太刺激或危险性高的活动，以免体力不堪负荷而流产、早产及破水。例如：过山车、自由落体、高空弹跳等。有身体接触的运动和可能会摔倒的运动也不适合孕妈妈。如滑雪、溜冰、骑马、潜水等。孕妈妈还要避免泡温泉，因为已经有研究表明，在怀孕初期孕妈妈体温的升高，会增加宝宝患出生缺陷的风险。另外，不仅仅是摔倒了才有危险，任何有可能伤到肚子的活动，都应该避免。

注意身体状况

旅途中，不要轻视身体上的任何症状，若感觉疲劳要立刻休息；若有任何身体不适，如阴道出血、腹痛、破水等，应立即就医。此外，如果孕妈妈有感冒发烧等症状，也应该及早去看医生。

携带保健卡和医师联络方式

外出旅行时，除了携带平时必备的旅行用品外，孕妈妈还应该带上保健卡和医师联系方式等资料以备不时之需。

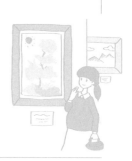

第**41**天　远离感染源，预防感染

孕妈妈如果感染病毒和细菌对胎儿的不利影响很多，尤其是妊娠早期，胚胎的器官在形成中，而胎盘发育尚未完全，还不能起到屏障作用，所以生活中孕妈妈必须预防感染。

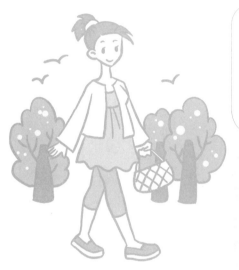

◆ 不要与有传染病的人接触，杜绝各种传染机会，减少患病机会。

◆ 注意个人卫生。经常洗澡，衣服常洗常换，要多洗手，以防病菌传染，尤其要注意阴部卫生。

◆ 注意环境卫生。保持居室清洁卫生，经常开窗通风和接受日光照射。

◆ 科学饮食，杜绝劳累，保持良好的身体状况。

◆ 不到或少到人多的公共场所，因为那里人多，空气流通不好，易受感染。

◆ 最好不要饲养猫、狗等宠物，也不要接触其排泄物。因为弓形虫通常寄生在猫、狗等组织中。

◆ 加工处理猪、羊、牛等生肉食品后要彻底洗手，不吃未煮熟的肉类及蛋、乳类食品。

特别提醒：慎接触不明原因发烧儿童

　　水痘和风疹是对孕妇最有威胁的两钟病毒，被感染的儿童会有发烧和出疹子的症状。孕妇应减少和不明原因发烧儿童的接触，避免感染。

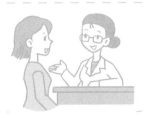

第42天 避开空气污染，营造清新的室内空气

日常生活中我们待在室内的时间非常多，清洁干净的室内环境能大大减少环境污染的影响，下面是一些孕期营造清新室内空气质量的措施，孕妈妈们不妨试试！

◆ 开窗通风换气。这是防止室内污染最经济的方法，但换气时间必须避开室外空气污染大时。

◆ 选择环保的室内装饰材料。劣质板材、油漆、涂料等会释放大量有致癌作用的气体。

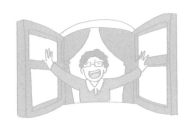

◆ 定期进行室内消毒。流感高发期，可用醋熏蒸的办法来净化居室空气。

◆ 经常用湿抹布擦拭家具。湿抹布擦拭，能够加快家具表面甲醛析出。

◆ 保持一定的室内湿度和温度。温湿度过高，会增加环境中污染物的散发，还利于微生物繁殖。

◆ 谨慎适量使用清洁剂。清洁剂里含有化学的成分，会对人体有一些危害。

◆ 摆放有净化空气的植物。有条件的话，可购买家用空气净化器来净化室内空气。

◆ 外出回家后先在门外拍去身上的尘土，进门后先洗手、洗脸。

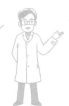

特别提醒

室内空气污染最严重的地方依次是：厨房、咖啡厅、办公室。在家中做饭炒菜避免食油过度加热，油温60℃以上时就开始挥发有害气体，严重地污染了室内环境。

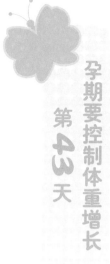

第43天 孕期要控制体重增长

孕后，为了给腹中宝宝提供足够的养分，孕妈妈必须适当增加营养，然而绝不是吃得越多、体重越重越好。其实，孕期进食过多、营养成分比例搭配不当，极易营养过剩，使体重超出正常的范围，反而增加患上妊娠并发症的风险，不利于顺产。

怀孕前体重指数 BMI 决定孕期体重增加量

BMI 值计算

体重 _____ kg

身高 ◯ × ◯ m m

= BMI

例如：某孕妈妈孕前体重 58kg，身高 1.62m，其 BMI=58/1.62*1.62=22.1

妊娠前 BMI	18.5 以下	18.5～22.9	23 以上
类型	偏瘦型	标准型	偏胖型
孕期体重增加目标	12～15kg	10～14kg	7～10kg
如何管理体重	要特别注重饮食的均衡，防止营养不良	要注意不要让体重急剧增长	严格控制体重，严防营养过剩，防止妊娠并发症发生

孕期体重控制方法

◆ 以饮食、运动控制为主

◆ 生活作息规律，早睡早起

◆ 放松心情，释放压力

◆ 了解食物营养成分及卡路里量

◆ 做好饮食日记，绘制体重曲线图

特别提醒

孕期孕妈妈们只要健康合理地饮食，体重不会增长得太多的。所以只要维持在合理区间就可以，不用太在意具体的数字，因为孕期，母子健康更重要。

孕2月，乳房逐渐胀大，乳头也会渐渐变大，乳晕由于色素沉淀颜色也日益加深，乳房皮肤下的血管变得明显突出。很多孕妈妈会感到乳房发胀、刺痛，触摸时尤其感到疼痛，有时走路时也会感到有些沉重。

孕早期乳房不适原因

怀孕后雌激素的增加，刺激了乳房腺泡和乳腺导管大量增生，结缔组织充血。乳腺腺管的发育，致使孕早期乳房出现一些改变。

乳房护理

◆ 选择适宜的文胸。

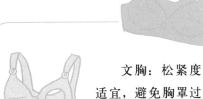

◆ 睡觉休息的时候，不要戴胸罩，利于乳腺的血液循环。

文胸：松紧度适宜，避免胸罩过紧摩擦乳头。

◆ 可以采用热敷、用手轻柔按摩等方式来缓解乳房的不适感。

托抬性好，能很好地托起乳房。

文胸的两条肩带要宽一点，以防双肩有紧绷感。

◆ 睡眠时，适宜侧卧位或仰卧位睡姿，俯卧位睡姿容易使乳房受到挤压，血液循环不通畅，反而加重不适。

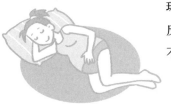

后面有多排可调的钩扣，可随着乳房和胸围的增长而调节，以适应乳房的胀大。

松紧度适宜

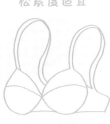

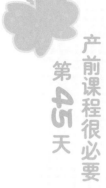

第45天 产前课程很必要

在优生优育的观念被广泛接受后，为确保宝宝的健康发育和开展宝宝早期教育，各种孕妇学校都采用系统化、科学化的授课方式给予孕妈妈们指导和辅助。同时接受咨询，为母婴提供科学的保健知识、营养测试等。实践证明，产前培训能大大提高母亲和孩子的安全性，培训的重要性不容小觑。

什么地方可以参加产前培训课程

医院。医院的产前培训课程是最广泛、最容易参加的。课程中孕妈妈可了解医院孕期检查和分娩的操作流程及常规运作，以及相应的服务收费标准。通过医院产前培训孕妈妈能增加对怀孕和分娩的了解，缓解担心。唯一的缺点是这种课程的听课人数多，大多采用录像、电影或幻灯片方式讲授，不太方便提问，针对性差。

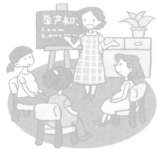

社区。有的社区会有公益性的免费产前培训，通常比医院课程规模小，气氛更友好。但社区课程不像医院课程定期举行，需要向社区妇幼保健部门咨询。

其他。还有其他机构，比如婴儿用品公司也会组织一些产前的培训课程，但这种课程的内容与组织机构的推广项目联系很密切，孕妈妈可以根据自身需求进行选择。

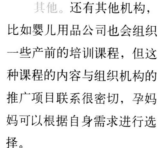

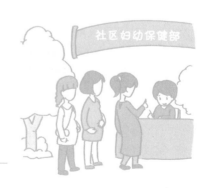

特别提醒

产前培训课程不只限孕妈妈参加，建议准爸爸也参加，准爸爸参与既可使夫妻双方了解怀孕知识，还能增加丈夫对怀孕的参与感，增进夫妻感情。此外在参加课程中能与其他夫妻结识、交流和互相帮助。当然这些产前课程必须要孕妇和其丈夫的工作、时间都能配合。

第46天　父亲的责任从孕期开始

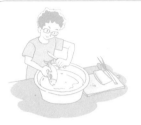

悉心照顾妻子

孕妈妈孕期饮食关系着宝宝的健康，准爸爸在饮食上关爱孕妈妈也就是关爱宝宝。另外孕期身体的变化，让孕妈妈行动不如原来灵活自如，也需要准爸爸悉心照顾。

怀孕不仅仅对孕妈妈的身体、心理是一次特别的体验，对于准爸爸来说也是重要的人生经历。人们常说参与多少，领悟多少，准爸爸积极参与孕期，今后一定会成为夫妻间最甜蜜的回忆。

准爸爸的爱

孕期准爸爸的一言一行为会通过孕妈妈传递给宝宝，影响到孕妈妈腹中的宝宝。所以准爸爸所做的每一件事及每一份努力都有重大的意义。

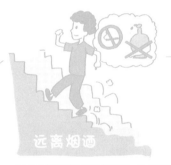

远离烟酒

自我牺牲

为了孕妈妈和宝宝的健康，准爸爸要做出一些牺牲。比如尽量多在家陪陪孕妈妈；少去公共场所，避免感染疾病；戒烟戒酒；孕初期及孕晚期克制性欲望等。

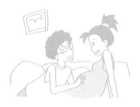

体谅妻子情绪

怀孕后由于体内激素及生理的变化，孕妈妈的情绪起伏很大，对准爸爸依赖性和要求增加。这时准爸爸的理解和包容，有助于孕妈妈保持良好的情绪，利于宝宝生长发育。

陪妻子孕期检查

准爸爸陪伴孕妈妈孕期检查，可以学习孕产知识，增强对各种异常情况的预防和处理能力。还能及时了解宝宝的发育情况，并增进夫妻感情。

第47天 好心情孕育聪明宝宝（一）

孕妈妈孕期的心理状态，如紧张、、忧愁、抑郁、狂喜等，对胎儿正常成长的影响很大，孕妈妈紧张胎儿会血压升高，免疫力下降，孕妈妈焦虑孩子出生后容易有情绪问题。

好心情优孕优生

胎儿生长发育是由孕妈妈血液循环通过胎盘提供的，健康向上、愉快乐观的情绪会增加血液中有利于胎儿健康发育的"化学物质"，使胎儿发育更好，分娩时也较顺利；而且有研究发现孕妈妈爽朗的笑声，愉快的谈话声或歌唱声，会引起胎儿兴奋，能促进胎儿的智力与心理健康发展。为了宝宝的正常成长和健康发育。孕妈妈一定要注意心理保健，控制各种不良情绪，始终保持开朗、乐观的心情和良好的心理状态。

保持好心情的秘诀

秘诀 1，多参加朋友聚会

孕妈妈不应把自己封闭在家里，而应多与积极乐观的朋友接触，充分享受与他们在一起的快乐，让他们的良好情绪感染自己。

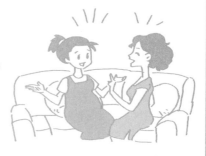

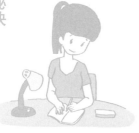

秘诀 2，释放烦恼

可以把烦恼向密友倾诉，或写信、写日记。必要时，可找心理医生进行咨询及疏导。

秘诀 3，转移不良情绪

出现担心、紧张、抑郁或烦闷的情绪时，孕妈妈可以做一件高兴或喜欢的事，如浇花、听音乐、欣赏画册、阅读或去郊游等。自然美感引起的情感，会使你对生活重新充满信心。洗温水浴或适度做家务活儿，也能消除孕妈妈的不良情绪。

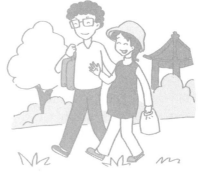

第**48**天　好心情孕育聪明宝宝（二）

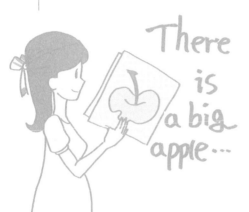

秘诀 4，多散步

散步可以让自己心情轻松。

秘诀 5，享受工作

除非医生要求休息，孕妇完全可以上班，独自一人在家反而会觉得孤独。

秘诀 6，非美勿视勿听

孕妈妈要多看美丽的景色、图片，多看优美、有利心身健康的书刊，多听美妙轻音乐等。不去闹市区和危险区，不看淫秽、恐怖读物与影片。

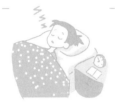

秘诀 7，保证充足的睡眠

充足的睡眠使孕妈妈身体得到充分休息，增加腹中胎儿吸收营养的机会，使孕妈妈精神饱满信心十足，笑容明朗，神采飞扬。

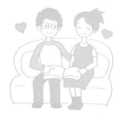

秘诀 8，跟准爸爸一起共享亲密时光

准爸爸的关心、安慰和体贴能帮助孕妈妈尽快适应怀孕所带来的不便与不安，使心情保持平和。

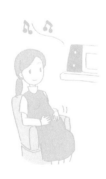

秘诀 9，多听舒缓音乐

音乐能起到放松作用。专家研究发现，轻松舒缓愉快的乐曲，可以使人心率趋于稳定，精神状态达到最佳点。

孕初期的活动特点：慢

　　怀孕前 3 个月里，由于胚胎正处于发育阶段，特别是胎盘和母体子宫壁的连接还不紧密，很可能由于动作的不当使子宫受到震动，使胎盘脱落而造成流产。孕妈妈尽量选择慢一些的运动，像跳跃、扭曲或快速旋转这样的运动千万不能做。

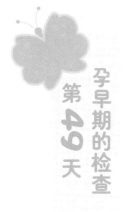

可能你在家中已经用验孕试纸测出自己"怀孕"了，那么即使如此，还应该在孕早期，即怀孕 12 周以内，去医院做一次详细的检查。一般这次检查不用确定建档医院，就是对各项指标做一个全面了解，有效排除宫外孕。

怀孕后初次去医院的检查项目

尿检

即使在家里已经测出自己怀孕，到医院后，医生还是会再让做一次尿检，以从医学角度确认怀孕。检查方法与在家里一样，用试纸检测，并在报告上出示"尿检呈阳性"结论。

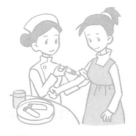

血液检查

B 超

B 超一般会提示子宫大小，子宫是前位、中位还是后位，左右两侧卵巢大小，以及盆腔内的一些影像资料。一般来讲，5 周左右可以看到胎囊，6 周可以看到胎芽和胎心。

尿检呈阳性后，医生一般还会要求做血液检查。这次血液检查不同于以后的血常规检查，它不需要空腹抽血，一般显示的是孕酮值和 HCG 值。这两项数值对孕妇至关重要，它是 12 周前显示怀孕是否正常，胎儿是否发育的重要指标。

妊娠早期孕酮值和 HCG 值正常范围

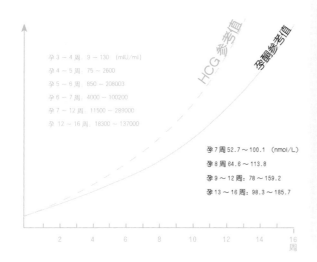

孕 3 ~ 4 周   9 ~ 130   (mIU/ml)
孕 4 ~ 5 周   75 ~ 2600
孕 5 ~ 6 周   850 ~ 208003
孕 6 ~ 7 周   4000 ~ 100200
孕 7 ~ 12 周 11500 ~ 289000
孕 12 ~ 16 周 18300 ~ 137000

HCG 参考值
孕酮参考值

孕 7 周 52.7 ~ 100.1   (nmol/L)
孕 8 周 64.6 ~ 113.8
孕 9 ~ 12 周 78 ~ 159.2
孕 13 ~ 16 周 98.3 ~ 185.7

2   4   6   8   10   12   14   16
周

这些结果有什么用呢？

根据血液检查结果再结合 B 超单，医生可以对孕早期怀孕的安全性做一个判断。首先是宫外孕的排除；再次，结合孕妈妈阴道是否有出血情况来判断先兆流产的可能性。一旦被诊断为先兆流产，孕妈妈必须遵医嘱服药并卧床休息。通过合理的方法，即使被诊断为先兆流产的孕妈妈，也有一半多能保胎成功。

第50天 生男生女，由谁做主

虽然现在生男孩还是生女孩都是一样，但不少孕妈妈和准爸爸在宝宝出生前都有自己对宝宝性别的期望，有的希望能有一个漂亮的女孩，有的希望能生一个聪明的男孩。那宝宝的性别究竟由什么决定呢？

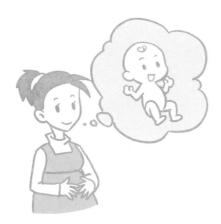

人的染色体数目现已确定46个，共23对。23对染色体中，22对是"常染色体"，男女性都一样，但有一对染色体，男女两性是不同的，男性的染色体是X和Y两个性染色体，女性的染色体是X和X两个性染色体，Y染色体带有决定男性的基因，因此，宝宝是男是女由爸爸而不是妈妈决定。

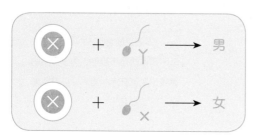

产前性别判断

医学研究的发展，已使人们在怀孕早期就能识别宝宝的性别了。怀孕40～60天时，吸取绒毛细胞和怀孕3～4个月后，羊膜腔穿刺抽取羊水，观察后都可以区分宝宝的性别。另外怀孕5个月左右时通过B超也能判断。

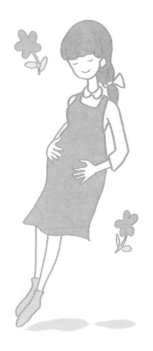

有些遗传病是只传给男孩，如血友病，家族中有这种遗传疾病，怀孕时，就要做产前诊断性别判断，以确保能生一个健康聪明可爱的孩子。

第51天　B超：宝宝的第一张照片

孕期的不同阶段，医生会安排孕妈妈做B超检查，意义何在呢？对宝宝有什么影响？相信有很多孕妈妈都有这些问题，我们一起了解了解吧！

孕期B超检查的作用

◆ **了解宝宝的生长发育情况**　通过B超可测量胎儿的各个部位，如胎头大小、胎儿股骨长度胎臀长度，还能观察胎儿在母体内的活动状况，从而能了解判断胎儿生长发育的情况。

◆ **判断胎盘是否正常**　B超可以观察胎盘的位置和胎盘的结构、胎盘成熟情况、能明确地诊断胎盘是否正常。

◆ **产前疾病诊断**　B超可以有效发现胎儿疾病，为早期诊断治疗提供依据。

◆ **了解羊水情况**　B超可以较准确地测量出羊水量，确保优生优育。

孕期B超检查	次数	1	2	3	4
	检查内容	10～12周 确定宫内妊娠，排除异常妊娠	18～20周 核对孕龄，排除胎儿畸形	32～36周 了解胎儿发育，再次排除胎儿畸形	接近预产期 主要是了解胎盘成熟度情况，羊水量、胎盘功能，从而决定分娩方式
	特别检查	10～14周B超量测胎儿颈后透明区带筛检唐氏症。 20～24周胎儿心脏B超检查等。			

B超对宝宝有影响吗？

医学使用的B超是低强度的，目前，各医院在产科领域中使用的B超检查对胎儿是安全的。但是，3～8周正是胎儿器官分化的敏感期，没有特别指征：如宫外孕、先兆流产或是胎儿停止发育，不应做B超，以减少不必要的外来刺激。

专家意见

B超是孕期很好的辅助检查，但不是做得越多越好。为了宝宝的健康，要以临床检查为准，非不得已，不做B超。

现在由于环境和其他一些因素的影响，怀孕后孕妈妈出现先兆流产的情况很多，但是只要孕妈妈在生活中对一些问题多加注意，是可以避免的。

先兆流产

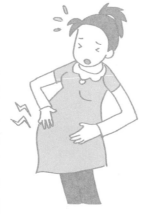

先兆流产为胎漏。指妊娠 28 周前，阴道出现少量出血，颜色可为鲜红色、粉红色或深褐色，同时伴有腰酸、腹痛、下坠等现象，妇科检查宫颈口未开，胎膜未破，妊娠产物未排出，子宫大小与停经周数相符，妊娠有希望继续者。

先兆流产的原因

先兆流产的原因比较多，孕卵异常；内分泌失调；胎盘功能失常；母子血型不合；母体全身性疾病；过度精神刺激；生殖器官畸形及炎症；外伤等，都可能导致先兆性流产。

特别提醒

孕期不要涂指甲油。指甲油往往含有一种名叫酞酸酯的物质，容易引起孕妈妈流产及生出畸形儿。此外，凡是含有"酞酸酯"的化妆品孕妈妈都应避免使用，以防酞酸酯引起流产或婴儿畸形，尤其是男孩，更容易受"伤害"。

先兆流产的预防

① 孕早期不要做过重的体力活，尤其是增加腹压的负重劳动，不抬、提重物。

② 不攀高，不远游。

③ 劳逸结合，避免疲劳。

④ 保持心情舒畅，避免各种精神刺激，消除紧张、烦闷、恐惧心理，调和情志。

⑤ 防止外伤，避免跌倒和腹部受到外力的撞击、挤压。

⑥ 孕早期避免性生活。性生活时腹部受到挤压，同时宫颈受到的刺激也会诱发宫缩。

⑦ 防寒保暖，预防感冒。

⑧ 禁用妊娠禁忌药物。

⑨ 加强营养，食物要易消化，忌辛辣助热之品。注意饮食卫生，防止肠道感染，以免因腹泻引起流产。

⑩ 注意生殖道炎症。如果发生阴道炎症，应立即治疗。

正常情况下，卵子在输卵管里受精，然后由输卵管迁移到子宫腔，在这里安家落户，慢慢发育成胎儿。但因种种原因，受精卵在迁移的过程中出了岔子，没有到达子宫，而是在别的地方停留下来，这就成了宫外孕，医学术语叫做异位妊娠。

如果怀孕 6 ～ 12 周后发生下面这些症状，孕妈妈要警惕宫外孕的可能，尽早到医院诊疗。

◆ 突发性腹痛。下腹一侧有撕裂样或阵发性疼痛，并伴有恶心呕吐。

◆ 阴道出血。多为点滴状，深褐色，量少，不超过月经量。

◆ 停经。大多停经 6 ～ 8 周，容易与正常的早孕症状相混淆。

◆ 休克。由于腹腔内急性出血及剧烈腹痛，轻者晕厥，重者失血性休克。

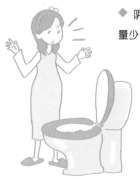

专家提示

1. 反复人流是导致近年来宫外孕发病率上升的主要因素，因此，不打算怀孕的女性，要做好避孕工作。

2. 大量吸烟、喝酒会增加宫外孕的概率。研究表明，尼古丁和酒精可影响输卵管纤毛的摆动，诱发宫外孕。据统计，吸烟者比非吸烟者的发病率高 1.5 ～ 4 倍。

特别提醒：怀孕后不可大意

❶ 一般的女性如果觉得自己怀孕了，在"自测"之后也应早去医院，因为仅仅依靠一支早早孕的试剂并不可靠，还要看它花落谁家。

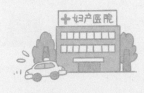

❷ 如果遇到类似流产的情况，一定要到医院去做检查，如果是先兆流产，注意休息和保胎就可以了；如果是宫外孕，则要按照医生的建议接受治疗。

❸ 曾经患过宫外孕的女性，再次患宫外孕的可能性很大。如果这类女性怀孕了，最好在停经后 6 周内到医院做一次全面的早孕检查。

孕前做足功课可防宫外孕发生

打算怀孕的女性，一定要做到戒烟戒酒，保持良好的生活习惯。注意孕前检查，要彻底清除各种妇科疾病，尤其是输卵管的问题。服用排卵药物女性，一定要在医生的指导下进行，并要提高警惕性。

第**54**天　低血糖和低血压会引起孕期眩晕

眩晕是孕妈妈常见的症状，轻者头晕目眩，身体失衡；重者眼前一黑，突然晕倒。尤其是在空气流通不好，人群拥挤、集聚的地方更容易发生。孕期眩晕的原因很多，其中就与孕妈妈的血糖和血压因宝宝的生长发育而降低有关。

缓解低血糖引起的眩晕

怀孕后新陈代谢增加，胰岛血流量增多，胰岛的生理功能增强，血液内的胰岛素含量偏高，孕妈妈空腹血糖偏低。所以，会出现头晕、心悸、乏力、手颤和出冷汗等低血糖症状。此外，怀孕初期孕妈妈呕吐、进食量少，故而使低血糖症状加重，引起头晕目眩。

❶ 吃好一日三餐，尤其关系到一整天能量提供的早餐要重视，可多吃些牛奶、鸡蛋、肉粥、蛋糕等高蛋白和高碳水化合物的食物。

❷ 最好随身携带些饼干、糖块和水果等方便食品，一旦出现头晕、心悸、乏力、手颤和出冷汗等低血糖症状时立即进食，可以有效缓解症状。

❸ 每日饮食种类要多样，应包括大量新鲜蔬果、豆类、花生、鱼、禽肉及低脂肪乳制品等食物，以保证营养均衡。

❹ 少食多餐，必要时孕妈妈一天可吃 4 ～ 5 餐。

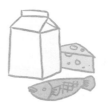

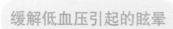

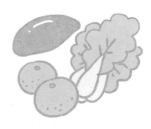

缓解低血压引起的眩晕

孕早、中期是胎盘形成和发育的时期，这会分流孕妈妈身体内的部分血液，导致孕妈妈血容量与非孕期相比有所下降，影响大脑的供血，所以孕妈妈会出现头晕、眼花和眼前发黑等脑供血不足的症状。这种情况一般在怀孕 2 个月左右出现，6 ～ 7 个月时恢复正常。

◆ 养成定期测量血压的习惯。

◆ 在饮食上，荤素兼吃，合理搭配膳食。

◆ 平常生活中不要长时间地站立，从卧位、蹲位和坐位变换为站立姿势时宜缓慢。

◆ 锻炼时应和缓，减少过度流汗。

◆ 洗澡时水温不能过高。

◆ 不穿过紧的衣裤和袜子。

第55天 实施胎教的三大原则

每一个做父母的人都期盼着自己的孩子聪明健康，所以很多孕妈妈准爸爸因为听说胎教可以让宝宝出生后发展更好，对胎教都非常关心重视。那什么是胎教？胎教真的有影响吗？

何为胎教

胎教就是从怀孕开始，有意识地利用孕妈妈体内外的各种条件，给胎儿良好的刺激，并且要防止不良因素对胎儿的刺激，促进婴儿先天素质的发展，为出生后的婴儿健康成长奠定基础。

特别提醒：胎教过犹不及

目前为止，我国关于胎教失败的例子还极少见。但有些情况也引起了有关专家的重视。如有的母亲说，经过音乐胎教后，孩子虽然聪明活泼，但精力过盛，总是不爱睡觉。问及具体胎教方法，得知母亲孕期工作忙，胎教中经常因疲劳睡着了，而胎教器还继续刺激胎儿。可能因此胎儿的生物钟被干扰了。

胎教实施原则

1 适时适度原则

胎教要定时定量不能操之过急，也不是多多益善。比如抚摸胎教时，如果胎儿以轻轻蠕动作出反应，可继续抚摸；如果胎儿用力挣脱或蹬腿，则应停止拍打抚摸。

2 全家参与原则

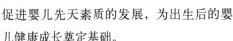

胎教不是孕妈妈一个人的事情，家人也要参与进来。比如准爸爸边抚摸孕妈妈腹部边与胎儿说话，使胎儿从小就能听到父亲的声音，在胎儿期就感受到父爱，日后就能与父亲尽快建立起亲密关系。家人的参与、体贴、关怀会使孕妈妈心情愉快，让胎宝宝发育更健康，实际上这也是情绪胎教的内容。

3 科学原则

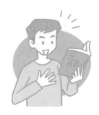

科学的胎教是符合胎儿月龄及发展水平的，是有计划进行的胎教。以音乐胎教为例，一般要求乐曲要平稳、明朗，节奏接近人的正常心率，配乐器简练考究，频率在500～1500赫兹，使人感到舒适、安静、愉快、优美的才可作为胎教音乐选用。

胎教的方法很多，侧重点各不相同，下面 5 种方法最为常用：

音乐胎教法

孕妈妈怀孕后可以听一些旋律优美，节奏舒缓的音乐。

胎教要点：

❶ 每日 1～2 次，每次 8～10 分钟，声音强度以 65～70 分贝为适宜，相当于成人耳朵隔手掌听到的声音强度。

❷ 千万不能把放音机直接放到孕妈妈腹壁，一定要隔至少 1.5～2 米的距离。

❸ 不宜用摇滚乐等太过刺激亢奋的音乐。

说话胎教法

父母温柔的说话声均可以传递给胎儿，特别在怀孕 20 周后，胎儿已具备听觉功能了，坚持对宝宝说话。

胎教提示：

❶ 准爸爸低沉浑厚的声音，更容易给宝宝留下深深的印象。

❷ 父母和胎儿交谈时就呼唤胎儿的小名，会给孩子一种安全感，婴儿出生后哭闹时再唤其小名，他会很快安静下来。

特别提醒：怀孕期间练习瑜伽要避免做强度大的动作，一切动作应缓和，最好不要在家自己练瑜伽，尤其是完全没接触过瑜伽的孕妈妈，最好在专业孕妇瑜伽老师指导下练习。

第 56 天 常用的五大胎教法

抚摸胎教法

婴儿的天性就是需要抚摸，时常轻轻地抚摸胎儿，可以形成良好的触觉刺激，以促进胎儿大脑功能的协调发育。

方法：每晚睡觉前先排空膀胱，平卧床上，放松腹部，用双手由上至下、由右向左轻柔抚摸胎儿，每次持续 5～10 分钟，可以传递亲情，让胎儿感受到母亲的爱。

触压胎教法

怀孕 24 周后，可以在孕妈妈腹部明显触摸到胎儿的头、背和肢体。从这时起，每晚可以让孕妈妈平卧在床上，放松腹部轻轻抚触胎儿。

益处：可以锻炼胎儿肢体肌肉的力量，使胎儿出生后肢体肌肉强健，抬头、翻身、坐、爬、行走等动作都发育比较快。

注意事项：当胎儿出现烦躁不安的时候，要立刻停止刺激，改为轻轻地抚摸，以免发生意外。

光照胎教法

孕 27 周后，胎儿的大脑可以开始感知外界的视觉刺激。怀孕 36 周后，胎儿对光照刺激就开始有了应答反应。所以在怀孕 28 周时，每天在胎儿觉醒时用手电筒照射孕妈妈腹部胎儿位置，每次 5 分钟左右，以利胎儿视觉健康发育。

特别注意：切勿用强光照射刺激，且照射时间不能过长。

点滴记录，留住美好

草在结它的种子，风在摇它的叶子，

我们在等你，宝贝！

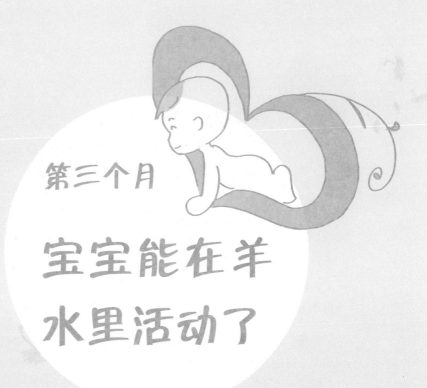

第三个月

宝宝能在羊水里活动了

第**57**天

本月特别关注：产前检查很重要

❶ 能连续观察孕妈妈身体变化和营养状况，可以及早发现妊娠并发症，便于及时治疗，防止疾病向严重阶段发展。

❷ 可以得到有关怀孕女性孕期生理卫生、生活和营养方面的卫生科学知识和科学指导。

❸ 是安全分娩的保证。由于胎儿在子宫里是浮在羊水中能经常转动的，胎位会发生变化，有时正常的头位会转成不正常的臀位，如果在产检中及时发现，就能适时纠正，到分娩时做到心中有数。

❹ 能连续观察了解胎儿各个阶段发育，能够了解胎儿在子宫内生长发育是否正常。

如果不定期做检查或检查过晚，即使发现不正常的情况，也会因为延误而难于或无法纠正。因此，定期做产前检查是十分必要的。

第 **58** 天　孕妈妈和宝宝变化

进入孕3月后孕妈妈的腹部变化可能还不明显，但宝宝的身体器官却有很大的分化。

胎儿

身长：3～10cm　体重：4～40克

宝宝变化

"尾巴"彻底消失

外生殖器出现

内脏器官开始形成

脸部轮廓逐渐清晰

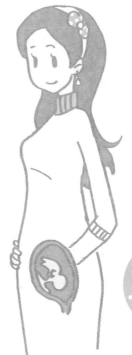

孕妈妈的变化

孕吐严重
气短
乳房持续增长
容易便秘
情绪波动很大

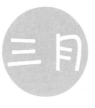

三月

子宫大小

子宫已有成人拳头大小，在耻骨联合上缘可以摸到。胎盘已经很成熟，可以支持产生激素的大部分重要功能。

孕吐特别提醒

❶ 本月大多数孕妈妈都会恶心、疲倦、孕吐严重，这是正常的生理现象，通常对健康没多大影响，不需要治疗。

❷ 如果孕妈妈频频出现剧烈地呕吐，完全不能进食，甚至出现脱水的症状。这时就要请医生治疗了。

❸ 孕吐不会对宝宝营养吸收产生太大影响，孕妈妈们不必太担心。

❹ 多数孕妈妈怀孕12周以后，孕吐症状可以自行消失。

❺ 怀孕早期发生的呕吐只要保持心情愉快、情绪稳定、注意休息即可。

第**59**天　淡定应对早孕食欲不振

很多孕妈妈怀孕早期由于处于身体和心理变化的适应期，往往会缺乏食欲，这反过来又增加了很多孕妈妈尽快适应怀孕状态的难度。解决好食欲问题成为孕妈妈自己及其关心她的家人特别关注的一个问题，我们来看看有哪些选择吧！

增加食物的色、香、味

改善烹调方式。香气扑鼻，味道鲜美，造型别致的食物，能刺激人产生条件反射，分泌出大量消化液，从而引起旺盛的食欲，所以烹调过程中多下功夫，别固定不变，有助于增加食欲。另外，正确的食品加工，可以避免食物中的维生素的破坏。

饭菜种类多样化。固定不变的食物品种不会促进人的食欲，尽量多选择不同的食材促进食欲还有利于孕妈妈吸收全面丰富的营养元素。

吃点开胃食物。菠萝、萝卜等都能开胃，两餐之间喝杯菠萝苹果汁，既能借助菠萝中丰富的酶来开胃，又能补充维生素 C，对健康十分有益。

调整生活习惯

❶ 生活要规律。不管孕妈妈生活、学习、工作和休息的时间如何繁忙，在进食上要做到定时、定量、定质，不能因为忙而在饮食上马虎从事，饥一顿、饱一顿。定时进餐，到了进餐时间，身体就会分泌多种消化液，产生食欲。

❷ 适量运动。生命在于运动，运动有助于食物的消化、吸收，利于食物中各种营养素的吸收。

好环境 能增加食欲

❶ 装盘食物外在色彩形态要怡人，口味爽口符合孕妈妈饮食习惯喜好。

❷ 餐桌、餐具清洁卫生。

❸ 优美的环境，不仅指是曼妙轻柔的音乐，餐桌上摆放的美丽鲜花，还包括进餐时其乐融融的家庭气氛。

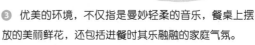

特别提醒

保持进餐时愉快的好心情不仅吃得多，还利于食物消化吸收。

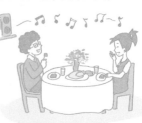

第60天　午后小点心，拯救食欲不振

很多孕妈妈担心自己没有食欲，营养素吸收不良会影响宝宝的生长发育，从而强迫自己进食，殊不知这往往更加重了自己的心理负担，无助于食欲的改善。其实我们可以选择一些可爱美味的小点心作为正餐补充，一样能保证宝宝的营养需求。

① 煎饺

材料： 面粉500克，猪肉末250克。

调料： 植物油、盐、葱花、白糖、鸡精、料酒、胡椒粉、葱姜汁各适量。

做法： ①面粉加温开水和成面团，揉匀后搓条，切剂子，擀成圆形皮；肉末放盘内，加盐、葱花、白糖、鸡精、料酒、胡椒粉、葱姜汁和少许清水搅匀成馅。将馅包入皮子内捏拢成形。②平底锅倒油烧热，把饺子整齐码放锅里，加水至饺子的半身位置，加盖中火煮至水干后，再加少许水用中火焖干至饺子底部发脆即可起锅装盘。

② 豆渣鸡蛋饼

材料： 豆渣200克，面粉100克，鸡蛋2个。

调料： 盐、黑胡椒碎、大蒜粉、植物油、小葱各适量。

做法： ①黄豆泡一天后打成豆浆，豆渣挤掉水备用；鸡蛋打散；小葱切末。②豆渣、面粉、鸡蛋、盐、黑胡椒碎、大蒜粉、小葱拌匀。③平底锅放少许油烧热，取一面团揉成球状再压成圆形，放入锅中煎。④两面煎熟即可。

③ 老婆饼

做法： ①中筋粉500克，生油80克，水200克揉团；盖湿布饧10分钟。②中筋粉500克，生油250克揉团，包第一步面团擀叠3次，卷长条切剂（分成小份）。③糯米粉、白糖、黄油、枸杞子、葡萄干制馅；剂子擀皮包馅成团，撒黑芝麻后按成圆饼；牙签扎小孔刷蛋液，入烤箱180℃烤熟即可。

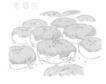

④ 糯米糕

材料： 炒糯米粉500克。

调料： 白糖、糖渍桂花各适量。

做法： ①白糖过筛，加入炒糯米粉、糖渍桂花拌匀，拌至糖分充分融合即可。②糕粉入木制印模内（模内需敷少量干粉），用力按压，使其在模内粘结。③然后用薄片金属工具刮去多余粉屑，刮平后将米糕敲出，放进低温烘房稍置即可。

怀孕后，由于妊娠反应很多孕妈妈都会有这样或那样的饮食偏好，不爱吃某种菜，可能是肉、或者是鱼，闻到就恶心，无法下咽，这类孕妈妈该如何调整饮食、保证营养均衡全面呢？下面有一些建议，孕妈妈可以参考。

● 不爱喝牛奶的孕妈妈

不爱喝牛奶的孕妈妈不仅有可能缺钙，还有可能缺乏蛋白质及维生素，导致宝宝生长迟缓、孕妈妈腿抽筋等。为此，不爱喝牛奶的孕妈妈：

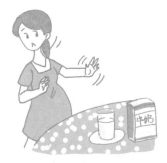

◆ 利用酸奶和奶酪代替牛奶

◆ 豆奶可以作为补充选择

◆ 选择专门为孕妈妈设计的配方奶

◆ 在医生的指导补充钙片

● 不爱吃鱼的孕妈妈

孕妈妈不爱吃鱼有可能导致蛋白质、脂肪和各种无机盐等营养缺乏，尤其是碘缺乏。要注意：

◆ 适当多吃肉蛋奶及豆类补充蛋白质。

◆ 可以增加坚果的补充，比如核桃、杏仁、花生等，这些坚果富含脂肪，可以带在身边饿了的时候食用。

◆ 做菜的时候使用含碘盐，能够保证碘的吸收。补充碘食品除鱼虾外还有其他海产品，如海带、紫菜、海参、海蜇、蛏子、文蛤等。

◆ 做菜时多选用植物油，补充不饱和脂肪酸，比如大豆油、菜子油、橄榄油等，都是脂肪酸很好的来源。

◆ 可以增加食用鱼油，最好是以深水鱼类为原料提炼而成的鱼油，而不是普通鱼肝油。

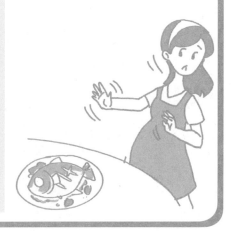

怀孕了，孕妈妈需要很多营养，但孕妈妈的吃喝都会影响宝宝的发展，一些饮食方面的选择，比如大量食用水果和蔬菜，绝大部分的孕妈妈都很确定，但是海鲜，孕期能不能吃呢？如果能吃又该如何吃呢？

孕妈妈吃海鲜有益

❶ 海鲜富含蛋白质和铁。能提供宝宝成长和发育需要。

❷ 海鱼中含有的 ω—3 脂肪酸，可以促进宝宝的脑神经和视力发育。

特别提醒

怀孕早期，不能吃螃蟹。螃蟹性寒凉，有泄下作用，普通人吃多了都会拉肚子，孕妇吃多了容易导致流产。

吃海鲜提示

◆ 食品和药物管理局推荐，孕妇一星期吃 340 克的海鲜是安全的。

◆ 虾、鲑鱼、鳕鱼、鲶鱼等低汞的海鲜，孕妈妈可以吃，但要注意摄入的次数和数量。其中虾富含蛋白质和各种营养元素，适量吃对孕妈妈和宝宝都有好处。

◆ 孕妈妈吃海鲜时如果配合蔬菜、主食营养会更全面，更利于消化吸收。

◆ 含汞量高的海鱼不能吃。如果经常、大量食用含高汞的鱼，有害汞物质就会通过胎盘进入宝宝体内，对宝宝的脑神经、肝、肾等多种器官、系统造成损害。

◆ 海鲜要熟吃。生吃海鲜，会造成腹泻或把寄生虫、病菌带给肚子里的宝宝。

◆ 对海鲜过敏的孕妈妈不能吃海鲜。孕妈妈吃海鲜后有过敏、腹痛等症状要及时就诊。

◆ 海鲜不宜与富含鞣酸的水果如柿子、葡萄等一起吃，鞣酸会破坏海鲜中的优质蛋白，大大降低海鲜的营养价值。

第63天　合理补充维生素（一）

维生素是人体不可缺少的元素，对维持和调节人体正常生理机能和代谢作用很大，维生素不足或过量都不利于健康，孕妈妈孕期维生素的补充对宝宝的生长发育影响很大，我们来看看孕期维生素的影响和补充原则。

维生素的作用

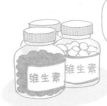

维生素 B 群（B₁、B₂、B₆、B₁₂ 及烟酸）
有助于神经的生长

维生素 A
帮助宝宝视力发育

维生素 E
促进新陈代谢，维持正常循环功能

叶酸
影响宝宝造血和神经系统发育

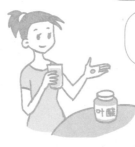

维生素 C
增强宝宝骨骼和结缔组织的形成

维生素 D
帮助宝宝骨骼和牙齿发育

维生素补充建议

❶ 补充维生素应谨慎，宜遵医嘱。吃维生素有益，但过量反而造成危险，尤其是在孕初期，宝宝的主要器官正在形成，若摄取过量的维生素 A、维生素 D 还可造成宝宝出生缺陷。

❸ 选择合适的烹饪方式。维生素 C 是水溶性的，洗菜时，要避免长时间浸泡；维生素 C 怕高温，蔬菜烹调时不宜温度过高或加热时间过长，以免大量维生素 C 被破坏。

❷ 最好从饮食中补充维生素。饮食中的维生素是按照一定比例存在的，是天然的，是多种维生素的集合体，而且除了维生素外，蔬菜中还含其他营养成分，营养更全面。

❹ 多晒太阳可补充维生素 D。孕妈妈可以通过增加日晒和每天饮用一杯奶来补充维生素 D。

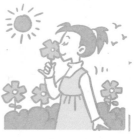

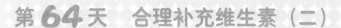

第**64**天　合理补充维生素（二）

食物中含有的维生素

富含维生素 A 的食物	鱼肝油、动物肝脏、奶类、蛋类、菠菜、辣椒、胡萝卜、苋菜、甘薯、橘、杏、柿、芹菜、小白菜、韭菜等
富含维生素 B_1（硫胺素）的食物	米糠、麦麸、蔬菜、酵母、动物内脏、瘦肉、蛋类等
富含维生素 B_2（核黄素）的食物	动物肝、肾、心，蛋黄、鳝鱼、螃蟹、干豆类、花生、绿叶蔬菜、小米、面粉等
富含维生素 B_6（吡哆醇类）的食物	谷类、豆类、蛋黄、肉、鱼、乳、酵母
富含维生素 C（抗坏血酸）的食物	酸枣、山楂、柑橘、柚、草莓、辣椒、油菜、卷心菜、蒜苗、菜花、西红柿等
富含维生素 D 的食物	鱼肝油、蛋黄、牛奶、肝
富含维生素 E 的食物	各种绿叶蔬菜、植物油、谷物

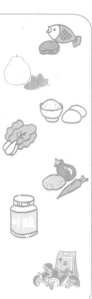

菜谱推荐

香菇烩丝瓜

材料： 丝瓜 500 克，香菇 15 克。

调料： 植物油、香油、姜、水淀粉、盐、料酒各适量。

做法： ①香菇洗净，放入水中泡发后捞出，去蒂切成片；把香菇水倒在另一个碗内备用。②丝瓜去皮，一剖两半，横切成片，用开水稍烫过凉；姜洗净，去皮剁成细末，用水泡上，做成姜汁。③炒锅放入适量植物油烧热，烹入姜汁、料酒，放入香菇水、盐、鸡精、香菇片、丝瓜片煮开后，以淀粉勾芡，放入香油，翻匀即可。

鱼香肝片

材料： 猪肝 400 克，黄瓜 120 克，胡萝卜 30 克。

调料： 高汤、水淀粉、适量泡椒、酱油、料酒、醋、白糖、盐、蒜姜末、植物油各适量。

做法： ①猪肝洗净切成片，放入碗内，加部分淀粉、料酒、盐搅拌均匀。②黄瓜、胡萝卜洗净，切成片，放入另一只碗，加酱油、白糖、醋、鸡精、盐、淀粉、高汤搅拌均匀做成芡汁。③猪肝片倒入油锅内，放入泡椒翻炒出香味，再放蒜姜末、芡汁翻炒熟，盛盘即可。

第65天　避开生活中可能的危害

孕初期正是宝宝器官分裂发育的时候，孕妈妈所处于的环境会直接或间接影响到宝宝的发育，所以生活中孕妈妈一定要注意避开下面这些的有害环境和因素。

潮湿环境

潮湿的环境中，霉菌容易生长繁殖，霉菌会导致孕期霉菌性阴道炎和念珠菌性阴道炎等疾病，对宝宝的危害很大。因此，孕妈妈要注意防潮，尤其在南方潮湿闷热天气里。

对策

❶ 使用空调的除湿功能；

❷ 湿衣服，别挂在家里，免得增加湿度；

❸ 经济条件允许，选择有干燥功能的洗衣机；

❹ 如果只是家里潮湿，室外干燥的话，要开窗通风，但如果是雨雾天气，最好门窗紧闭。

❺ 选择除湿包要查看成分说明，避开孕妇不宜。

有害气体

怀孕期间，尤其在怀孕早期，孕妈妈如果经常吸入各种有害气体，会严重干扰胎儿发育，引起胎儿畸形或自然流产。

◆ 室内甲醛：长期吸入甲醛危害人体健康。可能使胎儿发育迟缓新生儿体重下降。增加小儿先天性心脏病的发病率。

对策

❶ 加强开窗通风。

❷ 室内栽种能吸收甲醛的花草植物。

❸ 屋内摆放活性炭。

❹ 衣物买回后，先浸泡10分钟左右。

◆ 二手烟：孕妈妈如果经常被动吸烟，危害很大，会增加流产、早产的机会，可能会减轻宝宝出生时的体重。使小儿先天性心脏病发病率明显提高。

对策

有吸烟习惯的准爸爸，最好能在备孕前就戒掉，要不就到室外、阳台去吸吧。

◆ 厨房油烟：孕早期，孕妈妈应尽量少进厨房。研究证明，长期吸入烹调时所产生的油烟，会对肺部健康造成影响。

对策

❶ 炒菜时要控制油温，不要把油烧得冒烟。

❷ 厨房保持通风；使用抽油烟机或无油烟锅。

❸ 选择质量有保证、杂质少的油。

❹ 不反复使用烹饪油。

"电视、手机、电脑、微波炉……生活中方便我们的各种家用电器，多多少少都会产生电磁辐射，对于孕妈妈和宝宝会什么样的危害呢？会不会造成很大影响？"这样的疑问许多孕妈妈都有，我们来看看专家怎么说。

家电辐射排行榜

电热毯：★★★★★

建议：正确的用法是先预热半小时再使用，睡前关闭开关，拔掉电源插头。

电磁炉：★★★★★

建议：孕妈妈不要靠近使用中的电磁炉，电磁炉用完要及时拔下电源。

微波炉：★★★★

建议：微波炉工作时孕妈妈至少远离一米左右或尽量不要靠近，微波炉停止工作3分钟，再开启；定期清理微波炉；微波炉使用6到7年后最好更新。

电视机辐射★★

建议：连续看电视时间不要超过两小时，看电视时最好保持2米的距离看完电视及时洗脸。

电吹风：★★★★

建议：电吹风开启和关闭时的辐射很大，孕妈妈要减少电吹风的使用，用时也尽量不要太贴近头部。

电脑：★★★

建议：与电脑保持安全的距离、穿防辐射服，使用时间不要太长，孕初使用至少每间隔一小时离开一次。

手机：★★

建议：手机信号刚接通时辐射最大，所以接通瞬间手机不要靠近头部。孕妈妈应尽量让手机远离胸、腰、腹部，睡觉时不要将手机放在枕边。ipad是电子产品，也有辐射，使用时不要紧靠肚子，也不要使用时间过长。

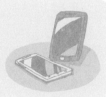

专家意见

孕妇在怀孕期的前三个月要避免接触电磁辐射。因为此时正是胚胎形成期，辐射影响最大，如果受到电磁辐射，有可能导致流产和胎儿中枢神经系统损伤，可能使婴儿出生后智力低下；如果在器官形成期，正在发育的器官受到辐射，可能产生畸形。

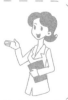

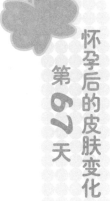

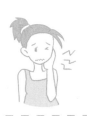

第67天 怀孕后的皮肤变化

怀孕后新陈代谢旺盛，再加上激素的变化，孕妈妈的皮肤会异于怀孕前，不过孕妈妈不用担心，只要加强针对性保养，怀孕期间也可以拥有健康美丽的皮肤。

色素沉着

乳头

妊娠斑

◆ 乳头、乳晕及外生殖器等部位肤色变深。

◆ 痣与雀斑明显。

◆ 腹部正中贯穿肚脐，有一条1厘米宽的深色垂直线。

◆ 出现妊娠斑。妊娠斑，也叫"蝴蝶斑"，指面部两颊对称性的出现斑块色素沉着，大约50%的孕妈妈怀孕后期会出现。

妊娠纹

妊娠纹是孕期孕妈妈腹部、大腿内侧、乳房或臀部，出现的粉红至暗红色的萎缩性条纹。90%的孕妈妈会有妊娠纹，而怀孕之前经常进行腹部肌肉锻炼，腹肌的弹性良好的孕妈妈，可能没有妊娠纹。

◆ 妊娠纹是是由于孕期腹部、乳房、大腿等部位比怀孕前明显增大，导致皮肤过度绷紧变薄，超过了正常的弹性，纤维断裂露出了皮下血管的颜色所形成。分娩之后，妊娠纹颜色由紫红色转变成白色，会变得不太明显，但却不会完全消失。

皮肤过敏、皮疹和瘙痒

孕期，由于激素水平提高和皮肤被拉伸，孕妈妈的皮肤会变得敏感脆弱，可能因一些平常物品皮肤就反复出现皮疹和瘙痒。肥皂和清洁剂可能都会成为刺激缘由，甚至有的孕妈妈会对阳光过敏。

肤质改变

怀孕后因为肾上腺机能和甲状腺机能都相对亢进，新陈代谢加快，面部毛细血管扩张，有的孕妈妈皮肤会变得红润、细腻，而有的孕妈妈面部变得油腻、粗糙。

第68天 对抗妊娠斑和妊娠纹：前辈孕妈妈经验谈

怀孕后不但孕妈妈的外形、体态会变化，皮肤也会由于激素的影响而改变，其中妊娠斑和妊娠纹是很多孕妈妈都特别在意的，她们担心自己的美丽会因此受到影响。我们来听听前辈妈妈们是如何面对这个问题的。

饮食习惯特别重要

我孕期几乎没起斑，我想和我饮食清淡、营养有关，烧烤、火锅我不吃。我觉得想不长斑就要多吃抗氧化、代谢黑色素的食品。西红柿我就常吃，上市季节我当水果吃，每天两个。

防止便秘睡眠充足

便秘会使身体内的毒素排不出来，皮肤就容易起斑。玉米、红薯、燕麦粗纤维食物，不仅防便秘，还补充宝宝需要的其

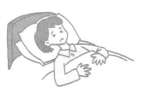

他营养，专家说晚上 11 点至凌晨 2 点是人体自动美容时间，我经常晚上 10 点不到就睡了。

防晒，保湿按摩

阳光照射会加重色斑，出门时，我一般都戴遮阳帽。还有就是深色的衣服比浅色的防晒。

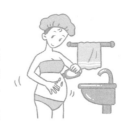

我怀孕三个月开始每次洗澡后就用身体乳霜，一直到我家宝宝出生，我身上几乎看不到妊娠纹。

心情愉快，控制体重

心情抑郁烦躁都会使色斑加重，保持愉快的心情是最好的美容方法。做好体重管理，体重渐进式的增加，可减少妊娠纹发生的几率。尤其是怀孕中后期，还能帮助顺产，我的宝宝就是顺产的。

多吃含有胶原蛋白的食物

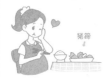

我比较喜欢吃炖猪蹄，后来听说多吃一些富含胶原蛋白的食物，也可以减少妊娠纹，我没有妊娠纹可能和这有关吧。

运动

我在怀孕期间一直注意运动，我参加了孕妈妈瑜伽班，每天上下班都坚持走路，我的单位离家可有 20 分钟的路程啊，生了宝宝后我的闺蜜都羡慕我没有妊娠纹。

第69天 选择一双合适的鞋

怀孕后孕妈妈无论重量还是体积都会增加，腹部的隆起导致重心也发生改变，这时双脚承受的压力很大。鞋穿的不合脚会使孕妈妈感到疲惫，影响腹中胎儿的发育。给自己准备一双舒适合脚的鞋是孕妈妈对自己最基本的关爱。

选择防滑底的鞋

选择舒适、具有支撑力的鞋很重要。防滑鞋底在走路时能够提供一定的摩擦力和支撑力。因此孕妈妈可以选用带有防滑底的鞋，以免雨天或遇到水渍时滑倒。

根据季节选拖鞋

◆ 冬天，孕妈妈最好选宽松、温暖舒适的棉拖鞋，因为在怀孕中后期脚容易发生浮肿，脚的尺寸会变化，孕前鞋子会嫌小。棉拖鞋的弹性好，可以适合多种脚型。

◆ 夏天，以薄布拖鞋为宜。拖鞋方便、柔软、有弹性。但孕妈妈的汗腺分泌旺盛，脚部的汗液多，容易形成汗脚，穿橡胶或塑料拖鞋时有可能引发皮炎，过敏性体质的孕妈妈尤其容易发生这种情况，所以，夏天应以薄布拖鞋为最佳。

买鞋4问

❶ 鞋子有足够的空间吗？有足够空间的鞋可以避免出现令人疼痛的鸡眼和拇指囊肿。方头鞋比尖头鞋空间大，更合适孕妈妈。

❷ 是宽跟还是低跟？一双样式简单的、低跟、粗跟的鞋能更好地支撑孕妈妈日益增重的身体。

❸ 能为脚腕提供支撑吗？试穿鞋的时候，在商店里来回走走，如果脚从鞋里出来，表明这双鞋不能提供足够的支撑力。

❹ 鞋底是不是橡胶的？橡胶鞋底对膝盖和背部具有减震作用。

专家提醒：不要选择平底鞋

脚的柔韧度主要是靠脚弓来完成的，脚弓除了可以吸收人体行走时的震荡外，还可以保持人的身体平衡。因此孕妈妈在选购鞋时，除了讲究舒服、保暖外，还要考虑脚弓的需要。

许多孕妈妈怀孕后会选择平底鞋，但是穿平底鞋走路时，一般是脚跟先着地，不能维持脚弓吸收震荡，并且容易引起肌肉和韧带的疲劳及损伤，相对而言，选择后跟2厘米高的鞋比较合适。

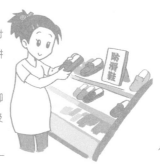

怀孕后孕妈妈的身体会有较大的变化，选择贴身穿着的内衣时既要满足身体变化的需要，还要柔软舒适。

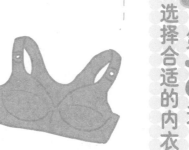

全棉、宽带的文胸

为了哺乳的需要，怀孕后乳房的尺寸会逐渐变大，平均增大5厘米，增重1.4千克。穿着舒适、支撑性好的文胸很重要。选择罩窝较深、底部有支撑的文胸托住胀大的乳房，可防止乳房下垂。选择时可参考44天内容。

能够调整腰围的内裤

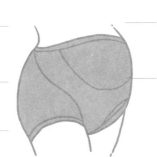

◆ 前腹部分采用弹性材质，随怀孕不同阶段的体形自由伸缩变化。

◆ 能够伸缩自如、调整腰围的纽扣式内裤。

◆ 裤腰可覆盖肚脐以上部分，包覆肚子，但不能妨碍血液循环。

◆ 透气性好、吸水性强、触感柔软及保暖的纯棉质内裤。

◆ 纯棉质内裤对皮肤无刺激，不会引发皮疹和瘙痒，可减少孕妈妈的卫生困扰。

内裤选择不宜

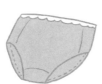

妈妈不要选择三角紧身内裤、有收腹功能的内裤和腰部、大腿根相对较紧的内裤。

孕期穿钢丝胸罩

1．专家不主张在怀孕期间穿带钢丝的胸罩，因为僵硬的钢丝圈可能会干扰孕期乳房大小和形状的自然变化，阻碍血液流通，或挤压正在形成的输乳管系统，从而引起疼痛和不适。

松紧度适宜

2．孕期间穿着带钢丝的胸罩，一定要确保钢丝圈不压迫乳房。

3．不要穿着睡觉。

特别提醒：

孕妇不宜穿化纤面料的内衣裤，化纤面料内衣裤与干燥的皮肤相摩擦，比其他面料更容易起静电，静电对妊娠不利。

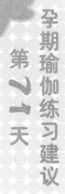

孕期瑜伽练习建议

孕期瑜伽是一项很好的孕期运动，孕期练习瑜伽好处很多，可以增强体力和身体柔韧度、平衡感，还能缓解孕期腹、腰、背和骨盆肌肉的紧张。对控制呼吸，减轻临产阵痛，提高顺产率有帮助，而且对产后身材重塑也有益。

孕期瑜伽练习侧重点

这些练习能使呼吸深长舒缓，精神保持安定，还可增强腰力，对助产和缓解孕期由于体重增加和重心改变而导致的腰腿痛，有很好的作用。

❶ 瑜伽静心的练习

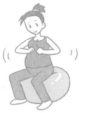

❷ 强化腰腹部力量的练习

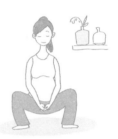

❸ 强化呼吸力的练习

孕期不可做的瑜伽动作

后弯。这类动作会让原本压力就很大的下背，更显脆弱，因此千万不要做。即使要做，也只能做简单的扩胸动作。

深度扭转。尽量避免，要做也只能做简单的肩颈、上胸的转动。

收缩腹部。呼吸练习时充分使用可能的呼吸空间，但不强调腹式呼吸，不要特别收缩腹部。

仰躺。在孕中期之后不宜，因为会压迫到大血管。

倒立。因为怀孕时，女性的腹部隆起已让胸腔缩小，倒立会更压迫胸腔。在孕中期还做倒立的话，有可能会造成胎位不正，不可不慎。

过度拉伸。怀孕时，改变的激素会分泌更多的"松弛素"，身体比平时更柔软。所以做动作时千万不要过度拉伸，否则易伤。

长时间弯腰或下蹲。妊娠中晚期不适宜，可能压迫腹部或造成盆腔充血。

外八字站。这种站法会造成腰椎更大的负担，平时站姿时要自我提醒。

腹部着地。凡是腹部着地的动作绝对不可以，因为孕妇腹肌的压力原本就很大，腹部运动会造成更大的负担，甚至会造成腹直肌的裂开，让下背支撑性更差。

特别提醒：怀孕期间练习瑜伽要避免做强度大的动作，一切动作应以缓和而从容的心情去做。以上很多建议因每个人体质不同，状况也不太一样。若是担心自己出状况，或是自知体质不同，最好不要在家自己练瑜伽，尤其是完全没接触过瑜伽的初学者，最好在受过专业训练的孕妇瑜伽老师指导下练习。

听说自己怀的是双胞胎孕妈妈一定会感到幸运，但怀孕过程孕妈妈需面对更多的问题。首先怀孕症状更加强烈，每天需要更多营养物质，其次怀孕风险比单胎大，需更多检查。孕4～6个月，要每2周去一次医院，最后几个月，可能每周都要去医院，甚至住院。

双胞胎分类

同卵双生

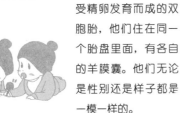

同卵双生是指由一个受精卵发育而成的双胞胎，他们住在同一个胎盘里面，有各自的羊膜囊。他们无论是性别还是样子都是一模一样的。

异卵双生

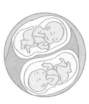

异卵双生是两个精子和两个卵细胞分别结合在一起形成的。异卵双生的双胞胎，两个胎儿分别有自己的胎盘和羊膜囊，胎儿样子会不一样。

怀上双胞胎的特别注意

❶ 高血压。大概有10%～20%怀双胞胎的孕妈妈会出现这种情况，概率是怀一个宝宝的孕妈妈的2倍。

❷ 婴儿间的"输血"。双胞胎之间可能会有血管连接彼此胎盘，从而导致一个宝宝获得血液过多，另一个过少，诱发早产。

❸ 提早阵痛、早产。大多数孕妇会在怀孕38～42周生产，而怀的是双胞胎，则可能在37～39周生产。

❹ 剖宫产。超过50%怀有双胞胎的孕妈妈要进行剖宫产。

❺ 产后出血。胎盘过大或者怀有多胞胎会增加产后出血的可能。

怀上双胞胎的保健

◆ 均衡饮食。为了给胎儿提供足够的营养，双胞胎孕妈妈比单胞胎孕妈妈须更加注意饮食均衡和营养，避免贫血。

◆ 定期产检。双胞胎的孕妈妈及胎儿较单胞胎怀孕的风险高，因此产检必须更谨慎和密集。

◆ 监测胎儿胎盘功能。双胞胎妊娠如超过预产期，可能由于胎盘功能不全而致胎儿死亡。

◆ 限制活动量。由于双胞胎较容易有早产的可能，所以孕妈妈必须限制日常生活。

第**73**天　妈妈对孩子智力的影响更大

每对夫妻都对自己孕育的宝宝有很多期待，"聪明"是大多数人对宝宝的一个重要期望，决定宝宝聪明的因素很多，但都离不开遗传和环境因素，而妈妈无论从遗传还是环境方面看，都是对宝宝智力发展影响更大的人。

遗传上：母亲影响更大

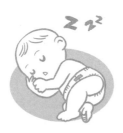

澳大利亚科学家的研究结果表明母亲的 X 染色体基因决定着孩子大脑皮质的发育程度，而父亲的基因则对塑造后代的情感和性格的影响力更大一些。因此，母亲的智力在遗传因素中占有更重要的地位。据相关数据显示，父亲智力低下而母亲智力正常，子女出现智力低下的机会小于 10%；如果母亲智力低下，父亲智力正常，则下一代出现智力低下的机会大于 10%。可见聪明妈妈生聪明孩子的说法是有科学道理的。

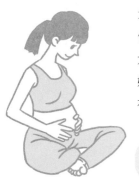

看来，想要生一个聪明的孩子，男人一定要娶一个聪明的妻子。

后天环境中：母亲对孩子影响更大

❶ 后天环境里母亲的影响举足轻重。孩子靠母亲孕育、分娩、哺乳，出生后大多数孩子生活中与母亲在一起的时间超过父亲。

❷ 母亲对胎儿的保护意识影响孩子的智力。在后天的影响中，由于母亲承担着孕育的重任，所以母亲对胎儿的保护意识也影响着孩子将来的智力。

❸ 母亲的文化程度影响孩子的智力发展。孩子出生后，由于母亲往往在家庭教育中承担着比父亲更重要的角色，所以母亲的文化程度也影响着孩子的智力发展。

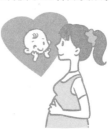

我国儿保专家研究结论

在语言方面，环境得分高与智商偏高的孩子，他们的母亲大部分文化修养较高。因为她们不仅自己主动积极学习，也重视幼儿教育，肯花时间为孩子讲故事，并耐心回答孩子提出的问题。

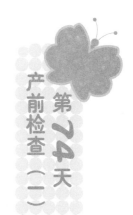

做好产前检查对孕期健康意义很大，孕妈妈一定要认真对待每一次产前检查。妊娠期一般需要9～11次产前检查。下表是产前检查的一般要求，如有异常情况，必须按照医师约定复诊的日期去检查。

需要提前产检的情况

孕妈妈有下面提到的情况之一，应该及时去医院检查，而不是等怀孕12～13周再去医院进行第一次系统的产前检查。

有既往流产史；

有胚胎停育史；

有畸形胎儿史；

阴道流血；

腹痛；

严重的恶心或呕吐；

服用了药物；

怀疑自己接触过可能伤害胎儿的不良因素；

属于高龄怀孕；

有家族遗传病史。

尽早去医院进行检查，能接受医生的产前保健指导，能够确保孕期和分娩的平安顺利。

产前检查时间表

产前检查	时间
停经后3个月以内	初次检查
3～5个月	1～2个月检查一次
6～7个月	每月检查一次
8～9个月	每两周检查一次
10个月	每周检查一次

产前检查与产前诊断有什么不同？

答：产前检查女性怀孕后，为了保障孕妇和胎儿的健康，预防和治疗母亲和胎儿可能发生的各种异常，进行的定期常规健康检查。而产前诊断则是在胎儿出生前，对胎儿是否患有某种遗传病或先天畸形作出诊断。因此，产前诊断的对象是胎儿，而不是母亲。

第75天 产前检查（二）

产前检查项目包括体格检查项目和实验室检查项目。一般第一次产前检查会建立孕期保健卡，相应的检查项目比较全面详细。整个孕期根据孕妈妈和宝宝所处的阶段不同和具体变化，医生安排的产前检查项目和内容会有不同侧重。

产前检查项目

体格检查项目	实验室检查项目
身高、体重	血常规
血压	血型
听胎心音	肝功能
宫高、腹围	艾滋病抗体、梅毒抗体、风疹病毒抗体检查
骨盆外测量	尿检
妇科内诊	阴道分泌物检查
乳房检查	心电图 B超检查

特殊检查

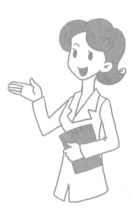

如果孕妈妈年龄35岁以上，怀过出生缺陷胎儿，或有任何家族遗传病史，医生可能建议在怀孕11～12周进行绒毛活检。除此以外，如果孕妈妈有阴道流血、腹痛等异常，医生还会根据情况安排B超、激素测定等检查，以了解有无流产、宫外孕、葡萄胎等异常。其他检查还包括弓形虫抗体筛查、巨细胞病毒或其他病原体筛查，以及根据个人健康史需要做的肾功能、血脂、血糖浆等其他相关检查。

产前检查假

虽然《女职工劳动保护规定》中有：怀孕的女职工，在劳动时间内进行产前检查，应当算作劳动时间。但国家没有具体规定产前检查可休天数，有的地方政策或公司福利可能有相关规定，如果没有，孕妈妈可以利用周末去产检。

产前检查费用

参加生育保险的孕妈妈检查或生育应选择当地医保定点医疗机构；符合生育保险报销条件的，产假满后一个月内由所在单位到孕妈妈参保地社保经办机构办理生育保险待遇结算。其中符合规定的产前检查费、生产费等生育医疗费实行定额结算。

孕期保健卡

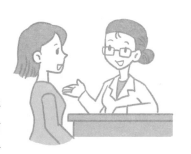

孕期保健卡，就是孕期体检档案，能定期记录每次产前检查项目情况。它既是医生对孕妈妈孕期的全面监护记录，也是孕妈妈获得孕期医学咨询及保健指导的方式。

孕期保健卡对预防孕期并发症、监护胎儿生长发育很关键，对孕妈妈获得孕期营养、生活各方面的指导顺利地度过孕期也很重要。因此，孕妈妈最好在第一次产检时建卡。

某地孕期保健卡建立程序及所需材料

❶ 怀孕确诊后，女方凭单位或居委会证明、户口簿、男女双方身份证、结婚证和医院诊断书、女方单人照1张，到女方户籍地街道计生办领取生殖健康服务证。

❷ 城镇企业女职工凭身份证、生殖健康服务证，由用人单位向社保机构申领生育医疗证。

❸ 女方持户口簿、生殖健康服务证、生育医疗证在84天内到辖区内的妇幼保健机构建立孕期保健卡，进入孕产妇系统管理。

```
确诊怀孕
   ↓
领取《生殖健康服务证》
   ↓
申领《生育医疗证》
   ↓
建立《孕期保健卡》
```

特别提醒

1. 孕期保健卡申领所需资料及程序各地规定不同，孕妈妈可到单位或社区计生办咨询。

2. 各级妇幼保健部门和医院妇产科室都可以建孕期保健卡。

产前检查时穿什么？

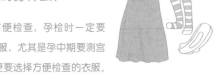

为了方便检查，孕检时一定要穿宽松的衣服，尤其是孕中期要测宫高、腹围，更要选择方便检查的衣服。下装最好穿容易脱的裤子，也可以选择宽裙子。鞋和袜的选择也要以舒服易脱为主，不要穿长过膝盖的袜子。另外，内诊后可能有出血等情况发生，最好带上卫生护垫或卫生巾。

第77天 特别检查（一）

怀孕3个月的时候，除了B超检查外，根据每个人的情况，医生可能还会安排一系列检查来了解胎儿健康、发现胎儿先天异常。对一些高龄孕妈妈，很可能会遇到下面这些检查，很多孕妈妈对此疑惑又担心，我们一起来了解了解，或许可以帮助缓和内心的不安。

为什么要对高龄孕妈妈做特别检查？

因女性35岁后，年龄越高，所受到的外界环境因素干扰程度越大，怀孕后受精卵在分裂中产生病变的概率增加，因而导致胎儿异常的概率加大。B超检查只能观察到胎儿外观结构性异常，如脐膨出、兔唇或是四肢不健全等。由基因、染色体异常以及妊娠期间的环境引起胎儿先天性异常的，有的通过外观结构的观察就可以发现，有的仅从外观上是看不出异常的，需要做进一步的检测，这也是医生们安排一系列检测的目的所在。

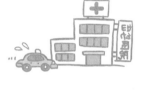

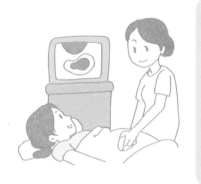

颈后透明带（NT）扫描

颈后透明带（NT）扫描是用超声波测量胎儿后颈部皮肤下面积聚的液体，来评估宝宝患有唐氏综合征的风险高低的方法。这种方法的依据是多数患有唐氏综合征宝宝的颈后透明带（NT）更厚。目前，医生认为颈后透明带大于3毫米为异常。

颈后透明带（NT）扫描安排时间：孕10～14周期间医生会安排。

特别提醒

如果颈后透明带较厚，也并不意味着宝宝一定有问题。有统计80%以上测量值在2.5～3.5毫米之间的宝宝都是完全正常。

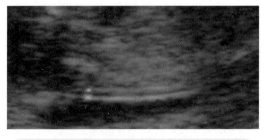

上图显示的是一个颈后透明带为1.3毫米的正常宝宝，他得病的风险较低。

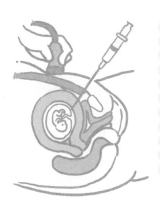

绒毛取样

绒毛是组成胎盘的最小单位，和胎儿有相同的染色体，抽取绒毛膜细胞进行检验，可以发现胎儿先天异常。

抽取胎盘位置的绒毛，一般有4种方法：

❶ 经子宫颈法；❷ 经腹部法；❸ 经阴道法；❹ 经膀胱法。最早也最常使用的是经子宫颈法。

1 实施方式

进行绒毛膜取样时，医生在超声扫描引导下，根据抽取方法的不同将导管（一种易弯曲的细管）送入胎盘绒毛部分，抽取少量的绒毛，以进行染色体、基因的分析。

2 绒毛取样时间

绒毛取样进行的时间大约在10～11周，较羊膜穿刺早。

3 检测适用对象

后颈部透明带太厚、怀孕有过染色体异常、夫妻有一人染色体异常、高龄孕妇。

4 绒毛取样的主要优点

于数小时内可得知检查报告，而且比羊膜囊穿刺更早得到诊断结果，所以如果发现异常，方便采取更简单、安全的方法终止妊娠。而如果没有异常，也能及早消除父母的忧虑。另外，也便于早期发现某些胎儿疾病，为宝宝出生前及早治疗创造条件。

羊膜穿刺术

◆ 检测目的

羊膜穿刺主要检验唐氏综合征，但一些基因疾病也可透过检验羊水细胞内的基因得到诊断，如乙型（β型）海洋性贫血、血友病等。

◆ 进行最佳时间：14～20周

若小于14周进行羊膜穿刺术，羊水较少会提高风险；而若是超过20周，等检验报告出来时，胎儿已经太大，决定终止妊娠会风险太大。

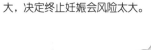

◆ 实施方式

在B超的引导下，将一根细长针穿过孕妈妈肚皮，经过子宫壁，进入羊水腔，抽取羊水进行分析检验。

唐氏筛查是唐氏综合征产前筛选检查的简称，唐氏综合征指第21对染色体比正常的人多出一条的患者，患症宝宝有智力低下，语言发育、行为有障碍特征。

唐氏筛查目的

通过抽取孕妈妈血清，检测血清中甲型胎儿蛋白、绒毛促性腺激素和游离雌三醇的浓度，并结合孕妈妈的预产期、体重、年龄、体重和采血时的孕周等，计算生出先天缺陷宝宝的危险系数。如果唐氏筛查结果显示胎儿患有唐氏综合征的危险性比较高，就要做羊膜穿刺检查或绒毛检查进行确诊。通过唐氏筛查可以在一定程度上规避胎儿先天愚形的风险。

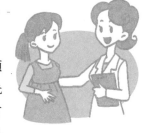

唐氏筛查什么时候做？

15～20周做唐氏筛查比较好，但各人情况不同，具体听医生建议。

唐氏筛查结果看男女怎么看？准不准？

β～hCG 的 MOM 值越低（<0.4），AFP 的 MOM 值越高（>1），男孩可能性大；

β～hCG 的 MOM 值越高（>1.0），AFP 的 MOM 值越低（<1），女孩可能性大；

β～hCG 的 MOM 值介于 0.4 和 1.0 之间，为临界范围，男女都有可能。

需要提醒的是，唐氏筛查结果看宝宝性别只是经验之谈，供参考而已。

唐氏筛查结果怎么看？

甲胎蛋白（AFD）	应大于 2.5MOM，值越低，胎儿患唐氏症的机会越高
绒毛膜促性腺激素（β-hCG）	值越高，胎儿患唐氏症的机会越高
危险系数	低于 1/270，出现唐氏症的危险性比较低；高于 1/270，应进一步做羊膜穿刺检查或绒毛检查。

唐筛和糖筛是一回事吗？

糖筛是排查妊娠期糖尿病的，一般在24周做，需要空腹12小时。唐氏筛查不用空腹。

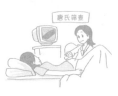

怀孕不是一帆风顺的，难免出现需要保胎的状况，许多孕妈妈们会对这些问题感到困惑。到底哪些情况需要保胎？怎么保胎会成功？保胎后生下的孩子是健康的吗？在听从我们自己的医生意见时，听听专家怎么说。

不要盲目保胎

流产发生的原因大部分和孕卵及胚胎发育的异常有关，另有小部分是由孕妈妈身体的病变及外界的因素引起。从优生优育和遗传角度来看，大多数的流产是一种自然淘汰，勉强保胎并没有多大意义，不利于优生，保胎也较难成功，保不保胎应听从医生的指导。

保胎原则

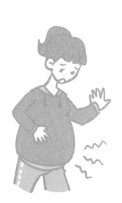

如果流产是孕妈妈孕期过度疲劳、体力劳动、腹部外伤等原因不小心造成的，选择保住，一般不会对宝宝产生影响。否则还是不保为好。如果是宝宝本身的问题，全面衡量，以便及时得到正确处理。

先兆流产保胎注意事项

卧床休息，严禁性生活。

避免重复的阴道检查。

减少下蹲动作，避免颠簸和振动。

尽可能防止便秘和腹泻。

焦虑、恐惧、紧张等不良情绪易加速流产，要保持心情舒畅，消除顾虑，以利安胎。

特别提醒：保胎药别随便吃

保胎药是相对安全的。但对于西药保胎药，不建议多用，特别是不同类型保胎药一起用，是很危险的，会对宝宝出生后的健康有不好影响。最好根据中医原理选择服用中成药，但孕妈妈不能自行服用，要由临床医生诊断决定。建议用一些食疗调理，安全性比较高。

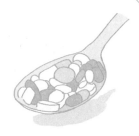

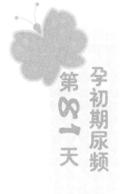

第81天 孕初期尿频

怀孕初期，好些孕妈妈总有要排尿的感觉，有时影响到睡眠，有时造成到处找卫生间的小尴尬。尿频是孕期常见的烦恼之一，但这对宝宝没有什么危害，尿频症状大概从孕6～8周开始，甚至有的孕妈妈是因为尿频才发现自己怀孕的。

为什么会尿频？

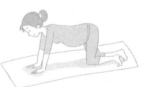

一是由于怀孕后血容量的增加，肾脏尿液生成增加，需要不断地排空膀胱；另一方面，是怀孕后子宫增大，挤占到膀胱，刺激了膀胱，引起尿频症状。到了怀孕中期，子宫会往上抬到腹腔，尿频的现象就会得到改善。但到了怀孕末期，子宫膨大，尿频现象会再度出现。

应对尿频

❶ 及时排尿

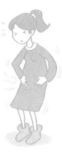

有尿意后要立即排尿，并尽量一次排干净，千万不要憋尿。有的人会因为憋尿时间太长，而影响膀胱的功能，而且尿液聚集在膀胱内毒素不排出有可能引发尿路感染甚至肾炎等并发症。

❷ 加强会阴肌肉力量的锻炼

可做会阴肌肉收缩运动，也可做骨盆放松练习，（即四肢呈爬行动作，背部伸直并弓起（猫背），收缩臀部肌肉，将骨盆推向腹部，持续几秒钟后放松。不仅可锻炼收缩骨盆肌肉，控制排尿，生产时亦可减小产道的撕裂程度。

❸ 避免刺激性饮食

少吃辛辣食物，饮食清淡控制盐分。为避免夜尿频繁，白天多饮水，睡前1～2小时少喝水。

❹ 保持外阴部清洁

每日换洗内裤，用温开水清洗外阴部，保持外阴部的清洁。

❺ 节制性生活，并注意性生活卫生

特别是怀孕早期和晚期，极易受到病菌的侵扰，每次性生活前后都要认真清洗阴部。

特别提醒

　　尿频也有可能是膀胱有炎症或尿路感染引起的，所以如果尿频、尿急加重，并有尿道口刺痛或小腹痛，应及时到医院去诊治。

怀孕后医生会安排O型血孕妈妈做溶血抗体滴度检测，一般在妊娠16周左右做第一次，妊娠28～30周做第二次，此后每2～4星期复查1次。不同的医生在安排上会有一定的差别，而有时准爸爸可能也需要验血。

什么是ABO溶血

如果孕妈妈是O型血，准爸爸不是O型血，而是A型、B型或AB型中的一种，那么宝宝的血型就有可能为A型或B型。O型血孕妈妈的红细胞上没有A、B抗原，那孕期或分娩时，宝宝体内的红细胞进入孕妈妈体内，可能出现血型不合，孕妈妈体内会产生相应的抗体。这种免疫抗体通过胎盘进入宝宝体内就会破坏宝宝血中的大量红细胞，引起溶血。

做好检查，有效防范ABO溶血

定期检测孕妈妈血液中抗体的情况，可以监测宝宝发生溶血的可能性有多大，如果当抗体值大于1：64，就需要考虑存在ABO血型不合的可能，抗体值大于1：128时，需要警惕溶血的发生。另外B超检查也可帮助发现胎儿溶血。

只要做好检查，不需要过于担心ABO溶血的问题，而及时的诊断和治疗不会对宝宝有明显的不良影响。

ABO溶血的危害

怀孕期ABO溶血可致胎儿贫血、心脏、肝脾肿大、甚至缺氧，分娩后，导致新生儿出现黄疸、贫血，严重时影响宝宝智力发育和神经功能。

特别提醒

不是所有血型为O型的孕妈妈生下A、B、AB型宝宝时都会发生溶血，孕妈妈是O型血的情况下，大约只有1/4左右的宝宝会和妈妈血型不合。其中大部分发生在怀孕初期发生过先兆流产，或者怀第二胎的妈妈身上。

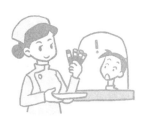

第83天 胎教要顺应宝宝的成长

孕期不同阶段，宝宝的身体成长发育重点不同，相应的胎教内容和方法也应有所侧重，根据宝宝各感觉器官发育成长的实际情况，有针对性地、积极主动地给予适当合理的胎教刺激，会更利于宝宝健康发育。

1～10月胎教要点

月份	宝宝感官发育	胎教侧重点
1月	听觉	情绪胎教、音乐胎教
2月	听觉	音乐胎教、语言胎教
3月	味觉、触觉、视觉	运动胎教、艺术胎教、营养胎教
4月	听觉、味觉	语言胎教、音乐胎教
5月	听觉、味觉	语言胎教、营养胎教、运动胎教
6月	听觉、视觉、嗅觉	艺术胎教、抚摸胎教、情绪胎教
7月	听觉、嗅觉	营养胎教、音乐胎教、抚摸胎教
8月	味觉	运动胎教、语言胎教、光照胎教
9月	视觉	音乐胎教、心情胎教、抚摸胎教
10月	视觉	语言胎教、抚摸胎教、艺术胎教

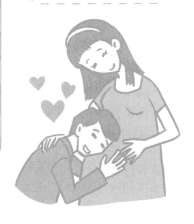

胎教特别提醒

宜：温和的言语、良好的情绪、适当的运动。

忌：噪音

丈夫对妻子的关爱是一种重要的情绪胎教

母亲情绪对胎儿的影响远甚于疾病造成的影响。根据英国产科学家研究，夫妻吵架、相处不好，比孕妈妈高血压对胎儿的影响还要高6倍。因此，妊娠中准爸爸多给予孕妈妈关爱和协助，增进夫妻之间的感情，使孕妈妈保持良好的心情，等于间接帮助胎儿的成长，实际上也是一种重要的胎教方式。总之，无论是代替孕妈妈外出购物，整理、打扫房间，还是周末晚上，与妻子共享烛光晚餐等，当准爸爸对妻子表示了关心体贴，其实都在以自己的方式直接参与胎教。

运动胎教是指孕妈妈适时、适当地进行体育锻炼和帮助宝宝活动，以促进宝宝大脑及肌肉的健康发育。运动胎教能促进孕妈妈全身血液循环，增进食欲，使宝宝得到更多的营养；还能增加胎盘和宝宝血液的交换；而接受过运动胎教的宝宝出生后平衡感比较好。

运动胎教的内容

运动胎教
- 妈妈的运动
  - 散步
  - 游泳
  - 孕期瑜伽或孕期操
- 宝宝运动训练

特别提醒

1.运动训练时手法一定要轻柔，一定要坚持每日进行。

2.开始时时间不宜超过5分钟，孕中期，宝宝逐渐地适应了这种训练方法，能做出一些积极的反应时，可稍延长训练时间，但每次时间不超过10分钟为宜，否则将适得其反。另外，如果能配合音乐和对话等方法效果更佳。

3.孕早期、孕晚期只适合上述方法中的"1"。

应随时注意宝宝的反应，如果感觉到宝宝用力挣扎或蹬腿，应立即停止。

宝宝运动训练方法

先用手在腹部来回抚摸，然后用手轻戳腹部的不同部位，并观察胎儿的反应。动作宜轻，每次以5分钟为宜。

❶ 孕妈妈仰卧，全身尽量放松，捧着腹部，从上到下，从左到右轻抚1～2分钟。

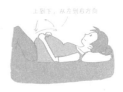

❷ 孕妈妈用手指在腹正中反复按呼吸的节奏轻敲腹部一下，歇一下，连续做1分钟。

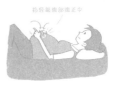

❸ 孕妈妈轻推腹部，用手在腹部左侧轻推5次，使胎儿借助外界的力量在母腹内上、下、左、右运动。

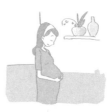

❹ 孕妈妈轻拍腹部，用手在同一个地方轻轻拍腹壁3～5次，再换一个地方轻拍，连续做1～2分钟。

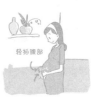

❺ 孕妈妈缓缓地转动身体做左侧卧位2～3分钟，然后复原。

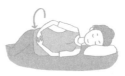

点滴记录，留住美好

_____

_____

_____

_____

_____

_____

_____

_____

草在结它的种子，风在摇它的叶子，
我们在等你，宝贝！

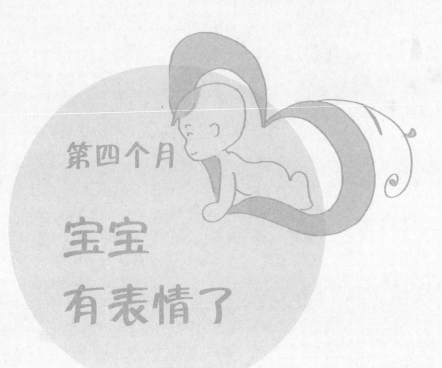

第四个月

宝宝
有表情了

第85天

本月特别关注：职场孕妈妈

　　怀孕后很多职场孕妈妈都面临是继续坚持工作还是回家休息待产的问题，其实只要适合自己，对自己和宝宝有益，无论回家还是继续工作都是不错的选择。有不少孕妈妈认为怀孕是一种正常的生理状态，为此而放弃工作没有必要，也不利于孕期心理健康，因此而成为职场孕妈妈。对这些妈妈我们专家的建议是：孕期身体条件毕竟不同以往，为优生优育着想，孕妈妈在工作中有一些特别注意，比如；工作，应适当减少工作量，尽量善用上班的时间完成工作，减少加班，以免操劳过度；要尽量避开工作环境中对宝宝健康成长不利的因素；上班路途遥远的孕妈妈要注意安排好上班时间，尽可能错过高峰期。做好了物质和心理准备，孕期工作会变得容易，孕吐、尿频、水肿等孕期反应也容易承受。

第86天　孕妈妈和宝宝变化

现在进入孕中期了，这是比较安全的时期。宝宝夜以继日地在变化，令孕妈妈难受的早孕反应渐渐消失，很多孕妈妈腹部开始凸显，身体有了更多的变化，散发出浓浓的孕味。

胎儿

身长：10～18cm　体重：40～100克

宝宝变化

运动能力提高

可以辨认性别

开始打嗝了

感觉系统进一步发育

面部表情出现

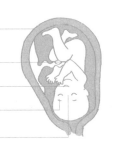

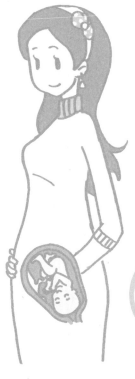

孕妈妈的变化

早孕反应结束
腰背部疼痛
白带增多

四月

子宫大小

与新生儿的头部大小相当，宫高10厘米。子宫进一步增大，孕妈妈下腹部明显隆起。

特别提醒

怀孕时体内雌激素水平较高，盆腔及阴道充血，白带增多是非常自然的现象。日常生活中，孕妈妈要注意保持外阴部的清洁，最好选用纯棉织品内裤，并坚持每天换洗，避免使用刺激性强的皂液。

Tips

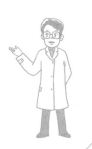

研究人员发现怀孕女性进食的口味会影响羊水的味道，因而妈妈孕期食用的食品，会影响宝宝出生后对那些食品的偏爱。

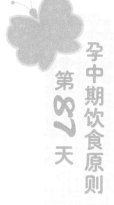

第87天 孕中期饮食原则

孕中期宝宝身体发育迅速，内脏器官不断分化、完善，已形成的器官虽未成熟，但有的已具有一定的功能，此时孕妈妈在热能和营养素方面的需要比怀孕早期要多得多，因此安排孕中期饮食时需要特别注意以下几个方面：

合理增加营养

增加营养素供给

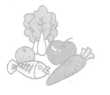

孕中期宝宝生长发育迅速，对各种营养物质的需求大，所以孕妈妈每天应比孕早期更多增加蛋白质、维生素、碳水化合物、矿物质等补充。其中动物蛋白质应占全部蛋白质的一半以上。同时，并适当选食花生仁、核桃、芝麻等含脂肪酸较高的食物，并多吃海水鱼、动物肝脏及蛋黄等富含维生素D的食物。

增加热量供给

孕妈妈怀孕期间体重增加的60%以上在孕中期，除了适当增加米饭、馒头等主食外，孕妈妈要补充鱼、肉、蛋、奶、豆制品、花生、核桃等副食品和小米、玉米、红薯等粗粮，以满足热量需求。

增加钙摄入

孕中期是胎儿骨骼发育的关键时期，对钙、维生素D的需求增加，决定了孕妈妈对钙的需求量增加了40%。孕妈妈应多吃含钙丰富的食物，如奶制品、豆制品、海产品、多叶的绿色蔬菜等，保证每日摄入钙不少于1000毫克。

盐、糖摄取适量

◆ 糖分摄取过多易外阴瘙痒

据研究，糖分摄入量与念珠菌感染联系密切，血糖或尿糖高于正常水平的女性，易患妇科病。孕妈妈孕期阴道分泌物增多，孕中期要注意营养均衡，尤其糖分的摄取要节制。

◆ 过多盐分会导致浮肿和高血压

食物制作时要限制盐量，孕妈妈还要注意的是沙拉酱、酱油、味精等调味料中也含有很多的盐分，饮食添加时要适量。另外，火腿和香肠等高盐分的加工食品，也应避免食用。

合理烹调

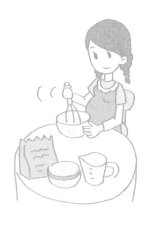

① 避免烹调加工不合理而造成的维生素损失。

② 确保食物新鲜清洁。

③ 鱼、肉类、海鲜要煮熟再食，避免食物中毒。

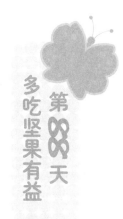

坚果的营养成分很丰富，含有蛋白质、脂肪、碳水化合物，维生素（B、E 等）、微量元素（磷、钙、锌、铁）、膳食纤维等，还含有单、多不饱和脂肪酸，包括亚麻酸、亚油酸等人体的必需脂肪酸。坚果有利于满足孕妈妈孕期营养均衡的需要，特别适合当孕期零食。

坚果

坚果

开心果、杏仁、腰果、榛子、核桃、松子、板栗、白果等。

核桃和芝麻

种子

花生、葵花子、南瓜子、西瓜子等。

吃坚果的好处

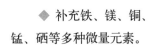

清除对人体产生毒性和损坏作用的自由基。

◆ 补充铁、镁、铜、锰、硒等多种微量元素。

◆ 含有大量的不饱和脂肪酸和优质蛋白质及十几种重要的氨基酸，补脑益智有助于胎儿大脑发育。

吃坚果注意事项

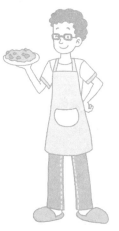

❶ 吃核桃不要剥掉表面的褐色薄皮，以免损失一部分营养。

❷ 每天吃一把葵花子，就能满足人体一天所需的维生素 E。

❸ 贮藏时间太久的坚果不宜再食用。

❹ 胃热孕妈妈要少食南瓜子，否则会感到脘腹胀闷。

❺ 坚果可以直接做零食，也可以打在豆浆里、汤里，或者直接用来炒菜和凉拌菜。如果孕妈妈贫血缺锌需要增加微量元素吸收率的话，坚果打碎吃或者磨成酱吃比较好。

❻ 坚果耐热性都很差，炒菜时要在菜肴快炒熟的时候再加，如果一定要吃炸香的坚果，也一定要严密控制火候，以不明显变色为度。烹调坚果最好的方法是不加盐、不油炸。

❼ 极少数人对坚果有过敏反应，尤其是腰果含有多种过敏原，孕妈妈吃时要小心。

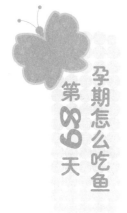

鱼含很多优质蛋白，还含有很多微量元素，孕期吃鱼好处很多。

孕妈妈图吃鱼的好处

◆ 鱼肉营养全面，易于消化。鱼肉不仅含有钙、铁、锌、碘和磷等微量元素，还含有维生素A、B、C、D等丰富的维生素。每周都吃鱼的话，宝宝出生后患湿疹的几率会下降3成。

◆ 鱼肉蛋白质含量丰富，每500克鱼中所含蛋白质的含量相当于600克鸡蛋或850克猪肉中的蛋白质。

◆ 吃鱼对眼睛有益。鱼肉含有大量的维生素A，维生素A可以维持眼睛表面结膜与角膜的健康。

◆ 鱼所含的DHA，在人体内主要是存在脑部、视网膜和神经中。吃鱼可促进宝宝视网膜发育，亦对脑发育及智能发展有极大的帮助，是神经系统成长不可或缺的养分。

吃鱼的禁忌

❶ 过度油煎炸焦了的鱼不要吃。因为煎焦的鱼会产生较多危害物质，而且鱼肉中的蛋白质也会被破坏。

❷ 吃鱼要吃新鲜而无污染的鱼，咸鱼最好别吃。

❸ 含汞量高的鱼类不能吃，如鲨鱼、箭鱼、鲭鱼、方头鱼。

❹ 鱼未煮熟可能会导致寄生虫感染，未熟的鱼，还有生鱼片孕妈妈尽量别吃。

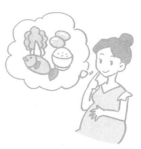

❺ 鱼类可能有重金属污染，做鱼时，尽量搭配新鲜的蔬菜、水果，如西兰花、番茄、香菇、苹果等，可以促进重金属排出。

❻ 吃鱼前后喝茶，不利于营养成分的消化吸收。

❼ 最好在杀死鱼数小时后再烹饪，因为放置一段时间后，鱼身上的剩余毒素挥发了，肉也变得味美鲜香，此时烹饪，味道最好。

特别提醒

鲤鱼、鲫鱼有益气健脾、利水消肿、清热解毒的功能，对各种水肿、浮肿、腹胀、少尿、皆有益。鲤鱼还对孕妇胎动不安有很好的食疗效果。

第90天 补充微量元素的食物

微量元素，虽然人体需要很少，却是酶、激素、维生素、核酸的组成部分，在生命的代谢中有不可忽视的作用，是孕期宝宝生长发育不可缺少的营养元素。食物中含有丰富的微量元素，如果注意合理饮食，孕期所需微量元素一般都能够满足。

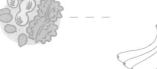

食物微量元素表

微量元素	食物
铁	蛋黄、猪肝、海带、木耳、菠菜、紫菜、芹菜、黄豆、绿豆、茄子、西红柿、甘蔗、冬瓜、苹果（苹果食品）等
铜	动物肝脏、肾、鱼、虾、蛤蜊中含量较高，果汁、红糖中也有一定含量
锌	鱼类、肉类、动物肝肾、豆类和小麦中含量较高
氟	小麦、黑麦粉、水果（水果食品）、茶叶、肉、青菜、西红柿、土豆、鲤鱼、牛肉等
硒	青鱼、沙丁鱼、肾脏、肝脏、肉类、蛋类、芝麻、麦芽、大蒜、啤酒、酵母等
碘	海带、紫菜、海鱼、海盐等中含量丰富
钴	绿色蔬菜
镁	鸡肉、香蕉、芹菜、豆制品等
锰	坚果、小米、扁豆、大豆、萝卜缨、大白菜
钙	奶类、豆制品、坚果类

特别提醒：防止孕期微量元素缺乏要膳食多样化。

职场孕妈妈们经验谈

职场孕妈妈要面对怀孕后身体、心理的变化，又要承担工作的压力，实在不容易。我们来听听别的职场孕妈妈如何应对孕期工作问题，让自己顺利度过孕期的。

工作中如何让自己感觉更舒适？

1. 多休息。站久之后抬抬腿，坐久之后起来走动走动，适当扩扩胸。

2. 穿专为孕妇准备的舒适的鞋和宽松的衣服。

3. 工作期间补充点水果或有营养的小零食。

4. 接受并感谢同事的帮助。

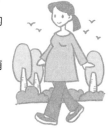

工作时如何应付怀孕反应？

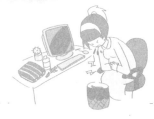

除在办公室准备好毛巾、漱口液外，小零食不可少。空腹时早孕反应会加重，这时小零食可派上大用，平时恶心时吃点小零食也可以缓解。恶心或是频频地呕吐时注意休息。

向刚做了妈妈的同事请教

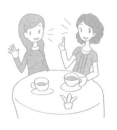

和已经做妈妈同事聊天，会得到很多有用的信息和帮助。像公司产假、生产费用报销规定啦，还有孕期和分娩的经验什么的。

接受同事们的帮助

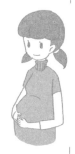

怀孕时同事们很照顾我，给了我很多帮助，我觉得自己很幸运。

穿着舒适得体的孕妇职业装会感觉更好

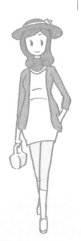

怀孕后，还得去拜见客户，选择孕妇职业服装不会显得身材很臃肿，还很方便舒适，让我保持自信心。

上下班路上避开交通高峰时间

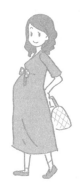

如果不能晚到早走，就只好早到晚走，以避开上班的高峰人群。

第 **92** 天　职场孕妈妈要避开的有害因素

孕期坚持工作的孕妈妈生理、心理都会有好多挑战，其中就包括要避开办公环境中的不利因素，确保孕期的安全顺利和宝宝的健康成长。

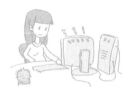

电脑

随着科技的发展，电脑已成为工作中不可缺少的工具。职场孕妈妈既要工作，又希望生个聪明健康的宝宝。而有关电脑电磁辐射的大小及影响的论断，各执一词，甚至自相矛盾，各种报道分析让孕妈妈不知道该相信什么。

专家建议：电脑有辐射，使用有限制

1. 孕早期是宝宝细胞分裂的关键期，建议孕早期尽量少接触电脑；

2. 3个月后，宝宝的细胞分裂基本完成，这时适量运用电脑工作，影响不大；

3. 电脑键盘细菌特别多，使用电脑后要清洁双手，尤其吃饭之前。

电话

公用电话是最容易传播疾病的用品。职场孕妈妈尽量使用自己的手机，或者公用电话使用前用酒精擦拭听筒和拨号键盘。

复印机

复印机

复印机会产生静电，在空气中放出臭氧，使人头痛和晕眩，工作可以请同事帮忙，尽量减少与复印机接触。

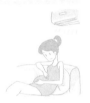

空调

空调使室内空气流通不畅，职场孕妈妈如果需要经常在空调环境中工作，隔两三个小时最好到室外呼吸几口新鲜空气。

二手烟

二手烟是吸烟的人所呼出的气体和香烟本身燃烧时的烟雾，二手烟对人体健康伤害很大。

不得不面对二手烟环境的职场孕妈妈，怎么办？

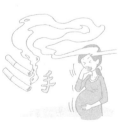

1. 委婉建议

发一封电子邮件，一方面感谢大家怀孕期间给予的照顾，另一方面，表达生健康宝宝的心情，请同事理解体谅，保持无烟环境。

2. 请上司协调调离二手烟的环境

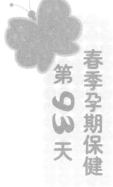

第93天

春季孕期保健

春天，气温宜人万物萌发，处处花开，是一年中赏花的好季节，为了宝宝的健康发育孕妈妈要根据春季的季节特点做好孕期保健。

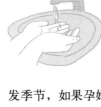

警惕病毒感染

春天是万物生长的季节，也是病毒高发季节，如果孕妈妈感染病毒，对宝宝危害很大，所以日常生活中孕妈妈要做好个人卫生，勤洗手，避免不洁饮食，不到人多拥挤的地方以减少病毒感染的机会。

注意保暖

春季是乍暖还寒的时令，温度起伏大，因此孕妈妈要特别注意保暖，春捂秋冻，防范感冒。

早睡早起防春困

早睡早起精神好，还有助于提高夜间睡眠质量。有条件的孕妈妈应该午睡。

谨防过敏

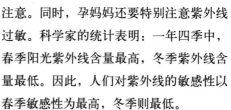

春暖花开，空气中花粉含量高，敏感体质的孕妈妈容易花粉过敏要特别注意。同时，孕妈妈还要特别注意紫外线过敏。科学家的统计表明：一年四季中，春季阳光紫外线含量最高，冬季紫外线含量最低。因此，人们对紫外线的敏感性以春季敏感性为最高，冬季则最低。

饮食宜清淡，养肝为先

春季，人体阳气顺应自然，向上向外疏发，肝气最旺，而肝气旺会影响脾，而且春季气候易干燥，所以饮食上应减酸增甘，健脾壮阳，并应注意补充水分，不能过度食用干燥、辛辣的食物，可食用香蕉、雪梨、百合、蜂蜜、冰糖等养阴润燥的食物。

情绪调节

春季气候多变，容易干扰人体固有的生理功能，导致心理混乱。孕妈妈要注意调节情志保持心情舒畅，乐观豁达。

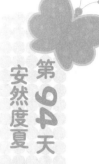

怀孕后由于新陈代谢的原因，孕妈妈会比较怕热，炎炎夏日对很多孕妈妈都是考验，特别是在一些气候炎热潮湿的地区。

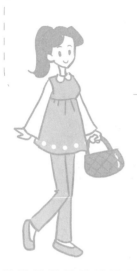

衣

宜：简洁宽松，面料轻薄柔软，天然材料质地，便于脱穿。内衣尤其要选择柔软，吸湿性强的。

勤洗澡，勤换衣，特别是内衣常换洗，保持身体清爽。

不宜：过紧，透气性差化纤织物，以免影响皮肤散热，引起皮肤搔痒。

食

夏季饮食关键：营养卫生，防止食品污染。

饮食建议

❶ 要少吃辛辣食物，多吃清淡、易消化和富含维生素的水果蔬菜。

❷ 平时可以多饮温开水、绿豆汤、酸梅汤等清凉解暑。冷饮、冰糕类少吃。

❸ 炎热的天气中，要比平时补充更多的水分以防脱水。

住

居所要保持良好通风，室温最好维持在25℃～30℃之间。

不可过度贪凉，不要在冷气较足的房间呆得过久，或直接对着电风扇吹，应避开风扇和空调的出风口。

空调房间最好间隔一定时间关机开窗，让居室空气流通。

晚上睡觉的时候，千万不能整夜地开着空调或对着电风扇吹，以免着凉感冒。

行

孕妈妈的生理负荷大，机体代谢产热增多，所以酷热天气里外出，孕妈妈一定要注意防范中暑。

◆ 要避免阳光直射，尽量避开中午最热的时段，并做好防晒措施。

◆ 注意随身携带温水及手机。一旦不慎出现中暑先兆，要立即移到阴凉、通风处，松开衣物，多喝水，同时积极寻求他人帮助。

◆ 午间最好休息，工作时也要注意不要太劳累。

◆ 要注意防蚊虫，尽量不去草丛多的地方，或者去时穿长袖长裤。

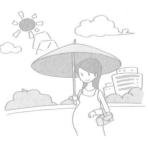

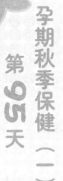

孕期秋季保健（一）

第95天

随着秋季的来临，天气转凉，早晚气温低，昼夜温差大，怀孕会遇到与其他季节不同的问题，比如：秋燥，孕妈妈应根据秋季的气候特点来保健，以安心快乐地度过秋季孕期。

防秋燥

进入秋季后，人的皮肤变得紧绷绷，甚至起皮脱屑，口鼻干燥，咽喉肿痛，大便干结。这些随秋天而来的身体反应称为秋燥，孕妈妈要注意防秋燥。

多吃瓜果

秋季有很多新鲜瓜果大量上市，瓜果富含人体所需的多种营养物质，具有滋阴养肺、润燥生津之功效，吃当令瓜果如石榴、葡萄、大枣、荸荠等能有效缓解秋燥症状。但需要注意的是，新鲜瓜果含糖量较高，食用时要适量，吃多了有患上妊娠糖尿病的风险。

多喝开水及时增衣

多喝水能养阴润燥，可用果汁、豆浆、牛奶等调剂喝水的单一。立秋后，昼夜温差大，不宜穿太多，凉了要及时添衣。

少吃辛辣煎炸热性食物，多食新鲜蔬菜

韭菜、大蒜、葱、姜、八角、茴香等辛辣食物、调味品，和油炸食品如炸鸡腿，吃多了会助燥伤阴，加重秋燥，要少吃。而新鲜蔬菜含有大量的水分，能补充人体的津液，宜多吃。另外，还可多吃些蜂蜜、百合、莲子、芝麻、木耳等以养血润燥，提高抗秋燥、抗病能力。

应季粥清心润燥安神

梨子粥：梨子1～2只，洗净后连皮带核切碎，加水适量及粳米100克煮粥，有润燥作用。

栗子粥：栗子50克、粳米100克加水适量煮粥。有养胃健脾、补肾强筋的作用。

芝麻粥：粳米100克加水适量熬粥，熟后，加炒熟芝麻50克拌匀。

胡萝卜粥：油炒胡萝卜碎，加粳米100克和水煮粥。因胡萝卜中含有胡萝卜素，人体摄入后可转化为维生素A，适于皮肤、口唇干燥者食用。

菊花粥：用泡菊花的水煮粥。具有散风热、清肝火、明目等功效。

重视心情调适

秋季燥热，人易肝火旺，防秋燥就要重视精神调养，心态平和能生津润燥。

秋天饮食禁忌

◆ 不宜吃大闸蟹和甲鱼：秋季大闸蟹膏肥味美、甲鱼鲜嫩可口，让人馋涎欲滴，但孕妇最好别吃。

◆ 葡萄不可多吃：葡萄中含有较多的葡萄糖，过量的摄入容易引起妊娠期糖尿病或胎儿生长过大。

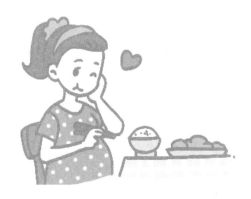

秋季"三防"

对孕妈妈来说，秋天是比较舒服的季节。不过，要想做个健康的孕妈妈，一定得做好"三防"——防腹泻、防便秘、防呼吸道疾病。

防腹泻

秋天正是天气逐渐转凉的时候，经过夏季的炎热，孕妈妈抵抗力相对比较差，如果不注意食品卫生的就容易腹泻。所以孕妈妈一定要做好个人卫生，饭前便后洗手，避免不洁饮食。睡觉时注意盖好腹部，以防受凉。

防便秘

秋天气候干燥，加上孕后身体变化，孕妈妈容易便秘。预防便秘孕妈妈要注意均衡饮食，肉类要适量，适当增加新鲜水果和蔬菜的比例。另外，要多喝水，养成定时排便的习惯。

防呼吸道疾病

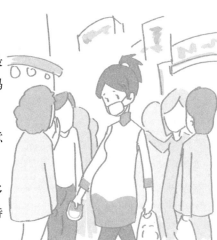

感冒是秋天孕妈妈最容易患的疾病之一。孕妈妈一定要：

及时增减衣服，注意保暖。

尽量避免或少去人多拥挤的地方，居室要保持空气流通。

多吃富含维生素C的食物，多活动以提高抵抗力。

如不慎感冒，孕妈妈用药应当谨慎，原则上是能不用就不用，千万不要滥用抗生素；即便服用中药，最好也要接受医生指导，不要自己买药服用。

冬季草木凋零，气候干燥寒冷，此时，孕妈妈要注意防寒保暖，谨防抵抗力下降染上各种疾病，影响自身的健康与腹中宝宝生长发育。

冬季保健要点

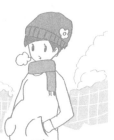

保暖防寒

寒冷会刺激血管收缩，可能影响身体供血。冬季严寒天气孕妈妈最好减少外出，外出时应注意做好保暖措施，及时添加衣服，防止受凉感冒影响胎儿生长发育。当然，保暖也要适当，在有暖气或者空调的地方，要适量减少衣服，防止身体冷热不适应而感冒。

防室内空气污染

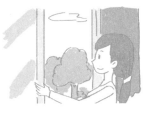

冬季气候寒冷，人们大部分时间待在有暖气或炉子的屋子里。如果门窗紧闭，不及时换气，会使室内空气污浊。所以冬季孕妈妈要注意室内空气质量，预防一氧化碳中毒。阳光比较好、白天温度相对较高的时候，开窗通风半个小时左右，是简单有效净化室内空气的方法。

防病毒感染

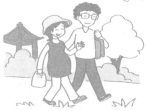

冬季人们经常待在密闭空间中，各种传染性疾病容易流行与高发，孕妈妈要避免去人群集中的公共场所。中午天气暖和时孕妈妈可到户外呼吸新鲜空气，做一些适宜的活动。

特别提醒：冬季宜多晒太阳

冬天穿得多，光照少，可能会影响钙质的吸收。所以阳光温暖时，孕妈妈要到户外多晒太阳。阳光中的紫外线能帮助人体内钙质的吸收，又有杀菌消毒的作用。

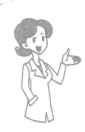

Tips

1.衣物以保暖舒适为主，不宜多、紧，避免出汗或腿脚受寒。

2.怀孕后阴血偏虚、阳气相对偏盛，冬季进补时 "宜凉忌热"，热量较大的食物如羊肉、红枣等要适量，以免上火。

音乐是一门艺术，能给人们提供精神上的享受。科学研究表明，人们聆听优美、轻松、愉快的音乐，能安抚情绪，使心情舒畅，精神放松。孕妈妈孕期多听音乐非常有益，不仅使自己保持平衡稳定向上的情绪状态，进而增强免疫力，而且也是胎教的重要组成部分。

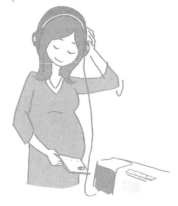

孕期听音乐的乐曲选择标准

◆ 低音厚实深沉，内容丰富；中、高音的音色要有透明感，仿佛雨过天晴的彩虹，具有明亮心情的感染力。

◆ 音乐中的三要素：响度、音频、音色要和谐。

曲目推荐

萨替：《第一号琴诺佩第》此曲速度和缓，以单纯的旋律反复多次，能够缓和情绪，音量适中，具有朦胧美，相当适合作为胎教音乐。

舒曼：《梦幻曲》此曲是《儿时情景》中的第七首，曲风温馨感人，犹如回到母亲的怀抱。

李斯特：《爱之梦》此曲具有美丽爱情般的梦幻感觉，在情绪、速度各方面都相当适合孕妈妈。

贝多芬：《月光奏鸣曲》（第一乐章）这个乐章犹如水波荡漾，蕴含着幻想的气息，宁静的感觉。

孕期听音乐的禁忌

❶ 节奏太快，音量太大；

❷ 音域过高；

❸ 有突然的巨响；

❹ 持续过长；

❺ 曲目情绪低落抑郁、声调不和谐、嘈杂。

勃拉姆斯：《摇篮曲》

由大提琴改编的版本避免了女高音刺激的高音域，改以柔和的中低音域表现，能够缓和情绪，非常适合孕妈妈聆听。

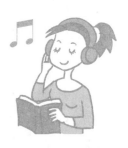

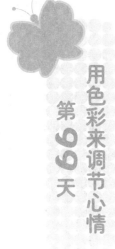

第99天

用色彩来调节心情

怀孕之后，很多孕妈妈对色彩的反应极为敏感，会偏爱柔和、娇嫩、能联想到宝宝的颜色，而原来喜欢的一些偏深的颜色，可能会不太喜欢了。心理学家研究发现颜色与人的心理健康有关系，颜色会影响人的情绪、心理。孕妈妈可试试用色彩来调节心情，愉快地度过孕期。

色彩对人有影响

影响人的感觉

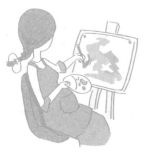

不同的色彩带给人不同的感受，比如：冬天选用暖色装饰室内墙壁、地板、家具、窗帘等会让人有温暖的感觉。而夏天，采用冷色装饰居室，则让人感觉凉爽。

影响人的情绪

一般情况下，红色使人情绪热烈、热情、快乐；黄色明亮，使人兴高采烈，充满喜悦之情；绿色温和，使人安定、平和；蓝色使人安静、凉爽、舒适。

Tips

1.用喜欢的颜色来布置孕期居室环境。把自己喜好的颜色运用到家居生活中，美化生活，可以调节孕期心情，使孕妈妈保持稳定的情绪状态。

2.大自然的色彩，是任何丹青都无法比拟的，花的斑斓、草的青绿、天空的蔚蓝，大自然丰富的颜色会使孕妈妈的心情愉悦放松。

适合孕期的颜色

淡绿、淡蓝、淡紫色等可减轻孕期不适

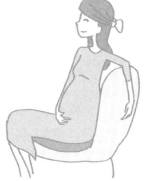

每一颜色有每一颜色的美丽，但长期观察发现，相比高饱和度的鲜艳红色、黄色，淡柠檬黄、淡粉和冷色系中的淡绿、淡蓝，会使孕妈妈感到安详、静谧，有助于孕妈妈放松心情，缓解生理性疼痛和妊娠反应。

粉红色能放松和安抚孕期情绪

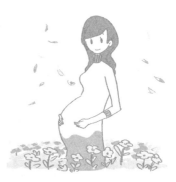

粉红色象征健康，粉红色的环境中人的心率和血压会有下降的趋势，更容易安静。孕妈妈可以在家居设计、衣着搭配、环境布置上适当的选择粉红色。

第100天 孕中期是最适合运动的时期

怀孕中期，胎盘已经形成，不太容易造成流产。同时，这个时期宝宝还小，孕妈妈的身体也不特别大，是最适合运动的时期。对没有流产史、身体健康的孕妈妈来说，只要觉得准备好了就可以开始进行一些轻柔的增强身体力量和提高肌肉柔韧性、张力的锻炼。

有益的孕中期运动

◆ 有助于孕妈妈保持良好的心理状态

◆ 有利于孕中期体重控制

◆ 促进新陈代谢，有利于营养的消化、吸收。

◆ 增进身体协调，帮助身体适应腹部膨大及重心的转移。

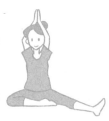

孕中期可以增加早晚散步的强度

散步是一种可以贯穿整个孕期的运动，每天保证15～20分钟的散步时间，对孕妈妈和宝宝都有好处。孕中期可以在此基础上，适当增加运动量。

散步注意事项

❶ 散步时衣服穿着应便于行动，鞋跟不要太高，最好是软底的运动鞋。

❷ 最好能在空气比较清新，能照到阳光的环境中散步，比如在花园或树林。阳光下散步，可以借助紫外线杀菌，还能促进维生素D转化，利于钙、磷的吸收。不过阳光下有注意防晒。

❸ 注意天气，夏天防暑，冬天防寒。大雾或雨天、雪天时就不要再去散步了。

◆ 增加散步频率和时间，达到每天每次30～40分钟，适当增加些爬坡运动。

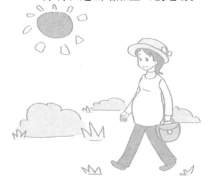

❹ 认真考虑好路线，避开车多、人多和台阶、坡度陡的地方。散步时要留心周围的车辆、行人以及玩耍的儿童，不要被撞倒。

❺ 散步途中感到有些不舒服时，应当找一个安全、干净的地方稍事休息一下。在散步的过程中还可同时活动一下四肢，进行多方面的锻炼。

第 **101** 天　孕期动作姿势要当心

怀孕 3 个月后孕妈妈的腹部逐渐隆起，身体重心异于之前，要学习调整生活中的动作，避免摔倒或不当用力影响到腹中的宝宝。

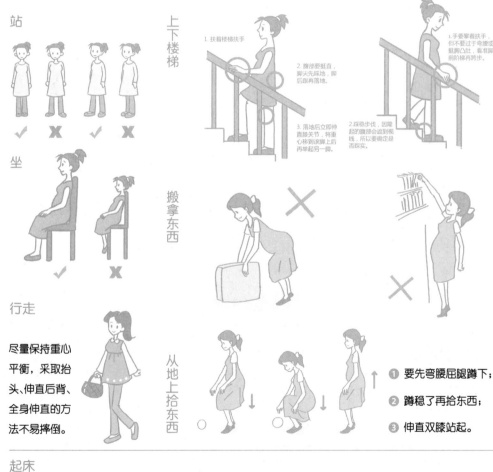

站

上下楼梯

1. 扶着楼梯扶手

2. 腹部要挺直，脚尖先踩地，脚后跟再落地。

3. 落地后立即伸直膝关节，将重心移到该脚上后再举起另一脚。

1. 手要攀着扶手，但不要过于弯腰或挺胸凸肚，看准脚前阶梯再跨步。

2. 踩稳步伐，因隆起的腹部会遮住视线，所以要确定是否踏实。

坐

搬拿东西

行走

尽量保持重心平衡，采取抬头、伸直后背、全身伸直的方法不易摔倒。

从地上拾东西

❶ 要先弯腰屈腿蹲下；

❷ 蹲稳了再拾东西；

❸ 伸直双膝站起。

起床

起床时，要先变成侧卧位，然后转成半坐位，最后再起来。尽量不要用腹肌的力量从仰卧的姿势直接起身。

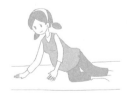
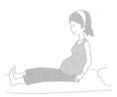
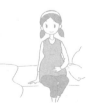

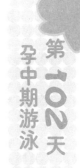
游泳是孕中期一项非常好的锻炼方式，孕中期游泳有利于孕期心理健康，有利于宝宝的神经系统发育。有资料显示，经常游泳的孕妈妈，顺产的概率相对较高。

游泳有益孕期健康

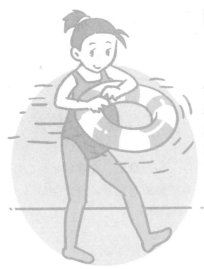

◆ 增加心肺功能。游泳是一种非常好的有氧运动，能改善孕妈妈的心肺功能，促进血液流通，增强体力和提高身体的耐力和柔韧性，有助于正常分娩。

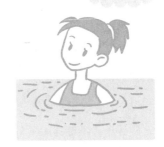

◆ 减轻关节的负担。相对于其他运动来说，游泳时，水的浮力可以支持孕妈妈的体重，游泳时肌肉更放松，由于怀孕而加大的关节负担可以得到减轻。

◆ 游泳是一种全身运动。游泳让全身肌肉都参加运动，能促进血液流通，让宝宝更好地发育。

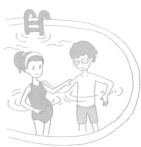

Tips

1．动作要轻且缓慢，泳姿选择上，蛙泳相对简单，比较适合孕妈妈。游泳时间不宜过长，水不能过冷，否则会造成肌肉痉挛。

2．游泳要选择卫生条件好、水质干净合格、人少的游泳池。

3．下水前先做一下热身，下水时戴上泳镜，还要防止别人踢到腹部。

4．孕妈妈要根据自己的体能安排游泳时间，定期进行，每次不要游太久。通常每周1~2次。

专家提醒

怀孕未满4个月及超过8个月的孕妈妈不应该再游泳。此外，有流产及阴道出血、腹部疼痛，或患有妊娠疾病的孕妈妈，都不适合游泳。

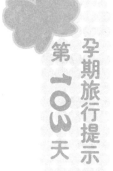

第103天 孕期旅行提示

 衣

以穿脱方便的保暖衣物为主，还可以带上帽子、外套、围巾等，以预防感冒。

若所去地区天气炎热，帽子、防晒油不可少。

平底鞋、托腹带、弹性强的袜子可帮助减轻疲劳带来的不适。

多带一些纸内裤可以应急。

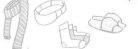

袜子，不能穿太紧的，而要穿舒适宽松的棉袜。因长时间坐飞机会加重循环系统的负担，导致孕期静脉曲张和血栓症。

鞋子，最好是穿着舒适，能减轻旅行疲劳的布鞋、旅游鞋或休闲鞋，到宾馆后赶快换拖鞋，放松腿脚。

 住

避免前往海岛、交通不便或蚊蝇多、卫生差的地方。

传染病流行区更不合适孕妈妈前往了。

行

选择舒适的交通工具，不宜乘坐颠簸较大、时间较长的长途汽车、摩托车或快艇，如果可能，尽量坐火车或飞机。

乘坐私家车长途旅行，最好一两个小时停车一次，下车步行几分钟，活动活动四肢，这样有助于促进血液循环。

坐车、搭飞机一定要系好安全带，而且要在落坐前找好洗手间的位置，因为孕妈妈尿频。

登山、走路注意不要太费体力，一切宜量力而为。

 食

吃饭时尽量保持营养均衡，满足营养需求。

不要大幅度地改变饮食习惯与结构。

不吃生冷、不干净或没吃过的食物，以免消化不良、腹泻。

奶制品、海鲜等食物容易变质，若不能确定是否新鲜，最好不要吃。

多喝开水，多吃水果。如果是去比较偏远的地区，对那里的水质又不太放心，最好喝瓶装水。

到了孕中期（4～7个月），孕妈妈通常只需要每月去医院进行一次产前检查。检查包括常规检查和特殊检查。常规检查是每次检查都必须做的，特殊检查主要针对一些特殊的状况或并发症，例如唐氏综合征筛查或者羊膜穿刺术等。

常规检查

有无水肿

血压

体重

听胎心

测量宫高、腹围，检查胎位

羊膜穿刺术

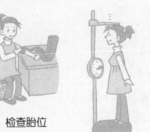

◆ 进行时间：14～20周

一般进行羊膜穿刺的最佳时间是14～20周，若小于14周进行羊膜穿刺术，羊水较少会风险较大；而若是超过20周，等检验报告出来时，胎儿已经太大，要终止妊娠风险较大。

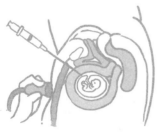

◆ 检测适用对象

一般建议进行羊膜穿刺术者为年龄35岁以上的高龄产妇；曾孕育染色体异常胎儿的孕妇；夫妻其一有染色体异常；过去曾经流产的孕妇；唐氏筛查高风险的孕妇。

◆ 实施方式及目的

羊膜穿刺术是在B超的导引下，将一根细长针穿过孕妇肚皮，经过子宫壁，进入羊水腔，抽取羊水进行分析检验。通过对羊水中的胎儿细胞检验分析，确认胎儿的染色体细胞组成是否有问题。

◆ 检测局限

羊膜穿刺能检验出唐氏综合征和一些基因疾病，如乙型（β型）海洋性贫血、血友病等。但无法检出非染色体引起的疾病，如先天性心脏病、智力障碍或唇腭裂。而且抽取出来的细胞必须经过培养，使其分裂到足够的数量才能进行检验分析，因此羊膜穿刺的检验报告结果要大约2周后才可获取。

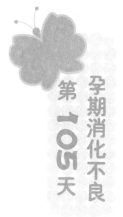

第
105
天
孕
期
消
化
不
良

进入孕中期后很多孕妈妈会感觉自己的肠胃功能好像变差了，吃了东西不能消化，而且还常常泛酸、烧心，非常不舒服。

孕中期消化不良的原因

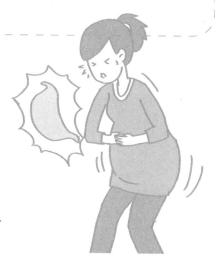

◆ 子宫增大，会挤压内脏。随着孕期增加，宝宝逐渐长大，子宫体积膨胀会压迫到肠胃，因而孕妈妈肠胃道消化功能比正常情况下减缓了2倍。

◆ 孕激素使胃瓣膜松弛。食物更易于从胃里返流到食道，因而出现烧心症状和消化不良。

减轻消化问题的办法

——老婆，多咀嚼一会儿，别着急咽下去

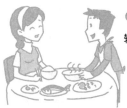

❶ 要细嚼慢咽，能减轻肠胃负担，有助消化。

❷ 少量多餐比一餐对减轻肠胃负担有帮助。

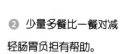

❸ 避免食用辛辣、油腻食物和加重烧心的食物，如碳酸饮料（苏打水）、豆类、大红肠、柑橘等。

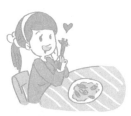

❹ 避免进餐时大量喝水。另外，对许多孕妈妈来说，餐前少量吃些酸奶有助于减轻烧心。

❺ 出现烧心时，孕妈妈不要躺着，可以站立或从床上坐起来，通过改变身体姿势借助重力帮助消化系统运动。

❻ 饭后或消化不良时可以顺时针方向轻轻按摩胃部。

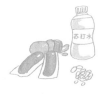

特别提醒

如果孕妈妈消化问题严重，烧心感长期存在，需要请医生检查，在医生指导下服用一些安全药物。

孕期肾上腺功能和甲状腺机能相对亢进，新陈代谢加快，孕妈妈毛细血管扩张。如果生活中不注意，孕妈妈皮肤的免疫力就会下降，使面部皮肤出现干痒、起疹、脱皮、起红斑等皮肤过敏现象，而孕期一些抗过敏的药又不能使用，孕妈妈会非常难受。

避开过敏原

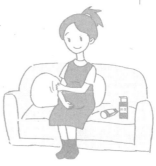

◆ 日常生活环境中，会形成皮肤过敏的致敏原物质很多：花粉、灰尘、化妆品、紫外线；还有食物，如海鲜、芒果、果仁类食物都会引起过敏。要预防和减轻脸部皮肤过敏，就要避免接触导致过敏的物质。

经常清洁生活用品

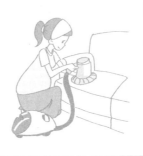

◆ 空调使用前必须作深度清洁；

◆ 室内定期开窗通风；

◆ 家中物品如室内的沙发、床垫、枕垫、窗帘、毛绒玩具等，应及时清洗及除尘等，以有效防止螨过敏。

皮肤保湿

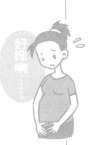

好痒啊……

◆ 保湿可保持皮肤的滋润，能防止皮肤干燥、脱屑，能预防和减轻皮肤过敏。

保持良好的生活习惯

❶ 睡眠具美容功效，每天 8 小时的充分睡眠，是任何护肤品都不能代替的。

❷ 全面均衡适量营养。饮食均衡，多食含丰富维生素 C、维生素 B 新鲜的水果、蔬菜，能改善皮肤状况，利于皮肤的健美。

❸ 劳逸结合，注意休息。过度疲劳，抵抗力下降是皮肤过敏的原因之一。

❹ 经常锻炼运动能增进血液循环，增强皮肤抵抗力。

放松心情

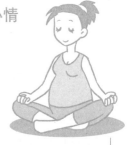

◆ 美国研究人员发现，如果长期处在压力环境之下，有可能会出现强烈的过敏反应。因此放松身心，做做按摩或是冥想等，减轻自身的压力和焦虑，有利于缓解过敏症状。

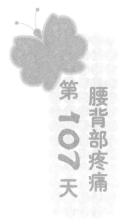

第107天 腰背部疼痛

约有80%的孕妈妈怀孕后有腰背疼痛的经历，有的孕妈妈甚至因为腰背疼痛而影响了日常的生活。为什么会这样呢？有什么办法可以缓解呢？

孕期腰背痛的原因

在雌激素和孕激素的作用下，孕妈妈的关节韧带变松弛，子宫增大向前突起，对孕妈妈背部的韧带和肌肉形成比较大的牵拉作用，再加上乳腺组织重量增加，也会加大脊柱的生理弯曲，因而引起背痛。

防止、缓解孕期腰背痛的建议

❶ 坚持适宜的运动。从孕早期开始孕妈妈做适当运动，如散步、适宜的伸展运动等，可增强肌肉与韧带张力和耐受力，加强腰背部的柔韧度。

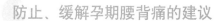

❷ 注意保暖，避免腰背部受凉。

❸ 不管是坐、站立、走路或者锻炼时，都要保持良好的姿势。

❹ 避免提重物。取物时，避免腰部弯曲用力，弯曲腿部，靠腿部力量，支撑身体取物，过重物品请家人帮忙。

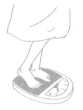

❺ 控制体重，避免过度增长，身体过重会增加脊柱及腰脊肌的负荷。

❻ 按摩，侧躺在床上，请老公轻柔按摩疼痛部位，缓解疼痛。

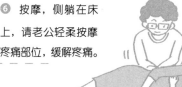

改变一些生活细节预防腰背痛

◆ 睡硬床垫。

◆ 使用长柄的拖把或扫帚。

◆ 穿轻便的运动鞋或者有结实鞋带的宽跟及稍微高跟的鞋子。

◆ 长时间坐在办公桌前，可以在后背与椅子之间塞一个结实的垫子，用另一个椅子或盒子抬高足部。

◆ 睡觉时侧卧，单腿或双腿弯曲。在下腹部放一个枕头支撑膨大的肚子，有助于缓解背部疼痛。

特别提醒

如果右侧腰部痛得比较厉害的话，要去医院，看看是否有慢性的肾盂肾炎和泌尿系统的感染。

有的孕妈妈产检中发现血糖较高，就很恐惧自己得了妊娠糖尿病，以至于影响了怀孕的好心情。其实生活中很多事如果多一些了解，我们会发现我们的担心是多余的。妊娠糖尿病的影响虽然很大，但只要我们做好监控，还是可以控制的。现在我们就来了解了解妊娠糖尿病。

妊娠期间的糖尿病的两种情况

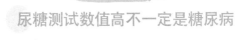

◆ 妊娠前已有糖尿病的孕妈妈妊娠，称为糖尿病合并妊娠。

◆ 妊娠后首次发现或发病的糖尿病，又称为妊娠期糖尿病。

妊娠糖尿病的表现

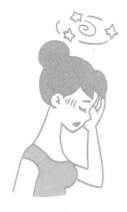

① 孕妈妈三多一少，即多饮、多食、多尿，体重不增或增加数与孕周不相符合。

② 孕妈妈虽然没有三多一少的典型表现，但感到特别乏力、劳累、皮肤瘙痒，有的孕妈妈还可能患上霉菌性阴道炎。这是因为孕妈妈血液中的糖分含量高，阴道及外阴部位利于霉菌生长繁殖。

尿糖测试数值高不一定是糖尿病

孕晚期由于肾脏中的肾糖阈降低，会使检测时的尿糖数值偏高。要判断是否是妊娠糖尿病还应该去做糖耐量的进一步检测，如果糖耐量正常，而尿中又没有出现酮体，则不是妊娠糖尿病。

得了妊娠糖尿病怎么办?

1. 严格按医生建议控制饮食，75%～80%妊娠糖尿病孕妈妈仅需要控制饮食量与种类，即能维持血糖在正常范围。

2. 增加运动。运动对糖尿病的控制十分有益。

3. 需要药物控制，要严格配合医生。

4. 相信目前的医疗技术，保持心情舒畅。情绪对疾病的影响很大，孕妈妈重视病情影响，但不必无谓的过度担心。

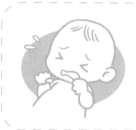

孕育宝宝的过程是喜悦的，也是变化不断的，其中充满了风险和惊喜。但有一种状况是每个孕妈妈都不希望遇上的，那就是胎停育。

胎停育

胎停育又称稽留流产，指胚胎发育到一个阶段，但已停止发育乃至死亡。胎停育，孕妈妈外在会表现为孕吐、乳房胀痛等早孕反应消失，子宫不再增大或较停经周数小。若是妊娠中期发生胎停育，则孕妈妈胎动、胎心消失，还可能有腹痛、阴道出血的症状。

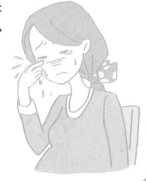

胎停育原因

◆ 内分泌失调　　◆ 染色体的问题

◆ 免疫因素　　　◆ 生殖道感染

◆ 子宫异常　　　◆ 环境因素

避免再孕胎停育措施

中医

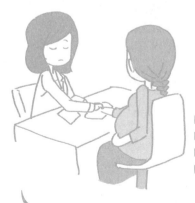

❶ 有过胎停育的孕妈妈在末次流产后避孕半年至一年，期间可以看中医调治体质，通过中药固先天之肾，补后天之脾，使气血畅旺，肾气充实。

❷ 肾虚的人非常容易胎停育，可吃以下食物：山药、韭菜、枸杞、乌鸡、大骨汤、豆制品、绿叶蔬菜，增强肾功能。

特别提醒

胎停育后再怀孕，最好能在发现自己怀孕后50天左右就到医院进行检查，确认怀孕的天数以及胚胎是否发育正常。

孕期可能遇到的风险很多，葡萄胎是其中一种令人难受的孕期问题，那么什么是葡萄胎？葡萄胎的症状有哪些？葡萄胎的原因是什么？葡萄胎的影响如何？一起来了解吧。

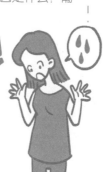

葡萄胎

葡萄胎是受孕时受精卵分裂异常，胎盘绒毛上的滋养细胞不正常地分裂和增殖，子宫内没有正常发育的胎儿，而是一堆样子像葡萄的水泡。

发生原因

葡萄胎的发病原因比较复杂，目前医学界还在探索中。一般认为可能与营养不良（特别是叶酸缺乏）、病毒感染、遗传和免疫机能障碍等因素有关。20 岁以下和40 岁以上孕妈妈以及有 2 次以上连续自然流产的孕妈妈发生葡萄胎的风险高，从地区看亚洲国家发生率较高。

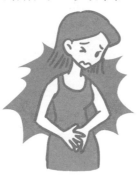

一般症状

◆ 闭经

◆ 闭经的 2 ~ 3 个月后，阴道开始流血

◆ 子宫增大　　　◆ 腹痛

◆ B 超监测无胎儿　◆ 咯血

◆ 卵巢黄素化囊肿　◆ 贫血和感染

◆ 妊娠中毒症状如严重呕吐，高血压、浮肿及蛋白尿等。

葡萄胎治疗及影响

葡萄胎治疗方法有很多，治疗方法因人而异，其中刮宫术或吸刮术去除异常组织比较常见。很多患了葡萄胎的孕妈妈经过治疗，也都能生下健康的宝宝，所以早诊断早治疗对降低再次怀上葡萄胎意义重大。

特别提醒：葡萄胎患者 2 年后再怀孕

葡萄胎是一种肿瘤性疾病，虽然做了刮宫手术，在一定时间内仍有恶变的可能。根据医学研究，葡萄胎后恶变的时间大多数在 2 年内，所以强调患者 2 年内不要怀孕。在这期间的避孕方法，应尽量不用宫内节育环和口服避孕药，采用避孕套和阴道膈膜为宜。

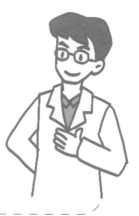

第111天　语言胎教要贯穿整个孕期

语言，特别是孕妈妈的语言，对宝宝的智力发育有着极为重要的作用。实践表明，充满母爱的语言胎教会使宝宝日后拥有出色的语言能力。而且孕妈妈充满母爱的语言，会使宝宝产生一种安全感，可增进宝宝出生后与妈妈的感情。

语言胎教的内容

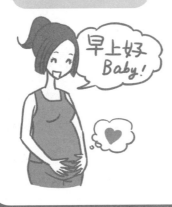

◆ 和宝宝说话。

◆ 给宝宝念儿歌、童谣、诗词。

◆ 给宝宝讲故事。

◆ 给宝宝念书、朗诵。

语言胎教的四宜三忌

◆ 忌内容不健康，过分悲惨的。

◆ 忌声大粗暴。

◆ 忌让宝宝过于疲劳。

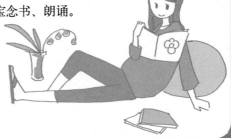

❶ 宜在轻松、温和心态中进行语言胎教。

❷ 宜选择轻松、和谐、短小的故事。

❸ 宜吐字清晰，声音和缓。

❹ 宜胎教时间短，每次不要超过10分钟。

语言胎教适宜阶段

从怀孕开始到分娩，整个孕期都可以进行语言胎教。

第112天　音乐胎教的五种形式

音乐是声音的艺术，靠听觉感受渗入心灵。音乐胎教一方面通过孕妈妈感受优美动听的音乐来改变情绪，产生美好的心境，另一方面直接刺激宝宝的听觉器官，达到促进宝宝大脑发育的目的。从这两方面出发音乐胎教的形式可以很灵活，下面这五种很常见。

准爸爸唱

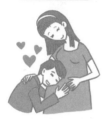

准爸爸的声音浑厚、深沉，富有磁性，这样的嗓音唱出来的歌肯定和孕妈妈唱出来的完全不同。对于宝宝来说，这样的声音更有吸引力。

家庭音乐会

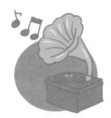

演出时间： 怀孕4个月起，每天固定的时间。

曲目类型 宝宝特别喜欢的、舒缓的、与孕妈妈心跳节奏相近的古典音乐。

理由： 一直住在母亲的子宫里的宝宝，对妈妈每分钟72次左右的心跳音最有安全、亲密感。

剧院音乐会

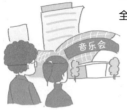

有机会的话，准父母也可以带宝宝去音乐厅听一场地道的现场音乐会。现场演奏优美动听，会让正在妈妈肚子里成长的宝宝受到音乐的熏陶。

准妈妈唱

方法：

◆ 孕妈妈自己给宝宝唱歌。有乐谱识别基础的孕妈妈可以教一些简单的乐谱给宝宝。

要点：

◆ 孕妈妈唱歌给宝宝听时，要带有感情，饱含母爱，相信宝宝在妈妈肚子里也会感觉到。

◆ 反复教唱，可让宝宝产生记忆，培养其音乐才能。

◆ 唱歌的时候，孕妈妈随着音乐节拍轻轻摆动的幅度不要过大，以保证安全。

大自然音乐会

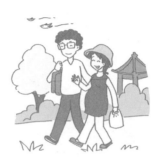

大自然的天籁之音也是胎宝宝喜欢的音乐会。小鸟啁啾，小溪哗啦，树叶沙沙，蛙鸣阵阵这是无论制作得如何精良的CD都无法比拟的。准父母可以一边听一边告诉胎宝宝，什么样的小鸟在叫，什么样的溪水在流，树叶是什么形状的……不过在户外时妈妈要注意不能太过劳累。

点滴记录，留住美好

草在结它的种子，风在摇它的叶子，

我们在等你，宝贝！

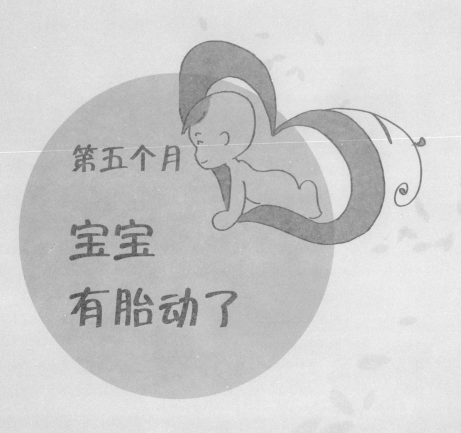

第五个月

宝宝
有胎动了

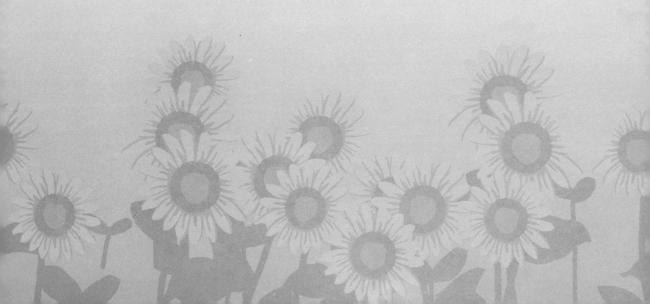

第113天
本月特别关注：孕期心理调适很重要

从确认怀孕到分娩的过程中，不少孕妈妈会经历不同程度的情绪波动，时而愉快兴奋，时而烦躁易怒、时而紧张焦虑、时而恐惧不安……研究表明：孕期孕妈妈的情绪会影响胎儿，因为胎儿通过脐带胎盘和母体相连。孕妈妈愉快乐观的情绪带给宝宝良性的刺激，不良情绪给宝宝负面影响，所以为了宝宝的聪明和健康，孕妈妈一定要注意自己的心里调适，保持积极乐观的情绪度过孕期。

进入第 5 个月后很多孕妈妈都会身体变化明显，腹部膨大突出，会感到腹部沉重，有胎动感觉，身体开始变得笨重。

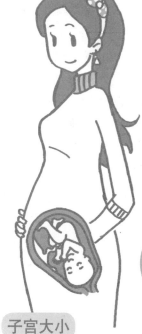

胎儿

身长：18～25cm **体重**：160～300 克

宝宝变化

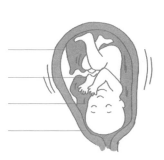

宝宝胎动明显

感觉系统更加完善

皮肤分泌胎脂

身体逐渐匀称

孕妈妈的变化

心脏负荷增加，身体感觉热

乳头颜色更深，可能有乳汁分泌

有的孕妈妈会生痔疮

出现妊娠斑

五月

宝宝感觉变丰富

◆ 用手触摸腹部时会感到宝宝轻微反应的力量。

◆ 宝宝的听力形成，能听到妈妈心跳声、血液流动声、内脏蠕动声，最爱听妈妈温柔的说话声和歌声。

◆ 视网膜可以感觉到光了。对着肚子打开手电筒，宝宝很可能会躲开光源。

◆ 可以分辨甜味和苦味。

子宫大小

怀孕 5 个月了，孕妈妈子宫渐渐变大，子宫大小像成年人的头部，子宫高度为 15～18 厘米左右（脐下 1 横指）。

特别提醒

孕妈妈的皮肤和黏膜因为有比平时更多的血液供应而血管扩张，所以很多孕妈妈总感觉到身体热、鼻塞和容易流汗。

眼睛发育离不开维生素 A

　　维生素 A 是人体必需的一种营养元素，其作用之一就是对眼睛的保护作用。它能够促进上皮细胞增长，维持视网膜神经上皮，角膜上皮及结膜上皮的正常功能。对于维持人体的正常视觉，特别是弱光下视力，维生素 A 有着非常重要的作用。

　　孕 5 月宝宝的视网膜发育很快，所以孕妈妈多吃一些补充维生素 A 的食品很必要，下面推荐的食谱，孕妈妈可以试试。

特别提醒

　　孕妈妈要尽量多吃含维生素 A 丰富的食物，如胡萝卜、南瓜、青椒、小白菜、油菜、肝脏、鸡蛋、牛奶和海产品、豆类等。

补充维生素 A 食谱

羊肝菠菜汤

材料：鲜菠菜 200 克、羊肝 200 克、盐、香油各适量。

做法：①将锅中的水烧沸后倒入羊肝；②稍滚后下入菠菜加盐；香油调味；③再次烧滚后即可出锅食用。

胡萝卜炒肉

材料：胡萝卜 2 根，猪瘦肉 200 克。植物油、盐、葱段、葱花各适量。

做法：①胡萝卜去皮洗净，切成丝，猪瘦肉洗净切成丝。②炒锅放植物油烧热，倒入猪瘦肉丝滑散，加葱段炒香，再放入胡萝卜丝拌炒熟，倒入适量水焖煮片刻，加葱花、盐调味即可。

猪肝菊花粥

材料：新鲜猪肝 200 克，大米 100 克，菊花少许。

调料：姜汁、姜丝、植物油、米酒、盐、糖、胡椒粉各适量。

做法：①猪肝洗净切片装碗。②猪肝片加入姜汁、植物油、米酒、盐、糖、胡椒粉拌匀，腌渍一会儿。③大米熬成粥，放入姜丝和腌好的猪肝，煮熟调味，放上菊花，稍煮即可。

第116天 饮食补充维生素B$_{12}$，消除孕期烦躁

维生素B$_{12}$是相当特殊的维生素，平时贮藏在肝脏，是健全神经系统功能不可缺少的维生素，参与神经组织中一种脂蛋白的形成，能使人集中注意力，增强记忆及平衡感，消除烦躁不安的情绪。

含维生素B$_{12}$的食物

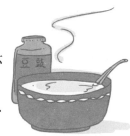

维生素B$_{12}$在蔬菜中几乎完全找不到，但在鱼、虾、蛋、肉、动物肝脏、牛奶、奶酪、蟹类、臭豆腐、豆豉、黄酱、酱油等食物中的含量却十分丰富。

特别提醒

维生素B$_{12}$过量补充会产生毒副作用，孕期维生素B$_{12}$需要以饮食摄取为佳，药物服用应听从医生指导。

补充维生素B$_{12}$食谱

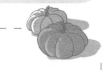

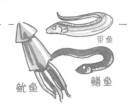

鱿鱼　带鱼　鳝鱼　沙茶鱿鱼

香爆三样

材料：猪腰、猪肝、熟猪肚各250克，笋片、花菜、青豆各适量。

调料：盐、料酒、葱姜蒜末、蛋清、水淀粉、清汤、植物油各适量。

做法：①猪腰去腰臊，洗净切片；猪肝洗净切成片；猪肚切片。②取一大碗，放入猪腰片、猪肚片、猪肝片，加入盐、蛋清、水淀粉抓匀；取一小碗，放入清汤、盐、料酒、水淀粉搅匀，制成调味汁。③炒锅加植物油烧热，放入猪腰、猪肝翻炒至熟，倒出控油。④原锅留底油，放入葱姜蒜末煸香，倒入猪腰、猪肚、猪肝及调味汁炒匀，再加笋片、花菜、青豆炒熟即可。

沙茶鱿鱼

材料：水发鱿鱼300克，芹菜100克。

调料：沙茶酱、酱油、盐、米酒、植物油各适量。

做法：①鱿鱼洗净，在内面剖上"十"字花纹，再切成长块；芹菜择洗干净，切成小段。②炒锅倒入适量清水烧开，放入鱿鱼块汆烫片刻，捞出控水。③炒锅放适量植物油烧热，下芹菜段煸炒，放入沙茶酱、酱油、盐和米酒，改用中火，倒入鱿鱼块，翻炒入味即可。

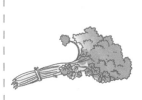

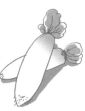

第117天　自制果蔬汁，补足孕期营养

新鲜蔬菜、水果中含有丰富的维生素，如果制作成果汁，对肠胃刺激小，更利于营养迅速、彻底地吸收，而且不同果蔬搭配，口感丰富，营养全面，孕妈妈不妨试试自制！

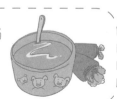

自制果蔬汁新鲜卫生又便宜

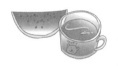

果蔬汁营养丰富全面，容易吸收，是均衡孕期营养的好方法，但是现在市场上销售的很多果蔬汁中往往添加了防腐剂和人工色素。所以如果自己在家制作果蔬汁的话，不但能最大程度减少营养物质的损失，还可避开添加剂问题，保证果蔬汁的新鲜和卫生，而且自制比买成品更经济实惠。

自制果蔬汁小贴士

1. 一旦制好，果蔬汁就开始丧失营养，所以，要即打即喝，不要在冰箱里储存太久。

2. 果蔬汁仅含有很少的纤维素，不能完全代替蔬菜和水果，否则容易发生孕期便秘。

3. 要选择新鲜的蔬菜和水果制作果蔬汁，制作前先要认真冲洗，将水果去皮，以祛除表面的细菌。

4. 由于果汁含糖较高，多喝不利于孕期体重控制，所以果汁绝不应代替饮水。

5. 蔬菜和水果的品种、比例都可以根据个人口味调整，而且可根据个人喜好用蜂蜜、酸奶、牛奶等调味。

3款果蔬汁制法

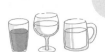

三杯果汁

1 胡萝卜苹果汁

做法：苹果、胡萝卜按1∶1的量，擦洗干净，切丁混合，然后用搅拌机搅拌即可。可根据个人口味调整二者的比例。这款果汁口味偏甜，非常有益于皮肤。

2 苹果菠萝生姜汁

做法：生姜、菠萝去皮，苹果洗净，切丁，然后按1∶3∶3的量，搅拌榨汁。这款果汁有缓解恶心、清洁身体、排除毒素的作用。

3 番茄西芹柠檬汁

做法：番茄两个、西芹一根去叶，切丁搅拌榨汁，装杯，挤少许柠檬汁，蜂蜜适量调味。这款果汁口味偏酸，富含维生素C。

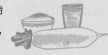

第118天 调整生活方式 改善孕期便秘

怀孕后由于身体的变化，很多孕妈妈会碰到便秘问题，虽然不是什么大问题，但也给孕妈妈带来了困扰。便秘使身体不舒服，影响情绪和食欲，而且便秘时身体中的毒素不易排出，对孕期的健康很不利。

便秘原因

◆ 怀孕以后，由于内分泌激素变化，胃肠道肠蠕动减少，吃进去的食物在胃肠道停留的时间加长，食物残渣中的水分被大肠壁细胞重新吸收，粪便变得干硬，不容易排出，导致便秘。

◆ 饮食习惯的改变和运动量的减少，使消化系统功能受阻。

特别提醒：便秘时注意以下4点

1. 排便时不要用力过猛。

2. 尽量不使用泻药，即使用要在医生的指导下，因为很多通便药使用不当会引起子宫收缩，造成流产或早产。

3. 蹲厕时间不能过长。

4. 最好采用坐便式马桶。

改变生活方式预防减轻便秘

❶ 注意改善饮食习惯，要多食用含有纤维素的蔬菜、水果和全谷物，禁食辛辣食物。

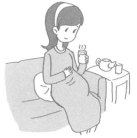

❷ 饮用大量的水，每天喝8～10杯水。

❸ 适当增加活动量，以医生允许的最小的运动量，有规律地锻炼，每天快走半小时。

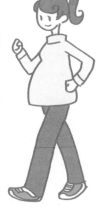

❹ 养成定期排便习惯。晨起结肠蠕动活跃，利于排便，可每天晨时如厕。

❺ 顺应便意，不能强忍便意。

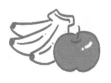

❻ 排便时要放松心态，不要因未排出而紧张，否则便秘会更加重。

第119天 孕期便秘饮食调整

孕期预防和缓解便秘最好通过生活方式改变和饮食调整，在此我们给孕妈妈推荐一些预防和缓解便秘的饮食小对策。

孕期便秘饮食原则

◆ 多吃富含粗纤维的食物，包括蔬菜、水果及粗粮，

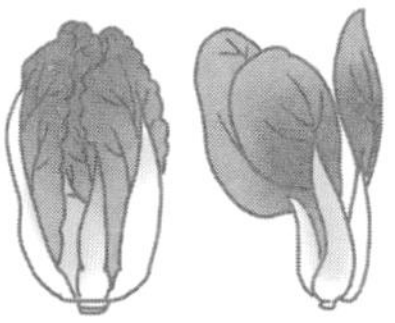

◆ 适当进食油脂类食物，如黄油、豆油、橄榄油、芝麻油等，因为脂肪有滑肠的作用。

◆ 早上起床时喝一大杯温开水。

◆ 每天喝杯酸奶，可改善消化功能，防止便秘。

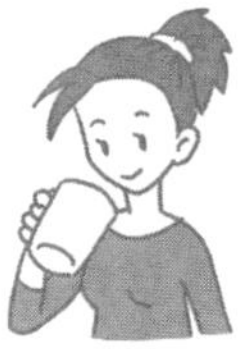

防便秘要忌口

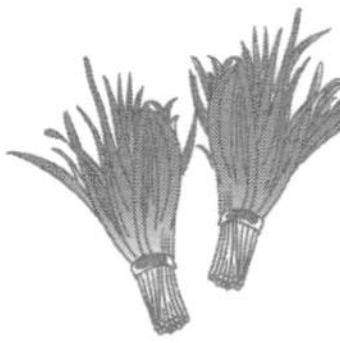

❶ 少吃辛辣刺激食物，如辣椒、花椒、芥末、咖喱、大葱、洋葱、肉桂、生姜等，少喝碳酸饮料如可乐等。

❷ 忌吃难以消化的食物，莲藕、蚕豆、荷包蛋、糯米粽子、糯米汤圆。

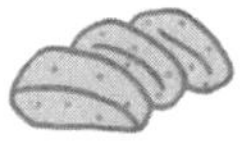

❸ 忌吃以下水果：菠萝、柿子、龙眼、橘子等。

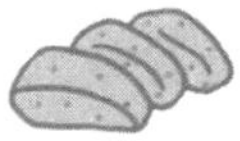

有滋有味，轻松赶走便秘

芝麻菠菜

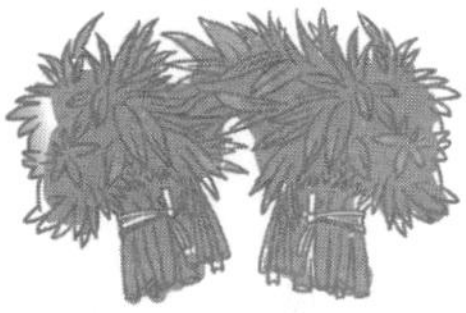

材料：菠菜500克。

调料：芝麻酱、醋、葱末、姜末、蒜末、香油、植物油、盐各适量。

做法：①菠菜洗净，锅中放入清水、盐、植物油烧开，再将洗净的菠菜入锅焯水。②焯好水的菠菜迅速放入凉水中拔几分钟，然后沥干水分。③分别将菠菜卷成团码入盘中。④用芝麻酱、葱末、姜末、蒜末、盐、香油、醋、凉白开水调制成芝麻酱糊，浇在菠菜上即可。

功效：富含植物粗纤维，可促进肠道蠕动、利于排便、帮助消化，对于孕期痔疮、便秘、肛裂、贫血、烦躁不安等病症有治疗作用。

丝瓜炒虾仁

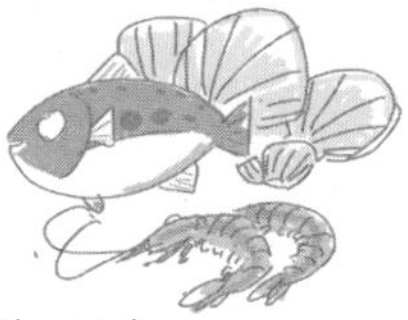

材料：丝瓜300克，虾仁50克。

调料：油、盐、水淀粉各适量。

做法：①丝瓜洗净切条，虾仁洗好，去尾部泥沙。②锅中倒入少许油，加热，下丝瓜炒到半熟，加盐炒匀。③放入虾仁，炒至虾仁变色，最后用水淀粉勾芡

功效：含有蛋白质、脂肪、碳水化合物、粗纤维、钙、磷、铁、瓜氨酸以及核黄素、B族维生素、维生素C，有清暑凉血、解毒通便、祛风化痰、润肌美容、通经络、行血脉、下乳汁等功效。

现在，生活节奏的加快使得人们的出行对汽车的依赖很大，怀孕后还能不能开车呢？如果可以的话有哪些要注意的呢？

不宜开车的孕妈妈

怀孕 3 个月上的孕妈妈

新手孕妈妈

开车人精神容易紧张、焦虑，不利于胎儿健康，尤其是新手来说，开车时精神高度紧张，所以驾驶新手怀孕了就不要开车了。

怀孕满 3 个月后腹部开始膨大，急刹车，方向盘容易冲撞腹部，而且怀孕期间，孕妈妈的反应也会变慢，开车不安全。在开车时，由于孕妈妈是坐着的，不利于骨盆和子宫的血液循环。

孕期开车提醒

❶ 时速勿超过 60 公里，避免紧急刹车，只开熟悉路线，不要连续驾车超过一小时。

❷ 系好安全带。

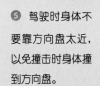

❸ 不宜开或乘坐新车。新购车气味重，不利于宝宝健康。

❺ 驾驶时身体不要靠方向盘太近，以免撞击时身体撞到方向盘。

❹ 坐椅靠背调节到最舒适的位置，可以用腰靠垫，减缓疲劳。

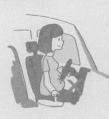

❻ 避开交通堵塞的高峰时段。

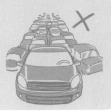

特别提醒：孕期不要采取前倾的姿势驾驶。

前倾的姿势驾驶很容易产生腹部压力，使子宫受到压迫。怀孕期间驾驶，最好靠在椅背上。

第121天 解缓孕期水肿困扰（一）

水肿是孕妈妈在孕期常见的生理现象，90%以上的孕妈妈会出现水肿现象，如果无子痫前症的症状，水肿可视为孕期正常现象。不过如果生活习惯上能做些调整，是可以减轻孕期水肿，让身体更舒适的。

孕期水肿原因

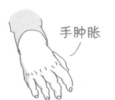

手肿胀

怀孕后血容量的增加

怀孕后，孕妈妈从6周开始血容量就逐渐增加，34周达到高峰，血容量可比非孕期增加40%左右，这使身体组织中间液增加，容易水肿。

孕期血浆渗透压要比非孕期低

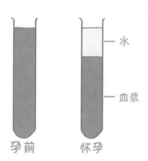

孕前　　怀孕

水

血浆

由于血液增加时，血浆的增加比血球等的增加要多，所以，血液成分会相对稀释，血浆白蛋白的相对浓度也比非孕期时要低，就使血流中的水分容易渗透到组织间液中，从而造成下肢水肿。

子宫增大

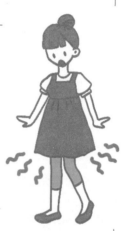

增大的子宫，会使下肢静脉血流受到影响，下肢出现浮肿。往往在休息或睡眠后见轻。

特别提醒

水肿出现下列症状要尽快去医院检查、确诊和治疗。

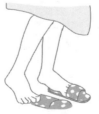

1. 肿胀部位在脸部及眼周围时；

2. 脚面、脚踝、手指或手背肿胀程度很严重时；

3. 肿胀的发生很突然，且短时间内形成时；

4. 一只脚肿胀比另一只脚明显严重，尤其是伴有小腿或大腿的触痛感时；

5. 水肿的同时伴有心悸、气短、四肢无力、尿少等不适症状时。

6招缓解水肿

第一招：充分休息，注意保暖。
消除水肿的最好方法莫过于静养，研究表明，人在静养时心脏、肝脏、肾脏等负担会减少，水肿自然会减轻或消失。注意保暖可保证血液循环畅通、气息顺畅，消除水分积存。

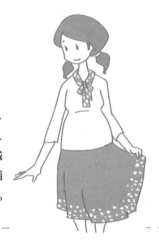

第二招：穿着合适的衣服。
紧身的衣服会导致血液循环不畅，从而引发身体浮肿。因此，孕妈妈在怀孕期间尽量避免穿着过紧的衣服；要穿着让胀大的脚感到舒适的鞋子。

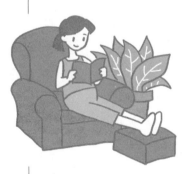

第四招：抬高双腿，多运动。
孕妈妈在睡前（或午休时）把双腿抬高15～20分钟，可以起到加速血液回流、减轻静脉内压的双重作用，不仅能缓解孕期水肿，还可以预防下肢静脉曲张等疾病的发生。平常不要长时间坐或站，经常走一走、动一动，以增加下肢血流。

第三招：食用低盐餐。怀孕后身体调节盐分、水分的机能下降，因此在日常生活中要尽量控制盐分的摄取，每日摄取量在12克以下。对于已经产生水肿的孕妈妈，食盐量每日应限制在5克以下。

第六招：站在深及腋窝的水中30分钟
如果孕妈妈游泳的话，可站在深及腋窝的水中不动30分钟或缓步5分钟，利用水压来消除水肿。

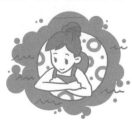

第五招：尽量平躺或左侧卧。孕妈妈可以采取左侧卧，这样可以避免压迫到下肢静脉，并减小血液回流的阻力，还可以减小对心脏的压迫。

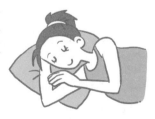

第123天 孕期特别营养：新鲜空气、阳光、水

生命，就在一呼一吸间，没有空气人没法生存，空气不好使人生病，新鲜空气使人保持健康。宝宝的健康成长离不开新鲜的空气，孕妈妈为了自己和宝宝的健康发育，一定要避开污秽的空气，多多呼吸新鲜空气。

郊外的空气更清新

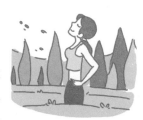

城市中人多车多，汽车尾气排放量大，孕妈妈要尽可能到公园、乡下、自然保护区等自然环境较少被破坏的地方去呼吸更多的新鲜空气。

怀孕期间日光浴很必要

日光浴帮助胎儿骨骼和牙齿的正常发育，还可以预防孕妈妈骨质疏松。因为阳光浴有助于维生素D转化，可增加钙的吸收。另外，阳光中的紫外线能杀灭病原微生物，可提高孕妈妈免疫力。而且，阳光浴还能稳定孕妈妈孕期的情绪波动，防范产前产后抑郁症。

孕期日光浴小建议

❶ 阳光浴不要隔着玻璃，因紫外线无法穿透玻璃，不利于维生素D合成。

❷ 尽量保证每天的阳光浴时间，冬季每天不少于1个小时，夏季每天不少于半小时。

❸ 最佳阳光浴时间是每天上午9~10点，下午4~5点。

❹ 注意防晒和休息，避免中暑或暴晒。

孕期喝水要注意

◆ 不要口渴才喝，最好每隔几小时喝一次水，一天保证喝6~8次。

◆ 不喝久沸或反复沸腾的开水。

◆ 不喝生水。

◆ 不喝"老化水"。"老化水"指贮存超过48小时的开水。

◆ 不喝被污染的水。

爱上喝水

❶ 在水中添加切片柠檬或薄荷。

❷ 在水杯中加入些新鲜的果汁（草莓、蓝莓、石榴、葡萄汁等）或冰块。

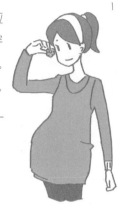

怀孕后随着身体的变化，孕妈妈的衣着必须相应调整，选择服装时不仅要看漂不漂亮，还要看穿着舒不舒适。如果衣服束胸、束腹，肯定不舒服。此外还有哪些方面需要考虑呢，我们一起来了解。

面料选择

1 天然面料

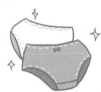

怀孕期间孕妈妈的皮肤变得敏感，如果经常接触人造纤维的面料，容易引起过敏，所以选择天然面料（如纯棉、羊毛、亚麻等）的衣物是购买孕妇装不变的原则。

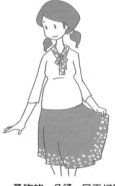

2 易于打理

柔软的、免烫、易于打理的面料会让日益沉重、行动不便的孕妈妈方便轻松。

3 透气、吸汗性好

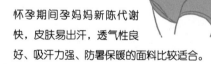

怀孕期间孕妈妈新陈代谢快，皮肤易出汗，透气性良好、吸汗力强、防暑保暖的面料比较适合。

款式选择

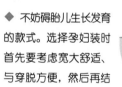

◆ 不妨碍胎儿生长发育的款式。选择孕妇装时首先要考虑宽大舒适、与穿脱方便，然后再结合个人喜好来选择颜色与款式，避免选择会影响宝宝生长发育的紧身衣服，如紧的腰带或束腹腰带。

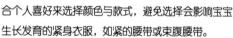

◆ 选择调节性好的款式。孕后肚子和体重的增长程度是未知的，调节性好的款式是不错的选择，如可伸缩腰带、有弹性的裤子或裙子。

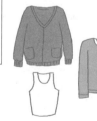

◆ 选择能叠穿的衣服。怀孕期间，身体代谢率会比以前加快20%，孕妈妈常常感觉热。衣服如果能叠穿，就方便在热的时候一层层地往下脱。像羊毛衫可以和 T 恤衫或圆领衫叠穿，而高领套头衫外可加一件背心叠穿。

专家提醒

耐穿的针织物可以经常洗涤，又方便搭配，孕妈妈不妨多选择一些。

种花养草有讲究

怀孕期间孕妈妈一定要考虑周围环境对自身和宝宝健康的影响。家中种花养草，气味芳香，赏心悦目，不仅美化居室环境，还有益身体健康，是件怡情养性的事。不过优生优育，有的植物只适合室外观赏，不宜家中种植。

孕期种花养草要点

◆ 要选对品种。可选对净化环境非常有效的花草，如吊兰、龟背竹、芦荟等。

◆ 要放对地点。植物在晚间会进行呼吸作用，会"吸进"氧气，并释放二氧化碳。所以客厅比卧室适合养花草，阳台是最适合大量养花草的地方。

适合室内种植，有净化空气作用的花草

虎尾兰、龟背竹

叶片硕大的观叶植物，能吸收80%以上的多种有害气体，而且可以净化空气。

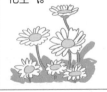

吊兰

对装修后室内残存的甲醛、氯、苯类化合物具较强吸收能力。

雏菊、万年青等

可以有效消除三氟乙烯的污染。

月季、蔷薇等

可吸收硫化氢、苯、苯酚、乙醚等有害气体。

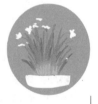

芦荟

晚上能吸收二氧化碳，放出氧气，使室内空气中的负离子浓度增加，还可以减少居室内苯的污染；

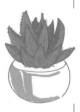

怀孕后不宜养的花草

❶ 香味太大的：水仙花、玫瑰花、茉莉花、香水百合、夜来香等。花香太浓，久闻易让心烦意乱、食欲降低、恶心呕吐对宝宝生长也不利。

❷ 有毒的：一品红、黄杜鹃、花烛、状元红、水仙、万年青等。

❸ 促癌作用的：如铁海棠、红背桂花、变叶木、金果榄等。

❹ 易引皮肤过敏的：如玉丁香、五色梅、洋绣球、天竺葵、紫荆花、报春花等。

❺ 有异味的：如马缨丹、石楠花、南伍味子等。

孕中期，早孕反应消失，子宫内羊水量增多，胎盘已形成，宝宝在子宫内处于相对稳定状况。此时只要注意维持子宫的稳定，保护胎儿生活和发育的正常环境，孕妈妈就可以快乐放松地过适度的性生活了。

安全性生活须知

 清洁
性交前孕妈妈要排尽尿液、清洁外阴，丈夫要清洁外生殖器。性交结束后孕妈妈应立即排尿并洗净外阴。

 姿势
选择不会压迫孕妈妈腹部的姿势。丈夫动作轻柔不粗暴，频率不宜太快，插入不宜过深，避免给子宫强烈的刺激。

安全
使用避孕套或做体外排精，避免精液中的前列腺素使子宫收缩，每次性交时间以不超过10分钟为度。

特别提醒

孕期是女性的特殊阶段，如果准爸爸能够做好自我调适，在孕期性生活时体谅孕妈妈所承受的压力和疼痛，一定会获得孕妈妈的感激，从而让家庭生活更幸福。

准爸爸的体贴

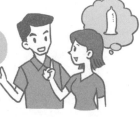

◆ 采用不同的触摸方式，如抚摸孕妈妈的腹部，一起体验胎动的喜悦。

◆ 享受性生活时，尽可能不要将身体的重量压在孕妈妈的腹部和乳房上。

◆ 多利用枕头让孕妈妈舒服，同时尽可能与孕妈妈的身体曲线保持垂直。

◆ 享受性生活时，可多花些时间尝试找出最舒服的方法。

◆ 如果孕妈妈没有性欲时，勿强迫孕妈妈，勿期望孕妈妈产生性高潮。

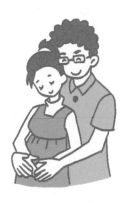

◆ 体贴孕妈妈怀孕时所产生的心理及生理上的不舒服，理解孕妈妈的拒绝。

旅行，可以增长见识，让生活丰富多彩，对宝宝而言，亦是个不错的胎教方法。孕中期孕妈妈可以安排一些短途旅行丰富孕期生活。

孕中期最适合旅行

孕中期剧烈的妊娠反应已经过去，宝宝的成长亦逐渐稳定。没有孕后期的腹部沉重与腿脚肿胀。也不会有宝宝出生后的忙碌，是比较好的旅行时期。

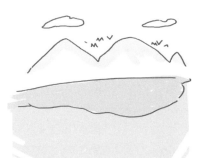

不宜长途旅行

❶ 长途旅行时间长，孕妈妈容易身体疲惫、心情烦躁会影响腹中的宝宝。

❷ 旅途条件有限，可能影响孕妈妈静脉血回流而造成下肢浮肿。

❸ 车船中人员集中，卫生条件有限，致病菌较多可能影响孕妈妈的身体健康。

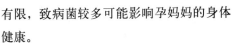

特别提醒

国内旅游又较国外旅游来得方便。不论是医疗、语言、交通都不受限，若真有突发状况发生，方便得到及时处理。

旅行地点选择

名胜古迹、博物馆、美术馆或是平原风景区都相当适合孕妈妈。

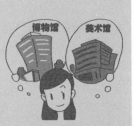

适宜原因

地面平坦、交通便利、方便就医。

高山、河边等野外旅游地点不适合孕妈妈前往。

不宜原因

路况不易行走，离市区较远，若有突发状况也难以马上就医。

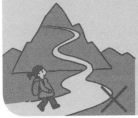

怀孕是一种改变，身体的变化伴随生活的调整，熟悉的生活习惯被改变，对很多孕妈妈而言需要一个适应过程，心情上阴晴变化，起伏不定是很常见的。孕前准备虽然有助于适应怀孕状态，却不能避免生活中的各种矛盾和冲突，所以孕期很难避免情绪低落。

开心、喜悦等积极乐观情绪的影响

◆ 胎儿生长发育稳定，不易发生流产、早产及妊娠并发症。

◆ 孕妈妈容易克服恶心、呕吐等孕期的种种不适。

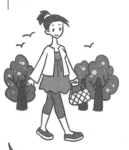

◆ 帮助胎儿的正常发育，特别是脑部的发育。

◆ 预防孕期并发症和难产的发生，有利于顺利生产。

◆ 宝宝出生后，性情平和，情绪稳定，不经常哭闹。

◆ 宝宝成年后具有良好的心理素质和性格，情商、智商较高。

特别提醒

　　孕妈妈孕期情绪的好坏不单单影响自己，对宝宝的影响有时更大，所以无论如何不容易，孕妈妈还是要调整好情绪，愉快乐观的度过怀孕期～～人生中特别又充满创造性的时期。

焦虑、紧张等不良情绪的影响

◆ 孕期焦虑，孩子成长中可能出现情绪问题。

◆ 精神刺激对头3个月的孕妇伤害最大，可能发生早产。

◆ 孕胎儿血压会因孕期妈妈情绪紧张而升高。

◆ 紧张会使孕妈妈自身免疫力下降，更容易出现孕期疾病。

◆ 如果准妈妈经常发怒、恐惧，孩子出生后会有情绪障碍。

◆ 如果孕妈妈抗拒怀孕，孩子出生时发生早产和低体重儿比率高，出生后精神行为异常者多，易患消化系统疾病，或孩子大多感觉迟钝，体弱无力。

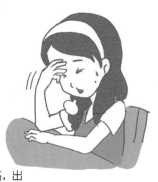

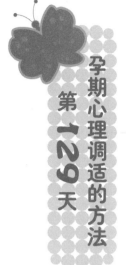

第129天 孕期心理调适的方法

怀孕后由于生理的改变，孕期焦虑、抑郁、恐惧也许并不能完全避免。但是孕妈妈应正视现实，尝试自我调整情绪，必要时可请求家人和医生帮助，改善怀孕后的情绪。下面是几个调适心理的小方法，孕妈妈可以试一试。

改变消极的思维

积极的思维带来积极的态度和心情，要克服孕期焦虑、抑郁首先要从思维方式上改变消极的想法，养成把事情往好处想的习惯。

做自己喜欢的事

可以去商场购物，改变发型，穿舒适、自己喜欢的衣服，听喜欢的音乐或歌曲，读一些正能量的能释放精神压力的文章等。

扩展自己

利用孕期孕妈妈可去学习一项一直想学却没时间、没机会学的兴趣爱好，来拓展和丰富自己。

运动

运动能放松心情，减轻沮丧，帮助保持愉快的心情。适合的孕期运动可有效缓解孕妈妈孕期不适，如背疼、便秘、浮肿等，提高分娩的顺利程度。散步、低强度有氧运动、游泳等都很适合孕妈妈。如果没时间参加运动锻炼班，买盘专门为孕妇设计的运动 DVD 光盘跟着练习也行。

记日记

积极的记录可以帮助理清思路，理性看待问题，记录的过程自然而然就能释放不良情绪，所以心情不好时就记日记吧。

交朋友

朋友的支持安慰会让人的紧张和压力释放。据研究，孕妇接收到的社会、亲人、朋友的支持越多，孩子出生时的体重就越正常、越健康。这是因为轻松的情绪可以改善胎儿的发育。可以在网上加入一个孕妇群，或者和小区里的其他孕妇聊聊怀孕的心得。

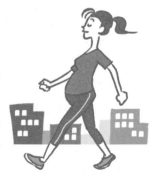

有近七成的孕妈妈会发现怀孕后脚变得更宽和更长，所穿的鞋码需要大一号。因此，孕妈妈要做好孕期双脚护理，这对宝宝出生后，双脚大小的恢复很关键。

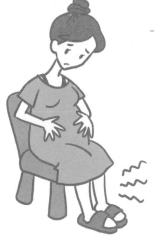

双脚孕后负担重

怀孕后脊椎前弯、重心改变，体重增加（10～14.5Kg），双脚要承受较大的压力，另外孕期身体会释放一种被称作耻骨松弛素的激素，使生产时骨盆松弛。但这种激素也使孕妈妈的足部韧带变得松弛，而怀孕后，孕妈妈脚容易浮肿，这些因素使脚尺寸增加，足底痛时有发生。

护脚方法

❶ 每天睡前用热水泡脚：在温度38℃左右的水中浸泡5～10分钟，使脚最大限度地放松。要注意的是水温不能超过40℃。

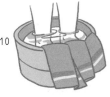

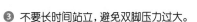

❷ 不穿过紧的鞋，要选择大小肥瘦都合适的鞋。鞋子最好底部有弹性、能支撑脚弓。

❸ 不要长时间站立，避免双脚压力过大。

❹ 平常坐着时，不要跷二郎腿，要常常伸展腿部，动动脚跟、脚趾、旋转脚踝关节。

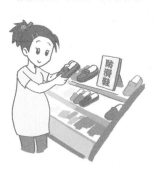

❺ 选择合适的袜子。不宜穿紧口袜，特殊设计能够有效防止静脉曲张，并具有一定的保健功效，专为孕妇设计的袜子最适合。

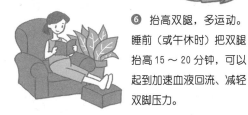

❻ 抬高双腿，多运动。睡前（或午休时）把双腿抬高15～20分钟，可以起到加速血液回流、减轻双脚压力。

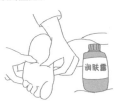

❼ 泡脚后涂上婴儿润肤露等按摩双脚。

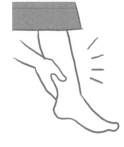

❽ 保持脚部温暖干燥，尤其是冬天及下雨天很重要。

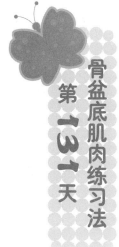

骨盆底肌肉连接着尿道、膀胱、子宫和直肠，骨盆底肌肉练习能促进直肠和阴道区域的血液循环，20世纪40年代妇科医生阿诺德·凯格尔用骨盆底肌肉练习来辅助治疗女性尿失禁及膀胱控制减弱，所以这项运动用她的名字来命名。

骨盆底肌肉练习的益处

◆ 产后进行骨盆底肌肉锻炼，可加快会阴侧切或会阴撕裂愈合，预防产后尿失禁。

◆ 预防孕期痔疮和尿失禁，并缩短分娩的时间。

◆ 经常坚持练习可增强阴道的弹性，让产后的性生活更加幸福。

骨盆底肌肉练习方法

❶ 保持身体的其他部位放松，收紧和向上提拉阴道和肛门肌肉，感觉类似小便时中断尿流。运动中，要注意只有骨盆底肌肉用力，其他如腹部、臀部和大腿要放松。

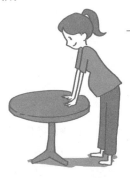

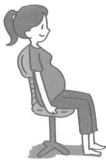

❷ 可以在一天中的任何时间、任何地点尝试骨盆底肌肉练习，比如早晨醒来时、看电视时以及睡觉前等。练习时不分姿势，站、坐、躺、卧都可以。

❸ 进行练习时，先收紧骨盆底肌肉8～10秒，然后放松，然后再收紧，再放松，收紧放松循环反复。收紧放松算1次，10～15次算一组，一天最好至少保证做3组。

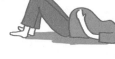

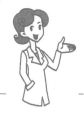

特别提醒

一生中有70%的女性可能出现尿失禁，孕妈妈可从孕中期开始骨盆底肌肉练习直至产后，而且最好能变成一生的习惯。

第132天　倾听和分享度过美好孕期

怀孕对很多夫妻都是考验，怀孕是夫妻感情的助燃剂还是导火索，与怀孕过程中夫妻双方能否彼此体谅关系很大，如果怀孕过程中准爸爸妈妈能经常就问题和心情相互倾听分享，有助于增进彼此的理解，会使怀孕成为亲密关系中最深的回忆。

倾听和分享加深亲密

怀孕后孕妈妈需要调整身体和心情，适应孕期的变化，准爸爸也需要调适心理来适应怀孕带来的生活上的改变。他可能会担心经济问题、今后的夫妻关系、怀孕会不会有问题或者能是否成为一个好父亲等。这时夫妻间相互的倾听和分享会让我们用更积极乐观的态度去迎接生活的挑战。

分享内容

孕期的心情、感受、身体变化、对宝宝的期待想象，甚至是苦恼、失望和恐惧担心等。分享中不要害怕负面的情绪，事实上，借着倾听和分享那些负面的情绪就可能被疏导了，孕期又将变得美好愉快。

有效倾听的技巧

倾听与分享是一门很大的学问，掌握一些有效的倾听技巧会让沟通更顺畅。

❶ 倾听中，用点头、微笑、提问等方式来鼓励对方表达。

❷ 最大限度适应说话者的风格，有的人说话含蓄，心里想的可能用言语最多表达30％，需要听的人注意观察他的身体语言。

❸ 眼耳并用，除了耳朵听，眼睛看，细心观察言而未及的身体语言是必不可少的。

❹ 先寻求理解对方，再被对方认可了解。

❺ 尽量让对方说，不与对方争论，不中途插话。

❻ 鼓励对方先表达。

❼ 聆听全部信息，不自以为知道。

❽ 以对方为中心，带着真正的兴趣听对方。倾听时面朝对方，手中不要摆玩东西。

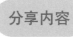

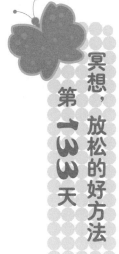

冥想，放松的好方法
第133天

当下生活变化急速，很多人内心一刻都难平静，怀孕的变化更会打破内心的宁静加重内心骚乱。认识自我、活出真我，保持身心健康平衡，是大多数人的愿望，对孕妈妈来说更关系着宝宝的健康。冥想，作为梳理混乱内心，让人冷静面对自己的方式，孕妈妈不妨一试。

什么是冥想

心理学对冥想的定义是："冥想是一种改变意识的形式，它通过获得深度的宁静状态而增强自我认知和良好状态。"

如何冥想

1 放松身体

可以坐着或躺着，坐可坐成莲花坐或半莲花坐，如果是躺着，将头后部平放在地板上，手臂分别放在身体的两侧，掌心向上，双脚微微分开。闭上眼睛，由头顶至脚从头皮、脸夹、下巴、颈、肩、直到脚放松，这个程序可放松长期处于紧张状态的肌肉。

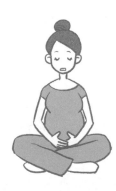

2 放松心理，观注自己的情绪和念头

冥想时，心理的放松和身体的放松同样重要。可将注意力专注在呼和吸上，或将意念集中于两眉之间，或丹田（上腹）的位置，清晰地感知自己的情绪，包括积极正面的情绪和消极负面的情绪。然后想象美好的事物，包括自己。

此时脑中若有出现杂念，不必刻意不去想，只要专心致志，杂念便会渐渐散去。

冥想的时间

短则15分钟，长则半小时或者更长，清晨和睡前最适合冥想。

冥想时需要注意的事项

1. 保暖，必要时盖上毯子。
2. 在空气清新的地方做。
3. 避免在饭后立即做。

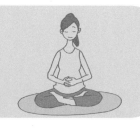

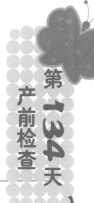

一般情况下本月产前检查，是孕期第二次。检查内容包括：身高的测量、体重的测量、腹围、子宫底的测量、血压的测量、尿常规化验及骨盆外测量等。

检查注意事项

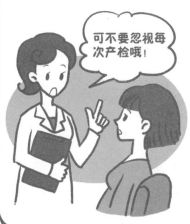

可不要忽视每次产检哦！

◆ 尿常规化验要饭后至少两个小时后。饭后很短时间内进行检查，尿里糖分偏高，容易误导医生的诊断。

◆ 检查时身体的任何不适孕妈妈都要告诉医生，包括有无呕吐现象，有无头痛、眼花、浮肿、阴道流血或腹痛等症状。

◆ 为防遗漏，可将要问医生的问题列单，最想了解的问题排前。

什么是骨盆外测量？

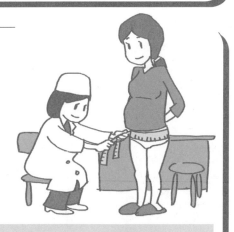

这项测量对初产妇尤其重要，就是用骨盆仪测量骨盆的入口、出口和直径的尺寸。该项检查可了解产道大小，从而判断能否自然分娩。一般测量髂棘间径、髂嵴间径、骶耻外径、坐骨结节间径几个指标。

特别提醒：还没有建立保健卡的孕妈妈或一次也没有产前检查的孕妈妈本月要尽快检查，确保孕期安全顺利。

第135天 B超怎么看

B超报告单上的指标和数据可以帮助产科医生作诊断，上面有许多专业医学名词、缩写和术语，这些内容往往让外行的孕妈妈感到很困惑，该怎么看呢？别急，下面我们一一解答。

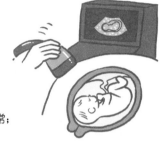

胎囊

胎囊是指怀孕早期（怀孕前3个月）胎儿的胚囊。

位置：胎囊位置在子宫的宫底、前壁、后壁、上部、中部都属正常；

大小：在孕1.5个月时直径约2厘米，2.5个月时约5厘米大小为正常；

形态：它的形态圆形、椭圆形、清晰为正常。

如果B超发现胎囊为不规则形、模糊，且位置在下部，孕妈妈同时有腹痛或阴道流血时，就有发生流产的风险。

双顶径、头围、腹围、股骨长

双顶径、头围、腹围、股骨长是B超报告单上最常见的数据，这4个数据都是用来推算宝宝大小和发育的指标。

双顶径，缩写为BPD——胎儿头部从左到右最长的部分。

头围，缩写HC——胎儿头的周长。

腹围，缩写AC——胎儿腹部的周长。

股骨长，缩写FL——胎儿大腿骨的长度。

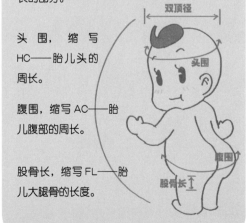

B超报告中，一般会描述胎盘在子宫壁附着的部位及分度。如果胎盘附着在子宫下段，尤其是附着在子宫颈内口上方，则表明胎盘低置或前置。在妊娠期及分娩期可能发生出血的风险。B超报告中将胎盘的分度分为0度、Ⅰ度、Ⅱ度和Ⅲ度，这是依据胎盘的超声回声信号强弱而定的。

需重点关心的数据

一般情况下，我们要关心的主要是胎儿的几个发育测量的指标，如：双顶径、头围、腹围和股骨长度；孕晚期则要注意羊水指数、胎盘位置、脐血流指数等指标。

产前检查时医生往往要求孕妈妈注意家庭监测，其中胎心监测是其中非常重要的，那么什么是胎心，什么算正常，又如何监测呢？

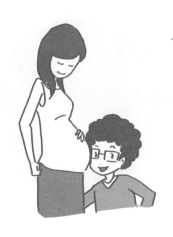

胎心

胎心就是胎儿的心跳，胎心音可以直接反映胎儿的情况。孕后三四周，B超可看到胎心搏动。8周后能听到胎心，但这时候的胎心音很轻，用多普勒胎心仪才能听到。4个月后，用听诊器可听到胎心。用胎心听筒要18周时才可听到胎心。

正常的胎心音：每分钟 120 ～ 160 次

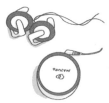

胎心就是胎儿的心跳，胎心音可以直接反映胎儿的情况。孕后三四周，B超可看到胎心搏动。8周后能听到胎心，但这时候的胎心音很轻，用多普勒胎心仪才能听到。4个月后，用听诊器可听到胎心。用胎心听筒要18周时才可听到胎心。

特别提醒

一旦胎心过快或过慢或音调低弱，快慢不规则，应立即前往医院做进一步的检查。但注意别把胎儿心音与孕妈妈腹内的几种杂音，如子宫杂音、胎动音等混淆。

胎心音的家庭自我监测

孕妈妈排尿后仰卧床上，两腿伸直，家人用木听筒、听诊器或多普勒胎心仪在腹壁仔细听。每日可听一次或数次。每次听1～2分钟。妊娠者随着胎儿的生长及胎位不同，胎心的位置会变化。怀孕24周后且胎位正常时，听胎心音的正确位置是孕妈妈脐下正中部，或脐部的左右两旁。

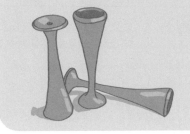

第**137**天　胎动：宝宝健康的晴雨表

胎儿在母亲子宫内的活动叫胎动。胎动对缺氧的反应要比胎心敏感，从胎动消失到胎心消失一般有数小时到2天的时间，因此，测胎动对保障胎儿的安全更有意义。为此，孕妈妈需要掌握简单易行的家庭自我监护方法，以保障腹中宝宝的平安。

胎动的规律

一天之中的胎动规律

通常是上午8～12时胎动均匀；午后2～3时胎动最少；晚上6点以后就开始逐渐增多，到了晚上8～11时最为频繁。

整个孕期的胎动规律

怀孕16～18周时开始感觉到胎动；29～38周是胎动最为频繁的时期，孕妈妈可以感觉到宝宝拳打脚踢、翻滚等各种大动作，甚至还可以看到肚皮上突出小手小脚；之后因为临近分娩，宝宝几乎撑满整个子宫，子宫内可供活动的空间越来越少而且胎头下降，胎动会减少，没有以前频繁。

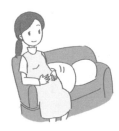

容易感到胎动时刻

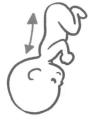

❶ 夜晚睡觉前。宝宝一般晚上动得多，而且通常这个时间孕妈妈能静下心来感受宝宝胎动。

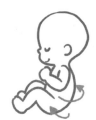

❷ 吃饭以后。饭后，孕妈妈体内血糖含量增加，宝宝也"吃饱喝足"，所以胎动会较饭前频繁。

❸ 洗澡时。洗澡时孕妈妈会觉得放松，宝宝能感受到这种情绪，就会胎动。

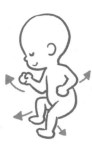

❹ 对着肚子说话的时候。准爸爸和准妈妈们在和宝宝交流的时候，宝宝会有回应，并用胎动的方式表达自己的感觉。

❺ 听音乐的时候。受到音乐的刺激，宝宝会变得喜欢动，这也是传达情绪的一种方法。

孕中期肚子疼，除了可能是流产的征兆之外，也有可能是一些内、外科急症所造成的，急性阑尾炎是最常见的外科急症之一。孕妈妈要有足够的认识，提高警惕。

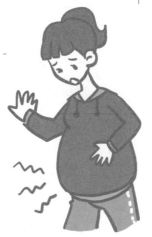

孕期急性阑尾炎征象

孕妈妈右下或右侧腹痛且持续不缓解，有时难以忍受；同时伴有恶心呕吐、发热等症状；再加上按压右侧腹有明显疼痛，腹肌也较硬，应立即去医院检查，千万不能拖延耽误了治疗。

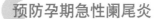

孕期阑尾炎治疗

预防孕期急性阑尾炎

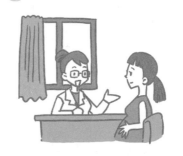

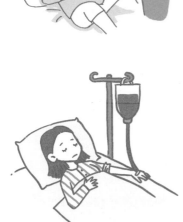

无论孕期哪个阶段，一旦确诊急性阑尾炎，就要接受阑尾切除手术，因为随怀孕月数增加，疼痛会增加，孕妈妈还可能高热伴随身体其他部位感染如盆腔或子宫，对孕妈妈和宝宝更不利。现在许多综合性的大医院切除阑尾时都采用腹腔镜技术，这种手术方式伤口小、恢复快，对母体和胎儿的影响小，而且手术后医生会给予抑制流产或早产发生药物。

据统计，妊娠期阑尾炎的发生率是 0.1% ~ 0.3%，其中 20% ~ 40% 孕妇有慢性阑尾炎病史。预防孕期阑尾炎的发生。孕妈妈注意休息，保持心情愉快，做好孕产期保健。同时，注意适当进食蔬菜、水果，并辅以适量的运动，以改善肠道运动，减少腹胀，增加血液循环。

实践表明，孕妈妈如果能经常与胎宝宝进行充满亲情爱意的语言沟通，不仅会使宝宝日后拥有出色的语言能力，还能在未曾谋面的母子之间架起一座心灵上的爱之桥。那要和宝宝说些什么呢？

语言胎教内容

1 满怀爱意的对话

比如晚上睡觉前，孕妈妈躺下后温柔地抚摸胎儿，对胎儿充满爱意地说："宝宝，你好！一天过去了，高兴吗？妈妈爱你，非常爱你！""宝宝，妈妈要睡觉了，你和妈妈一块睡，好吗？"

2 表达日常生活内容

孕妈妈进行任何活动时都可把活动内容说给胎儿听，比如，洗脸时说："宝宝，妈妈要洗脸了，你看，洗完脸妈妈觉得舒服极了，也漂亮了，对吗？"去公园时说："宝宝，妈妈今天在公园里，你看公园里多美啊，有鲜花，有金鱼，有绿树，你喜欢吗？"

3 讲故事

讲故事是语言胎教中一项必不可少的内容。孕妈妈可选择一些常见的童话故事，如丑小鸭、白雪公主等，用亲切动听的语言和充满感情的语气绘声绘色讲给宝宝听。

4 读文学作品

孕期如能每天坚持对胎儿朗读诗歌、散文、儿歌，宝宝出生后语言的把握能力会有明显提高。

胎教语言要求：简化并重复短句

在进行语言胎教时，最好能将针对日常生活内容和表达感情的话语简化，如"宝宝，我们吃饭了。""饭好香。""宝宝，我们很爱你！"等，然后经常性地重复对胎儿讲，以加深胎儿对这些话的印象，促进他的记忆力和理解力。

第 **140** 天　童谣，语言胎教的好帮手

童谣短小，但朗朗上口，充满节奏感和韵律感，又浅显易懂，是进行语言胎教的好材料。下面给孕妈妈推荐一些充满童趣的童谣。

动物叫

小猫怎么叫，喵喵喵；小狗怎么叫，汪汪汪；

小鸡怎么叫，叽叽叽；小鸭怎么叫，嘎嘎嘎；

小羊怎么叫，咩咩咩；老牛怎么叫，哞哞哞；

老虎怎么叫，嗷嗷嗷；青蛙怎么叫，呱呱呱。

月亮和星星

月亮月亮是妈妈，星星星星是娃娃。

月亮嘴巴笑一笑，星星眼睛眨一眨。

月亮好，好妈妈，星星好，好娃娃。

小鸭子

小鸭子，嘎嘎嘎，不爱吃米爱吃虾；

河里游，就数它，一到岸上就找妈。

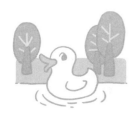

小青蛙

小青蛙，呱呱呱，哭着哭着找妈妈。

燕子哄，蜻蜓劝，一起说着悄悄话：

你的妈，我的妈，田间捉虫护庄稼。

我们一起玩，长大学妈妈。

上山打老虎

一二三四五，上山打老虎。老虎打不到，打到小松鼠。

松鼠有几只，让我数一数。数来又数去，一二三四五。

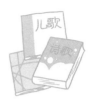

十只小蜜蜂

一只小蜜蜂呀，飞到花丛中呀，飞呀，飞呀。

二只小耗子呀，跑到粮仓里呀，吃呀，吃呀。

三只小花猫，去抓小耗子呀，追呀，追呀。

四只小花狗，去找小花猫呀，玩呀，玩呀。

五只小山羊呀，爬到山坡上呀，爬呀，爬呀。

六只小鸭子呀，跳到水里面呀，游呀，游呀。

七只小百灵呀，站在树枝上呀，唱呀，唱呀。

八只小孔雀呀，穿上花衣裳呀，美呀，美呀。

九只小白兔呀，竖起长耳朵呀，蹦呀，蹦呀。

十个小朋友呀，一起手拉手呀，笑呀，乐呀。

点滴记录，留住美好

草在结它的种子，风在摇它的叶子，
我们在等你，宝贝！

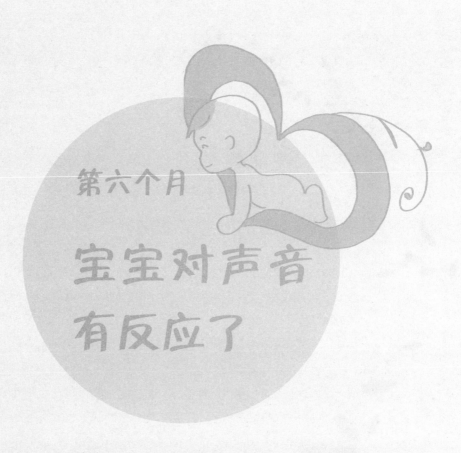

第六个月

宝宝对声音有反应了

第 141 天

本月特别关注：孕期的我依然美丽

虽然心灵美比外貌重要，但对女人来说出色的外表怡人怡己，增加自信，因此怀孕这个特殊的时期，爱美的孕妈妈会担心，我大腹便便，还能像以前一样光彩耀人吗？其实我们女人只要爱美、追求美，人生的每一个阶段，我们都可以表现出独特而不一样的美丽，即使是怀孕也一样。

孕期身体变化的时候是母爱最外现的时候，母爱的美是伟大、圣洁的美，当我们身上展现出这种美时，谁还能不赞赏呢？不过孕期身体毕竟不同以往，怀孕时我们需要在衣着服饰上更精心修饰，才能为美丽加分。

注意小细节，穿出时尚感，孕期的我依然美丽！

第 **142** 天　孕妈妈和宝宝变化

宝宝现在 6 个月了，我们来看看，宝宝和孕妈妈又会有哪些变化呢？

胎儿

身长：25 ~ 28cm　体重：300 ~ 800 克

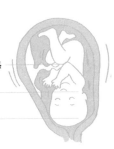

宝宝变化

神经和骨骼系统进一步成熟

内脏器官日渐发达

听力继续加强

孕妈妈的变化

腹部突出重心前移，腰背疼痛。

体重增加，呼吸急促，容易疲劳。

全身关节韧带变松弛，手脚指甲生长速度变快。

头发变多了。

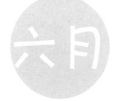

六月

子宫大小

子宫底高达 18 ~ 21 厘米（约平脐高或脐上 1 指），孕妈妈腹部前凸明显。

特别提醒

凸出变大的腹部和增加的体重让孕妈妈行动变得迟缓笨重，因此孕妈妈弯身向前或上下楼梯时，应特别注意安全。

第143天 六款营养美味孕妇粥

粥最利于消化吸收，熬粥时再适当添加一些营养物质，不仅对消化不良的孕妈妈特别适合，而且也有助于孕妈妈改善孕期不适，下面我们推荐几款营养滋补粥。

营养美味粥

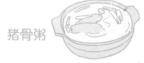

猪骨粥

原料：猪胫骨250克，大米100克，盐少许。

制作：先煮猪胫骨，1小时后，取汤，加入淘净的大米煮粥，将熟时加盐，稍煮即可。

鸡肝小米粥

原料：鸡肝1～2具，小米100克，豆豉、生姜、盐各适量。

制作：煮小米、豆豉及生姜，鸡肝洗净切块后放，将熟时加盐调味稍煮即成。

姜汁小麦粥

材料：糯米、小麦、嫩姜各50克，白糖适量。

做法：嫩姜洗净、切碎榨汁；糯米、小麦洗净，加适量清水煮至九成熟；把姜汁倒锅内，拌匀，煮至熟烂即可。

山药蛋黄粥

原料：生山药30克，熟鸡蛋黄3枚。

制作：山药打碎成浆，装锅置文火上，边煮边搅至沸加鸡蛋黄，煮熟即成。

鸡汤粳米粥

原料：母鸡1只，粳米100克。

制作：母鸡洗净熬汤，以原汁鸡汤分次同粳米煮粥，先用旺火煮沸，再改文火煮至粥稠即可。

猪肝粥

原料：大米100克，猪肝30克，姜丝、葱各少许。

制作：猪肝洗净切小片，加少许酱油、料酒、胡椒粉、盐、淀粉腌制10～15分钟，加入大米粥中，大火熬沸转小火5～8分钟即成。

Tips：孕期熬粥

1. 食材不能单一，要丰富多样，以保证孕期营养需要。

2. 熬粥水别放太多，会引起胃酸过多，加重孕期反应。

3. 粥里加入小枣、花生、糯米等补钙、铁还补血。

第 144 天　多吃含铁食物满足孕期铁质需要

铁是造血原料之一，是血红蛋白、肌红蛋白、细胞色素酶类以及多种氧化酶的组成成分。孕期孕妈妈不仅自身需要铁，还要供应宝宝的铁质需要，另外还需为分娩、哺乳准备铁质。因而铁的消耗量较孕前增加，因而孕妈妈要注意孕期铁质补充。

常见食物铁含量表

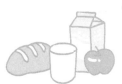

食物名称	含量 (mg/100g)	食物名称	含量 (mg/100g)	食物名称	含量 (mg/100g)
黑木耳	185	黑豆	7.0	山楂	2.1
海带	150	蛋黄	7.0	菠菜	1.8
羊肾	111	南瓜子	6.7	韭菜	1.7
芝麻	50	鸡胗	6.6	干枣	1.6
紫菜	33.2	去皮蚕豆	6.2	萝卜缨	1.4
猪肝	25	豌豆	5.7	鲜蘑菇	1.3
海蜇	17.6	小米	4.7	海棠	1.3
虾皮	16.5	松子	5.2	黑枣	1.2
腐竹	15.1	鸡肝	5.0	豇豆	1.2
羊舌	14.4	荠菜	4.8	猪肉	1.4
海米	13.2	豆腐干	4.6	油菜	1.1
海参	11.4	红小豆	4.5	带鱼	1.1
黄豆	11	羊心	4.5	鸡肉	1.5
牛肝	9.0	面粉	4.2	瘦牛肉	0.9
青豆	8.5	金针菜	3.4	杏	0.8
芹菜茎	8.5	雪里蕻	3.4	胡萝卜	0.7
牛肾	8.4	兔肉	2.9	菜花	0.7
鸡心	8.2	鸡蛋	2.7	苦瓜	0.6
猪肝	7.9	糯米	2.6	芋头	0.6
干贝	7.3	猪舌	2.4	大白菜	0.5
冬菇	7.3	油豆腐	2.3	杏干	0.3

注：家庭医疗百科/（美）61 位医学博士著；傅贤波等译。北京：中国人口出版社，1998

有助于铁吸收的食物

鲜枣、沙棘、柑橘、猕猴桃、柚子，青椒、桂圆、番茄、草莓、甘蓝、黄瓜等富含维生素C的食物。

补铁提示

❶ 药补不如食补，与药物补充铁相比，孕期更适合通过饮食补充铁质。

❷ 含铁食物与维生素C同时吃可以促进铁吸收，而奶、咖啡、茶和抗酸剂等则会妨碍铁质的吸收。

❸ 孕期补铁注意膳食的调配，瘦猪肉、牛羊肉、猪肝、蛋黄和大豆及豆制品等含铁丰富的食物要均衡食用并注意和蔬菜的搭配。

❹ 孕期补铁忌过量，补铁的剂量应该根据个体是否贫血而作调整，需要遵循医生的指导，谨慎补铁。

第 145 天　孕妇配方奶，孕期饮食补充

孕中期腹中宝宝的生长发育进一步加快，所需的营养也越来越多。有的孕妈妈认为孕妇配方奶粉优于鲜奶，应该喝，有的孕妈妈认为只要饮食上注意，喝不喝孕妇奶粉应该无所谓，孕妇配方奶到底有没有必要喝，我们来听听专家的意见。

孕妇奶粉饮用建议

根据自身的需要选择

市面上孕妇奶粉品牌众多，所含成分也各不相同。有的含有脂肪，有的则含有叶酸或者其他营养素。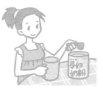孕妈妈最好在医生指导下挑选，以免造成某些营养素过量。

不要擅自增加饮用量

孕妇奶粉的产品说明上都会建议孕妈妈每天喝 1 ~ 2 杯。孕妈妈不要擅自增加饮用量，否则容易造成某些营养元素摄入量超标，反而对健康有害。

多尝试，找到自己最喜欢的口味

现在的孕妇奶粉品种很多，孕妈妈千万不要盲目地选择一大盒，回家才发现自己不喜欢，甚至是难以下咽。很多品牌都会通过超市、商场或者是杂志的渠道免费派发试用装，不妨多要两个品牌试一试。也可以到网站上看看大家都在喝哪些品牌的孕妇奶粉，尝试后再做决定。

奶粉

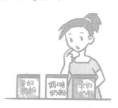

专家意见

市场上的孕妇奶粉中，添加了很多营养成分，但孕妈妈要在合理膳食的基础上挑选孕妇奶粉补充孕期营养，不能完全依靠用孕妇奶粉代替平时吃的肉、禽、蛋、蔬菜、米饭、面等食物。

特别提醒：不是所有的孕妈妈都适合喝孕妇奶粉

孕妇奶粉与鲜奶相比，脂肪含量及热量都相对较高。体重超标、体重增长过快和患有妊娠期糖尿病的孕妈妈最好在选择孕妇奶粉之前征求一下医生的意见。

感冒咳嗽是生活中常见的小病，一些家庭常见药就可以治疗，但孕期不同，很多药物对宝宝都会有影响。不小心感冒咳嗽了，不少孕妈妈为了宝宝，宁愿自己难受，坚决不吃药。对这些孕妈妈我们建议不妨试试下面这些食疗方。

冰糖蒸雪梨

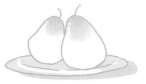

将新鲜的梨去皮去核，加入适量冰糖，放入锅中隔水蒸软即可食用。

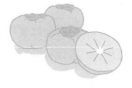

烘烤橘子

取橘子一个，底部中心挖洞，洒少量盐，用铝铂纸包好放入烤箱中烤 15 － 20 分钟，取出后剥皮趁热吃。橘皮晒干，加水泡茶喝。

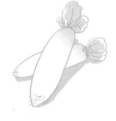

蜂蜜渍萝卜

糖煮金橘

白萝卜切成小丁，放入干燥干净容器中，加盖拧紧，3 天后去除水分与蜂蜜混合，放冰箱保存。每次舀出少许加温开水饮用。这种止咳效果非常好。若临时要喝，没时间浸渍，可将白萝卜磨碎，加 1 / 3 量的蜂蜜拌匀，再加温水饮用。

金桔洗净，用牙签戳两三个洞，加水加冰糖淹没煮沸后，小火熬至软烂，趁热食用。

没喝完的放凉，存冰箱保存，每次舀一些加温水食用。

特别提醒

1. 感冒初期喉咙痒痛时，立即用浓盐水每隔 10 分钟漱口及咽喉 1 次，10 余次即可见效。

2. 喝鸡汤可减轻感冒时鼻塞、流涕等症状，而且对清除呼吸道病毒有较好的效果。

3. 感冒咳嗽要多喝温开水，不要吃糖果、饼干及油炸等燥热易上火食品。

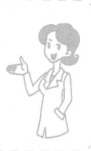

怀孕是一个美好的旅程，高质量的睡眠对休息放松疲惫的身心非常重要。但是，孕期身体变化让很多孕妈妈容易出现睡眠困扰。在此，我们给孕妈妈推荐一些实用的应对办法。

有利于睡眠的环境

◆ 卧室要远离客厅、厨房，并避免临街的，以保持卧室的安静。

◆ 卧室要整洁有序，混乱嘈杂的卧室会令人睡卧不安。

◆ 卧室窗帘遮光性要好，太明亮的光线影响睡眠。

◆ 新鲜的空气有助于睡眠，睡前最好开窗通风 30 ~ 60 分钟。

睡得更安稳的床

一定硬度的加强型床垫。怀孕后胎儿逐渐长大，腹部随之增大，腰肌承受力加大，需要稳妥的支撑，过于柔软的床垫不适合孕妈妈。

洁净的床上用品必不可少。如床单、被褥、枕头，还有靠垫、抱枕之类，要常常换洗，保持清洁、无味。

纯棉、宽松舒适的睡衣有利安眠。

心情放松安然入睡

缓解睡眠困扰，松弛精神是关键。

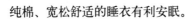

◆ 上床后孕妈妈要避免想一些事；

◆ 学习一些放松心情的办法，比如冥想；

◆ 难入睡着急不如起床，待疲倦时再睡；

◆ 夜里没睡好，可午睡 30 ~ 60 分钟弥补。

舒服的睡姿

从孕中期开始，孕妈妈就不要仰卧睡眠了，要改成膝盖弯曲的侧卧位，这样宝宝的重量就不会压到负责将血液自腿和脚向心脏汇流的大静脉上，从而减轻心脏负担。可选用支撑垫。

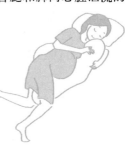

特别提醒

起夜会影响睡眠质量，所以临睡前不要喝过多的水或汤。牛奶营养丰富，利于安眠，但注意要睡前两小时喝。

第 148 天　为了宝宝健康要减轻生活中的噪音

有研究发现，噪音会干扰胎儿发育，甚至直接引起胎儿的基因突变致畸。孕中期正是宝宝听觉器官成长、发育的重要时期，高分贝噪音会损坏宝宝的听力，降低宝宝听力，为了宝宝的正常发育，孕妈妈们一定要想办法尽可能地远离噪音。

生活中减轻噪音的措施

❶ 安装双层平开窗。实验表明，安装双层玻璃窗，可使外来噪音减少一半。

❷ 窗边摆放木质家具。木质家具纤维多孔，有很好的吸音减噪效果。

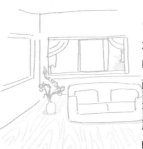

❸ 装修时选用木地板、粗糙墙面、吸音吊顶、临街墙面加厚。墙壁过于光滑，容易产生回声，从而增加噪声的音量。

❹ 窗台上养几盆阔叶植物。不仅可以降低噪音，还能对大气中的一氧化碳、二氧化硫等污染物质起到很好的抑制效果。

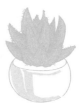

❺ 挂质地厚实、褶皱多的窗帘，房间内铺地毯，起到吸收环境噪音的效果。厚窗帘，能有效吸除绝大部分噪声。

❻ 尽量避免各种电器同时使用。电器一起使用噪音会增加。

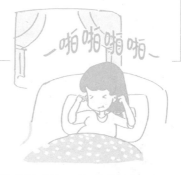

~啪啪啪啪~

特别提醒

研究发现，噪声环境中孕育的婴儿，出生后 0～3 岁每年平均患病次数，高于他婴儿 2～4 次，所以以为了宝宝的正常发育，孕妈妈一定要想办法尽可能地远离噪音。

怀孕期间理想的声音环境

不低于 10 分贝，不高于 35 分贝。

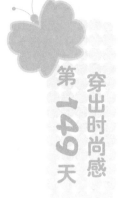

怀孕时，只能穿肥大不合体衣服的年代已经一去不复返了，怀孕也不意味着只能穿带有蝴蝶结和花边的浅色衣服。现在的孕妇装花色、款式设计丝毫不逊于时装，休闲和职业孕妇装分类也更为细化。选好孕妇装孕妈妈就能穿得像孕前一样利落美丽。

色彩选择

色彩鲜艳的衣服穿起来能调节情绪、显得精神好，有利于孕妈妈和胎儿的身心健康；柔和的色彩，如米白色、浅灰色、粉红、苹果绿等让人赏心悦目；黑色是那些高雅的时尚女性钟爱的颜色，孕妈妈穿上会有意想不到的效果。

款式选择

❶ 宜选用能够完美地体现胸部线条的款式，看上去简洁不臃肿，突出母性的美。

❷ 专为孕妈妈设计的牛仔裤不仅舒服，而且时尚。

❸ 无袖连衣裙是百搭。细节上设计漂亮的连衣裙会给别人温柔之感，可以根据季节变化选择厚薄不同的无袖连衣裙，准备 2～3 件。

❹ 方便搭配。T恤、轻便装、长、短袖衬衫、套头毛衣等只需要改变布料、颜色和花样搭配，就可以给人完全不同的印象。

❺ 根据穿着环境选择。

❻ 不同款式尺寸选择有差别。休闲孕妇装买大一号，给人的感觉就是宽松的，而职业孕妇装，也买大一号的会显邋遢。

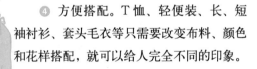

特别提醒：注意针织品质感

穿着针织品能让人显得柔美可爱，像弹力坚固呢、网格状印花、让人舒适的编织衣服、人造麂皮等。但选择时一定要注意质感，过于松软的格子棉布会显得不精神，最好放弃。

面部按摩可以促进面部血液循环和新陈代谢，使毛孔舒畅，从而防止皮肤衰老。孕妈妈洗脸、擦乳液时都不妨进行简单的面部按摩，让皮肤更干净、健康。

额头按摩

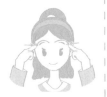

指腹从眉间开始向上轻按额间肌肤；再以螺旋状手法向太阳穴方向按摩，然后按压3秒太阳穴。

眼周按摩

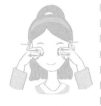

两手拇指按太阳穴，食指弯曲分推上下眼眶。上下各一次共20次。

唇角按摩

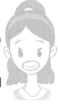

从人中开始沿着唇部四周按摩。帮助拉平唇部细小的纹路。

双颊按摩

由下巴以螺旋方式轻按至耳下，轻拉耳垂3秒，再螺旋按摩至太阳穴。

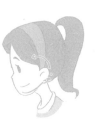

下颌按摩

用手指沿着脸部轮廓轻轻拍打下颌。

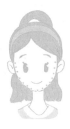

镇静肌肤

双手揉搓至微温，以双手手掌将整个脸颊包裹住，并维持10秒钟。

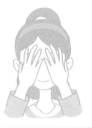

拍打面部

拍打有活血化瘀，增加肌肤弹性，使肌肤更紧实的作用。

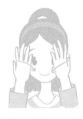

按摩注意事项

1．按摩时可用适合自己的按摩膏，也可用自己的护肤品。

2．面部按摩时间不可太长，一般干性皮肤按摩时间可为5～8分钟；油性皮肤按摩时间3～5分钟；过敏性皮肤最长2分钟或不按摩。

3．如果面部皮肤有感染或痤疮时，则不要进行面部按摩。

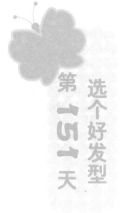

第**151**天 选个好发型

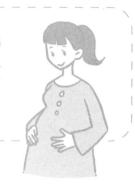

孕期大多数孕妈妈的头发会增加，如果选择的发型和自己的脸型、肤色、身高、体型相配，一头秀发，能使孕妈妈更美丽，更漂亮，可以增加孕妈妈的魅力。

孕期发型建议

◆ 发型要和脸型相配

脸型与发型的搭配要注意互相弥补法则，要利用发型来修饰弥补脸型的缺陷。例如，瘦长的脸型，就应该让发量向两边加宽；上尖下宽的三角脸型，就要让发型上重下轻等。

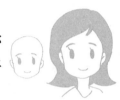

◆ 烫发染发不适合

烫发染发原料中可能含有对宝宝不利的化学元素，孕妈妈一定要避开。

长发编发图解

◆ 清爽利落的发型更适合

孕期由于身体膨胀，易显臃肿，干净清爽的发型会让孕妈妈更加利落。另外孕期行动的不便，短发打理起来方便，是很多孕妈妈的选择。如果孕妈妈舍不得长发的话，可以用一些漂亮的发饰把头发扎起来，也能增加孕期的美丽。

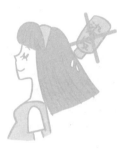

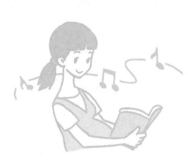

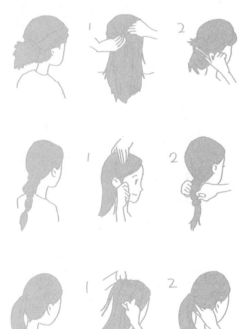

孕期由于激素的分泌孕妈妈的头发会比之前浓密，如果此时做好头发护理的话，产后我们仍然能有一头漂亮的头发。其中洗头是头发护理的一个重要方面，孕妈妈一定要重视。

孕期洗发

❶ 选择合适的洗发水。怀孕后皮肤比原先敏感，为了防止头部皮肤过敏，孕妈妈选择洗发水时要根据自己发质，尽量选温和无刺激的，最好别随便更换洗发水，营养护理头发也最好选配套的产品。

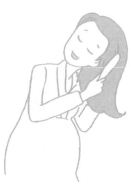

❺ 洗发频率2～3天一次即可，不宜多洗或洗发时间过长。洗发过频过长会洗掉皮脂腺分泌的油脂，使头皮和头发失去天然的保护膜，头发更易干燥、出油或头皮瘙痒，反而对头发的健康不利。

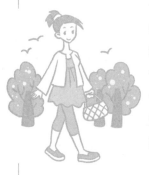

❷ 洗发后孕妈妈按摩头皮要轻柔，圆头梳子轻梳头皮即可。

❸ 孕妈妈最好别用电吹风，可用吸水性强、透气性佳干发帽、干发巾弄干头发。

❹ 头发还湿的时候不要马上睡觉、外出以防受凉感冒。

❻ 洗发时要注意姿势不能压迫怀孕后膨大的腹部，可请准爸爸帮忙洗头。

❼ 如果头发没有出现干燥、开叉或打结的情况，就尽量不要使用护发产品，也不要去发型店做头发倒膜、油等护理。

特别提醒 临睡前和早晨出门前不宜洗发，避免寒邪和湿气乘虚而入，影响健康。

175

怀孕之后，由于体内雌激素的作用，孕妈妈会发现自己的头发逐渐增多，且变得浓密亮泽。此时头发更需要好好护理，如何护理呢？

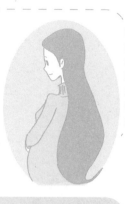

1. 头发不宜多洗。洗头过频反而使头发失去光泽，孕期每周洗发 1～2 次即可。

2. 注意营养。头发生长需要很多营养及原料，为了让头发更健康，孕妈妈要均衡饮食，可以吃一些对头发有益的食物，如核桃、黑芝麻、瓜子、海带、紫菜以及绿色蔬菜等。

3. 保持情绪稳定。中医学认为"多怒则鬓发憔枯"。

4. 生活规律。作息规律，更利于头发生长。

5. 注意防晒。曝晒会让头发的毛鳞片受损，头发变得干燥枯黄，外出阳光强时最好撑伞或戴帽子。

6. 早晚按摩。最好能在用梳子或者手指每天按摩头皮可加速头皮血液流动。梳子以桃木梳或者牛角梳为好，可早晚从耳上向头顶、从头顶向耳上分别梳 100 下。

7. 不吹发。电吹风机的热风会破坏头发的角质层。

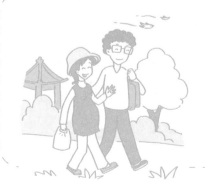

特别提醒

1. 孕期别用电吹风。电吹风工作时会形成电磁场，对孕妈妈及胎儿都不利，而且电吹风吹出的热风可能含有不利于宝宝的物质。

2. 孕期不能染发、烫发。染发剂、烫发剂可能含有有害宝宝的成分。

配饰的样式、大小、疏密、放置位置的不同能使原本简单的款式顿时丰富而有味道，孕期孕妈妈服装款式变化小，不妨选择一些款式新颖的鞋、包、首饰、围巾、胸针……等配饰来增加服装时尚感。

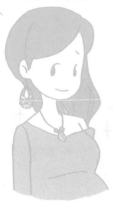

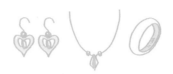

服装配饰的搭配自由随意，可放在身体的各个不同的位置，如头、颈、肩、臂、腰、臂、手、腕、腿、脚等部位，同样的服装，运用了不同配饰搭配，会有不一样的感觉，可以更好地展现孕妈妈的个人风格，突出孕期美丽。

配饰的使用规则

◆ 量少而精

同时佩戴多种首饰，最好不要超过三种。可以是单一品种的戒指，或者是把戒指和项链，戒指和耳钉两两组合在一起使用。如果戒指、项链、胸针、耳钉、手镯、丝巾全戴上，反而给人以繁琐、凌乱和俗气的感觉。

◆ 扬长避短

选择配饰时，应充分考虑自身的特点，努力使配饰为自己扬长避短。

◆ 颜色、质地和谐

如果同时佩戴两件或两件以上的配饰，要求色彩、质地一致，在总体上协调。

◆ 符合身份

选戴配饰时，要考虑个人爱好，还要符合自己的身份，要和自己的性别、年龄、职业、工作环境保持一致，不要相差太多。

◆ 配合服饰

配饰，是服装整体中的一个环节。要兼顾服装的质地、色彩、款式，并努力让它在搭配、风格上相互般配。

特别提醒　　如果全身上下佩戴超过三样饰品，则应注意选定重点，如耳环大图案复杂，项链就要简洁，反之，项链复杂，耳环就要简洁。

第155天 丝巾扮靓准妈咪

丝巾是非常好的配饰，运用得好往往给服装增光添彩。特别是怀孕后身体不断变化，衣服尺寸经常变化，像怀孕前一样添衣既浪费又没有必要，这时用不同的丝巾来增加衣着的变化，是很多孕妈妈们的聪明选择。

丝巾系法

系法一
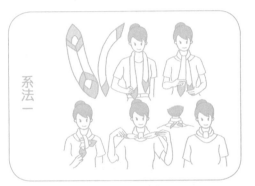

系法二
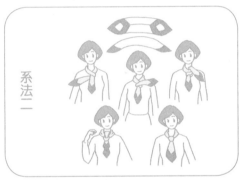

系法三
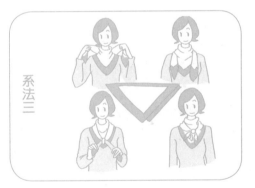

系法四
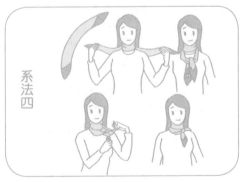

Tips：丝巾选择

1. 项链与丝巾颈间双重搭配。

2. 根据自己的脸形来选择合适的系法。如长脸形最好在颈项间系小丝巾，短脸形应系向下垂的丝巾，起到扬长避短的作用。

3. 丝巾的图案繁多可配单色或纯色孕妇装，图案简单的丝巾可配色彩丰富的孕妇装。

4. 质地和品质是选择丝巾的首要因素。

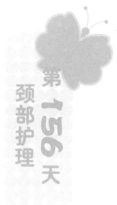

第156天
颈部护理

颈部肌肤是最早开始老化的，却是最容易被轻视的部位，许多孕妈妈们会护理脸部、腹部，但往往忘了颈部，所以细纹就不知不觉中开始爬上了颈部，成为我们年龄的泄密者。孕期全身的肌肤都是在扩张的，颈部皮肤也不例外，因此，孕期要注意颈部肌肤的提升和紧致，护理好颈部线条，以维护我们的美丽。

颈部皱纹产生原因

不良姿势

日常睡觉和工作时不当姿势会造成颈部肌肤的老化与松弛。如一直低头玩手机、iPad 等。

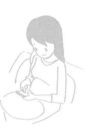

弹性松弛

颈项肌肤比面部薄，油脂分泌也比面部少，本来就容易出现皱摺。而孕期的体重增加肌肤又容易产生松弛现象。

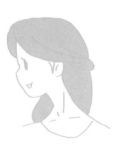

颈部护理

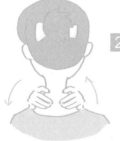

1 多做颈部锻炼运动。每天，将头颈向前后左右方向反覆做 180° 转动。

2 用滋润霜涂抹颈部肌肤。要注意的是，颈部肌肤和眼部肌肤一样，皮下组织容易松弛，故润肤霜切勿过厚，也不应使用油性润肤霜。

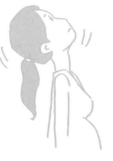
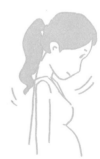

3 洗澡时用纯棉毛巾或手掌，由下至上按摩颈部肌肤。按摩时头部微微抬高，由锁骨起往上推，左右手各做十次；按摩还有畅通淋巴排毒作用。

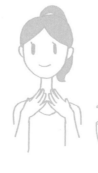

4 改变生活中的不良姿势。低头或偏头时间过长要休息或改变姿势。

第157天 不同肤质的保养

由于内分泌、激素的变化，怀孕后孕妈妈皮肤或多或少的都出现了异于平时的状况，有的孕妈妈皮肤容易分泌较多的油脂，有的孕妈妈脸上出现斑点，还有的孕妈妈可能皮肤变得敏感，那么怀孕期间怎样进行皮肤保养呢？

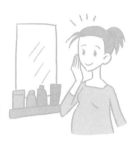

皮肤油腻

◆ 注意保持脸部皮肤清洁，但不能用清洁力太强的洗面奶。

◆ 均衡地摄入营养，饮食上要多摄取含优质的动物蛋白和维生素的食物。

皮肤多汗

◆ 多饮水，适当活动，控制体重的增长。

◆ 注意皮肤清洁。

◆ 根据个人皮肤变化的特点，选用合适的护肤用品。

面部色斑

◆ 注意粗纤维食物的摄入，少吃或不吃刺激性的食物，饮食清淡、营养，防止便秘。

◆ 注意防晒，尽量避免在中午或下午阳光强烈的时候外出。

◆ 保持愉悦的心情和充足的睡眠。

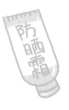

皮肤干燥敏感

◆ 使用保湿护肤品。

◆ 注意饮食营养平衡，增加镁、钙等矿物质的摄取。

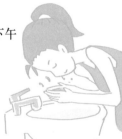

Tips：自制香蕉和蜂蜜保湿面膜

把香蕉和蜂蜜按3：1混合在一起调成糊状，均匀的敷在脸上大约5分钟，可以面部保湿防止皮肤过敏。

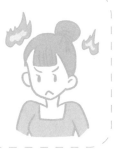

孕期激素的变化，身体的压力和疲劳等原因都会导致孕妈妈心情低落，优生优育需要排解这些负面情绪。有英国精神病学家的研究显示，孕妈妈的情绪不仅仅影响胎儿，还会影响到胎儿出生后的情绪和行为等方面。那么该如何调整情绪波动呢？下面有一些建议。

负面心理调整方法

❶ 充足的睡眠。足够睡眠，让人放松，能舒缓紧张情绪和压力，人会更有精神和活力。所以，白天孕妈妈有机会也不妨小睡一会。

❷ 抽空休息。持续工作的人会疲劳，心情难免焦躁，紧张工作期间稍稍休息，心情会好很多。

❸ 做一些自己喜欢的活动。投入到喜欢的事中，情绪会平静愉悦。孕妈妈可适当减少一些家务量，用多出来的时间做自己喜欢的事。

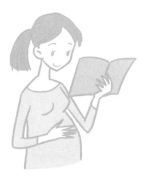

❹ 要放松对一件事的担心，最好的办法就是认识了解它。认真对待每一次产前检查，可减少对怀孕对宝宝的担心，让自己更有信心。

❺ 充分的准备总是做好一件事的关键，阅读一些关于孕期保健和育儿的文章或书籍，既能转移不良情绪，又能做好当妈妈的准备。

❻ 适量的运动，如散步或慢跑等，强健身体的同时会释放内心的压力和紧张。

❼ 健康均衡的饮食，也会缓和情绪，平静心情。

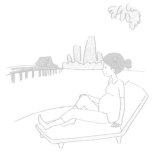

❽ 大自然是人类心灵的家园，去一些郊外公园或花园走走，对改善情绪波动有很大的帮助。

❾ 音乐能调整人的情绪，多听旋律优美，节奏舒缓的音乐，情绪会变得平和。

特别提醒

要想生个身心健康的孩子，对待胎儿的态度必须是愉快和积极的，不应是拒绝和不愿意的，否则会影响胎儿的身心健康。

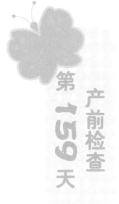

本月产检在血常规、尿常规常规检查外，医生可能会安排葡萄糖耐量试验。常规检查反复进行的目的是对孕妈妈的身体状态进行持续的观察，以发现潜在问题，保证孕期安全，这也是孕妈妈每隔一段时间就要到医院产检的意义。

血常规复查常规项目及意义

血常规复查项目	正常值	意义
血红蛋白	$100 \sim 160g/L$	判断孕妈妈是否贫血，血红蛋白小于100g/L 就说明孕妈妈贫血
白细胞	$(4 \sim 10) \times 10^9/L$	白细胞孕期会轻度升高，但超过这个范围说明有感染的可能
血小板	$(100 \sim 300) \times 10^{12}/L$	如果血小板低于 $100 \times 10^{12}/L$，则会影响准妈妈的的凝血功能

尿常规检查

常规检查项目：尿液中蛋白、糖及酮体，镜检红细胞和白细胞等。

检查目的：了解尿液中有无蛋白、糖及尿比重和有无泌尿系统及其他系统的疾患。

检查结果判定：上述指标均应为阴性。如果蛋白阳性，提示有妊娠高血压、肾脏疾病的可能；如尿蛋白偏高可能肾功能不良，要检查是否有肾脏病；若伴有高血压则为子痫前症。如果糖或酮体阳性，需检查排除糖尿病可能。

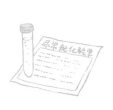

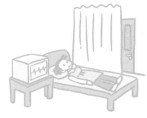

葡萄糖耐量试验

葡萄糖耐量试验是一种妊娠糖尿病筛查试验，简称糖筛。是通过血液检测，来筛查孕妈妈是否有患妊娠期糖尿病的危险，医生一般安排在 22 ~ 28 周进行。

做法：口服含 50 克葡萄糖的水，1 小时后抽血检测血浆血糖值。试验时孕妈妈不需要禁食。

检查结果处理

血液指数	<7.8mmol/L（或140mg/dL）	≥ 7.8mmol/L（或140mg/dL）
结论	正常	需做 75 克葡萄糖耐量试验

75 克葡萄糖耐量试验

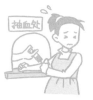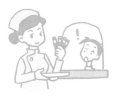

先空腹 8 小时后再进行抽血，然后喝下 100 克的糖水，1 小时后抽 1 次血，2 小时后再抽 1 次，3 小时后再抽 1 次，总共要抽 4 次血。根据这四次血的结果来判断孕妈妈有没有糖尿病或是糖耐量的异常。

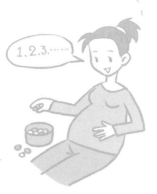

每日计数胎动，是家庭监测评估宝宝健康状况的，一个既简单又经济实惠的方法。不需要使用任何仪器，无论是在家中还是上班，或是搭乘交通工具都可进行。胎儿缺氧或胎盘功能不足胎动会减少，所以每天数胎动能减少孕妈妈过度紧张和疑虑。

计数胎动的方法

每天早、中、晚固定一个最方便的时间，各数一次胎动，每次进行1个小时。然后把3次数到的数字相加并乘以4，这就是宝宝12小时的胎动数。胎动30次或30次以上为正常；如果少于20次，说明胎儿在子宫内可能有异常；如果少于10次，则提示胎儿在宫内缺氧。

特别提醒

孕妈妈应该坚持每天数胎动，如有不良感觉时，马上去医院检查。

计数胎动注意事项

❶ 如果很忙，无法做到每日在固定时间内测3次胎动，孕妈妈可以在每晚6～10点之间测胎动1小时。若胎动每小时大于或等于3次为正常。若每小时胎动小于3次或胎动数比平时减少一半，以及胎动突然频繁，应继续再数1小时。如仍未好转，应速去医院诊治。

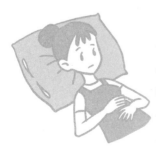

❷ 为计数胎动方便，孕妈妈可以用一些纽扣，感觉一次胎动，就放一颗纽扣在盒子中，1小时完毕后，盒子中的纽扣数即为1小时胎动数。

❸ 计数胎动时，如果准妈妈采用左侧卧位的姿势，并且环境安静，思想集中，心情平静，则测量的数据准确度会更高。

❹ 胎动的强弱和次数，个体差异很大。有的12小时多达100次以上，有的只有30～40次。但只要胎动有规律，有节奏，变化曲线不大，都说明胎儿发育是正常的。

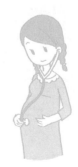

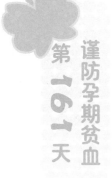

孕妈妈孕期贫血通常会出现头晕、乏力，有些还可能出现目眩、疲倦、注意力不集中等症状。孕期贫血对宝宝危害很大，其中有一种贫血是生理性的，也最为常见，我们来了解了解。

生理性贫血

原因

怀孕后，由于孕妈妈体内对氧的需求量增多，新陈代谢加快，同时子宫中，宝宝、胎盘发育增长使血容量增加。增加的血液中血浆增加要比红细胞多，使血红蛋白的含量下降，因此形成了孕期血液稀释的现象。这种贫血属于正常的生理过程，这对于妊娠及分娩的影响没有大碍，且多为缺铁性贫血。

预防

怀孕期间定期产检，发现贫血及时治疗。要改变不良饮食习惯，加强孕期营养，在营养均衡的前提下多吃含铁丰富的食物，如：鸡肝、猪肝、红枣等。

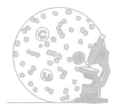

孕期贫血危害

❶ 阻碍宝宝生长。贫血可能使血液携带到身体各个组织中的氧气减少，影响胎儿的供氧量和营养供应不足，轻者使胎宝宝发育缓慢，重者可发生早产、胎儿宫内窘迫。

❷ 眩晕。孕妈妈可能因贫血导致的血中含氧量不足和脑供血不足，而眩晕甚至晕倒。

❸ 分娩时易发生危险。贫血导致孕妈妈的抵抗力降低，出血耐受性差。

孕期贫血的诊断标准

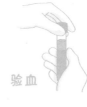

验血

世界卫生组织的孕期贫血诊断标准为孕妇血红蛋白低于110克／升，而国内一直将孕妇血红蛋白低于100克／升为孕期贫血的标准。

特别提醒：孕中期要谨防贫血

统计数据：城市孕妈妈13周前贫血患病率为16.4%，孕28～37周，贫血患病率41.4%，孕37周下降为32%。从数据上可以看出，孕中期孕妈妈更容易患上贫血。

怀孕期间比较容易出现痔疮，而怀孕前就患痔疮的孕妈妈痔疮会加重。痔疮有时发生在肛门内，有时发生在肛门外，痔疮发作时会有瘙痒、出血、疼痛难忍等症状，致使孕妈妈难以坐下或行走，影响了生活。

为什么孕期容易得痔疮？

随着孕周的增加，增大的子宫会压迫下腔静脉，使得痔静脉的回流受阻，压力升高，导致痔静脉曲张，出现痔疮。而怀孕期间常见的便秘也会造成或加重痔疮。

孕期痔疮对策

❶ 调整生活方式，多吃高纤维的食物（如麦片、蔬菜、粗根菜、苹果），多喝水（每天8～10杯），经常锻炼，避免吃辛辣的食物，如酒、辣椒、花椒、胡椒、姜、葱、蒜等。

❸ 尽量避免便秘的发生。一旦发生，应及时处理。

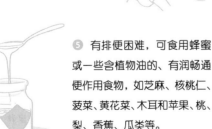

❺ 有排便困难，可食用蜂蜜或一些含植物油的、有润畅通便作用食物，如芝麻、核桃仁、菠菜、黄花菜、木耳和苹果、桃、梨、香蕉、瓜类等。

❻ 定时排便，每次排便后轻柔按摩肛门。

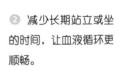

❷ 减少长期站立或坐的时间，让血液循环更顺畅。

❹ 做一些促进肛门局部血液循环的运动：收缩肛门后放松，再收缩、放松，连续8～10次，每日数次。

特别提醒

◆ 孕期出现痔疮不必过于紧张，多数痔疮在分娩以后会自行消失，或症状明显减轻。

◆ 发生痔疮不能自行使用缓泻剂或矿物油，一些软化大便的药物、药膏或栓剂，要在医生指导下使用。

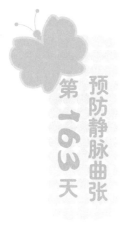

第163天 预防静脉曲张

许多孕妈妈都担心妊娠纹，但小腿上隆起的蓝色蚯蚓状纹比妊娠纹更需要担心，因为这是静脉曲张的表现。有40%的孕妈妈孕期会发生静脉曲张，虽然静脉曲张不会造成全身循环系统的障碍或凝血，但皮肤可能瘙痒、破损或留疤，所以孕妈妈还是要引起重视。

孕期静脉曲张的原因

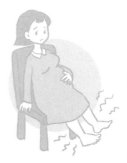

孕期之所以容易出现静脉曲张是由于妊娠期血容量增加，加上子宫的重量影响了下半身的血液循环。当静脉壁过度牵拉，瓣膜不能关闭引起局部血液积聚，就出现静脉曲张。

孕期最常见静脉曲张的部位：腿

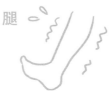

此外踝部及外阴部也会出现，而出血痔实际上是直肠部位静脉曲张。

易静脉曲张的孕妈妈

◆ 体重超重孕妈妈。

◆ 一天中大部分时间保持相同的坐着或站立姿势的孕妈妈。

◆ 母亲有过静脉曲张的孕妈妈。因静脉曲张有遗传性。

五个生活细节预防静脉曲张

❶ 锻炼身体和伸展运动；

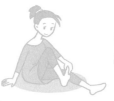

❷ 坐时可以抬高足部；

❸ 交叉双腿或穿过膝的或过大腿部的长筒袜会导致血流阻断，尽量避免；

❹ 避免长期坐或站立，经常活动和放松下肢；

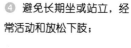

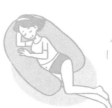

❺ 侧卧位并保持腿部和头部在一个水平面上。

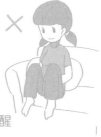

特别提醒

产后大多数孕妈妈静脉曲张会减轻，如果静脉曲张严重，产后可以手术治疗或用药物使静脉曲张收缩。

腿抽筋，这是很多孕妈妈经常遇到的问题，尤其是怀孕五个月以后，更是较为频繁。而且往往在夜间出现，让孕妈妈从睡梦中痛醒，影响了睡眠质量。其实孕期出现腿抽筋的现象是正常的，孕妈妈不需要太担心。

孕期腿抽筋原因

◆ 怀孕后，孕妈妈体重增加，双腿的负担加重，腿部肌肉时常处于疲劳状态。

◆ 怀孕以后，宝宝营养需求大，特别孕中、晚期，骨骼的发育，需要大量的钙质，每天钙的需要量达到1200毫克。如果孕妈妈饮食中钙质不足或本身钙质吸收力弱，就会造成血中钙质含量的降低，而引起肌肉抽搐。

◆ 夜间血钙水平比日间要低，故小腿抽筋常在夜间发作。

七大妙招

① 多吃含钙的食物，如鱼、蛋、蔬菜、豆制品、牛奶等，以补充钙质。多晒太阳，帮助维生素D转化为钙。

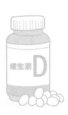

② 通过饮食摄入来补充钙对孕妈妈会更适宜，如确实需要药物补充，请医生检查后再做补充。

③ 牵拉、向上弯曲足底，向外推脚后跟可以避免腿抽筋。有时，当抽筋刚开始时，也可以做这种伸展动作。

④ 按摩也可以缓解抽筋。

⑤ 临睡前可用温水泡脚。

⑥ 避免走得太多或站得过久，使腿部疲劳。

⑦ 注意腿部保暖，受凉也会腿抽筋。

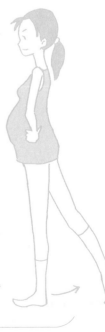

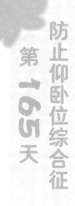

孕中期孕妈妈在仰卧位或半卧位时会出现头晕、眼花等症状，这些症状在侧卧位或站立位时症状相对减轻。这就是仰卧位综合征。此症一般发生在孕28周之后，孕32~36周时最易发作，往往仰卧7分钟左右即可发作。

仰卧位综合征原因

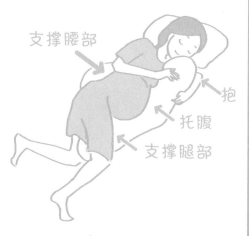

孕期中、晚期由于子宫增大，使膈肌上升，压迫心脏，使心脏向左上方移位。与此同时，增大的子宫又会压迫下腔静脉而使静脉回流受阻，回心血量减少，心搏出量也随之减少，孕妈妈心、脑等组织器官供血不足，血压下降，从而出现心悸、出冷汗、面色苍白等现象。

仰卧位综合征预防

◆ 在怀孕中后期，孕妈妈的睡眠姿势应取左侧卧位。

◆ 避免长时间仰卧。

◆ 如果左侧卧位有困难，平卧时可在右臀部垫以靠垫、枕头或棉被等，使骨盆向左倾斜。

◆ 适度运动，如在室内或附近户外散步也可以预防仰卧位综合征。

◆ 一旦仰卧综合征发生，应立即侧卧，或侧卧后缓慢平坐，以减轻对子宫、心脏和下腔静脉的压迫，从而有助于恢复大脑血压供应。

支撑腰部　抱　托腹　支撑腿部

第 **166** 天　胎教可塑造胎儿性格

人的性格形成有先天和后天两种因素影响。就先天而言，既与父母性格的遗传基因有关，也与出生前胎儿在子宫内所受到的影响有关；后天因素则是在其出生后的社会实践过程中逐步形成的。因此可看出胎教对塑造胎儿性格有意义。

子宫内的心理体验是宝宝出生后性格的基础

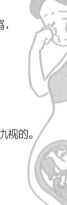

孕妈妈生活环境

家庭和谐、温暖、充满慈爱
对宝宝充满期待和爱意。

宝宝子宫内印象

等待自己的世界是美好的。

出生后性格

热爱生活、相信自己、
活泼外向等性格。

孕妈妈生活环境

家庭氛围不和谐，吵架、打骂，
充满怨恨甚至离婚。
对宝宝排斥、厌恶。

宝宝子宫内印象

等待自己的世界满是冷漠、仇视的。

出生后性格

孤寂、自卑、多疑、怯弱、
内向等性格。

孩子性格受妈妈影响大

胎儿接受孕妈妈的影响是自然而然的，研究表明，孕妈妈的精神状态、情感、行为、意识可以引起体内激素分泌异常，影响到胎儿的性格形成。特别在胎儿 6 个月以后，能把感觉转换为情绪。

好性格的妈妈有好性格的孩子

孕妈妈的性格特征会影响胎儿。比如孕妈妈积极乐观度过孕期，坚强地克服孕期和分娩中的痛苦，这种坚强的意志会影响到胎儿，有助于胎儿出生后形成自尊自强、勇于克服困难的好性格。

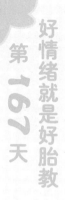

第167天 好情绪就是好胎教

情绪胎教贯穿整个怀孕过程，愉快、开心、乐观的情绪让人幸福感，孕妈妈的幸福感会通过血液、神经传递给子宫里的宝宝，影响宝宝的生长和发育。孕妈妈的好情绪就是一种好的胎教，情绪胎教正是基于此而开展的。

情绪胎教的意义

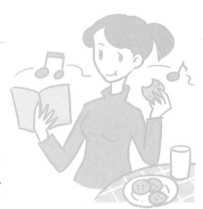

◆ 孕妈妈愉悦的情绪可促使大脑皮层兴奋，使血压、脉搏、呼吸、消化液的分泌均处于相互平稳、相互协调状态，有利于改善胎盘供血量，促进胎儿健康发育。

◆ 通过调节孕妈妈的情绪，使孕妈妈忘掉烦恼和忧虑，保持和谐的心境，促使胎儿的大脑得到良好发育。

◆ 情绪胎教能保障孕期母子心理健康。它不仅决定着母子关系的和谐，决定着孩子后天心理素质及心理健康，也直接影响家庭关系。

快乐孕妈妈是最好的情绪胎教

和谐的夫妻是情绪胎教的前提

现在很多孕妈妈们都很重视胎教，认为胎教就是给腹中的胎儿听音乐、讲故事。其实孕妈妈的情绪对胎儿影响很大，孕妈妈心情轻松愉快，情绪稳定，避免精神紧张；多在环境优美、空气新鲜处散步，营造积极乐观的心情，就是对宝宝最好的胎教。

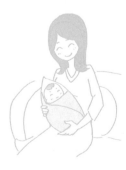

夫妻关系和谐，准爸爸给怀孕的孕妈妈足够的关心，帮助孕妈妈尽快适应怀孕所带来的身心上的不便与不安，夫妻双方互敬互爱，互相体贴，解决某些问题时大度地"容忍"对方，避免激烈的争吵。良好的家庭气氛自然能让孕妈妈腹中的宝宝感受到，促进他健康成长。

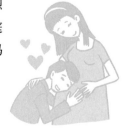

第168天 抚摸胎教，妈妈的爱

孩子都喜欢抚摩、拥抱，胎儿也是这样。胎儿受到母亲双手的抚摩之后，会形成良好的触觉刺激，亦会引起一定的条件反射，激发出活动的积极性，进而促进大脑的发育。如果孕期，经常充满爱意地抚摸宝宝，将能有效促进宝宝出生后养成良好的性格和敏捷的反应力。

抚摸胎教的方法

抚摸胎教其实是对宝宝的一种爱抚和触摸。可让宝宝出生后对触觉刺激有灵敏的反应。每晚睡觉前，孕妈妈先排空膀胱，平卧床上，全身尽量放松，在腹部松弛的情况下，用双手由上至下，从右向左，隔着肚子来回地、温柔地抚摩宝宝，就像在抚摩出生后的婴儿那样。每次持续 5 ～ 10 分钟。

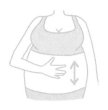

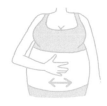

实施注意

❶ 手法要轻柔，切忌粗暴，爱的心意很重要。

❷ 准爸爸的加入作用好。如果准爸爸也参与到对宝宝的抚摩胎教中来，用手轻抚孕妈妈腹部时同宝宝细语，并告诉宝宝这是爸爸在抚摩，不但能使宝宝更早与爸爸建立联系，也能给孕妈妈更多的安慰和体贴，从而加深全家人的感情。

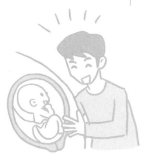

特别提醒

在实施抚摩胎教的时候，准爸爸妈妈们一定要谨记一个字，就是"爱"。在轻抚肚皮的时候，只有充满爱意的抚触才能让宝宝感觉舒服，才能让宝宝情绪平和。

点滴记录，留住美好

草在结它的种子，风在摇它的叶子，
我们在等你，宝贝！

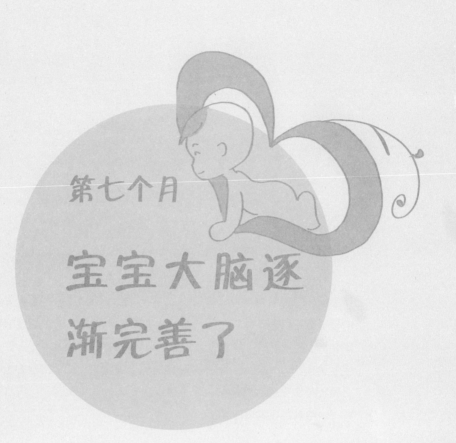

第七个月

宝宝大脑逐
渐完善了

第 169 天

本月特别关注：走路运动

　　对孕妈妈来说，随时可以开始的走路是简单而有效的运动，走路不仅锻炼体力还锻炼精神，有助于孕期体重的控制和疾病预防，如水肿、消化不良等。另外，走路能增加肌肉力量和耐力，对正常分娩的帮助非常大。很多孕妈妈可能都听到过医生和长辈们 "怀孕时多走走，孩子好生" 的建议。但是走路并不是随便走一走就行的，持续错误的走路方式会导致腰痛和腿关节疼痛，为了防止这类现象，孕妈妈进行走路运动时有一些特别事项需要注意。

第170天　孕妈妈和宝宝变化

现在是孕7个月了，宝宝的变化更大了，为了配合宝宝的生长发育孕妈妈的身体也会有更多的变化，比如腹部或大腿上出现妊娠纹，腿部水肿厉害等。

胎儿

身长： 28～38cm　**体重：** 800～1200克

宝宝变化

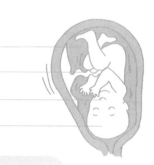

- 身体外貌日益成熟
- 大脑功能趋于完善
- 视觉有了发展
- 活动更加频繁

孕妈妈的变化

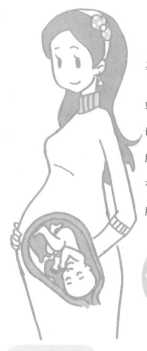

- 妊娠纹明显
- 静脉曲张
- 腿部浮肿
- 有生理性的子宫收缩
- 腹部不适

七月

本月宝宝胎动明显

宝宝能自己转换身体方向，睡醒后宝宝会用小手、小脚在妈妈的肚子里又踢又打，眼睛已能睁开，眼球开始转动，头会自动转向光亮处，如果宝宝是男孩，他的睾丸开始下降到阴囊中；如果宝宝是女孩，她的大阴唇已经发育。

加强会阴部卫生保健，防止早产

孕中、晚期，孕妈妈必须加强会阴部卫生保健，积极防治细菌性阴道炎，以防止胎膜炎和子宫内感染，避免诱发早产。

子宫大小

腹部继续增大，宫底上升到脐上1～2横指，子宫的高度为24～26厘米。

特别提醒

一般有规律而频繁的胎动说明宝宝很健康；如果有规律的胎动突然变化或者是胎动减少，则需要到医院检查确认宝宝的情况。

第171天 碳水化合物，补足孕中晚期能量

人体的一切生命活动以及体温维持都需要热能，而碳水化合物是所有营养素中最主要、最经济的热能来源，也是怀孕后各种营养素的重要来源。

孕中晚期热量需要大

孕早期胎儿体重只有 20 克，生长速度较慢，需要增加的热量较少。但随着胎儿的快速发育，孕中期后，胎儿每周体重增加约 100 克，孕晚期甚至达 150 克以上，孕妈妈在热能和营养素方面的需要比孕早期大大增加。

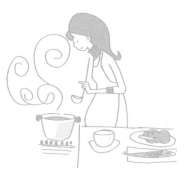

常见食物碳水化合物含量表

食物名称	含量 (g/100g)
小麦面粉（标准粉）	70.9
粳米（小站稻米）	79.2
玉米面（黄）	78.4
荞麦面	70.2
黄豆	37.3
马铃薯	17.8
小麦粉（富强粉）	74.9
香米	77.2
小米	77.7
莜麦面	67.7
蚕豆（煮）	10.1
甘薯	15.3

富含碳水化合物的食物

蔗糖；谷类，如水稻、小麦、玉米、大麦、燕麦、 高粱等；薯类，如红薯、土豆等；豆类，如黄豆、红豆、绿豆等；水果，如甘蔗、甜瓜、西瓜、香蕉、葡萄等；坚果，如榛子、开心果等；蔬菜，如胡萝卜、番茄等。奶制品则是唯一含有大量碳水化合物的动物性食品。

特别提醒

孕妈妈若能保证每日摄入 0.4～0.45 千克的主食，基本上就能满足碳水化合物的需求。所以，如果孕妇当日副食如蛋、鱼、肉类、水果等摄入较多，粮谷类主食就应适当减少。

第172天 孕期食用补脾利尿食物益气又消肿

孕妈妈吃药对宝宝影响很大，一些孕妈妈在孕期不适最好通过饮食调整来缓解，尽量别随便吃药，下面的这些食物不但利尿能缓解孕期水肿，而且可以补脾益气，有利于孕期营养吸收。

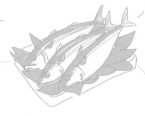

蔬菜类

赤小豆

性平，味甘酸，消水通气而健脾胃。

冬瓜

含水量高、热量低、口味清淡，清热解暑，有利尿通便的作用。

米糠

米糠性苦，味甘、平、无毒，有健脾胃、消肿利尿的作用。特别适宜于因维生素 B_1 缺乏引起的妊娠水肿。

Tips

1. 冬瓜性凉，体质虚寒的孕妈妈不宜常食，尤其是在冬春两个季节不宜多食。

2. 赤小豆与鲤鱼，再加葱姜调味，一同煨烂食用，对怀孕后浮肿有裨益。

鱼类

鲤鱼

性平，味甘，有利水消肿、下气、通乳、安胎的作用。赤小豆鲤鱼汤，少许放盐，是中国传统的水肿汤方，妊娠水肿和脚气浮肿者宜常食之。

鲫鱼

性平，味甘，有健脾利湿消水肿的作用。

鲈鱼

性平，味甘，具有滋补、安胎、治水气的作用。

Tips

1. 体虚浮肿的孕妈妈，可用鲫鱼加冬瓜煨浓汤。

2. 鲈鱼是一种健身补血、健脾益气和益体安康的佳品，孕妈妈可经常食用，尤其是秋末冬初的成熟鲈鱼，肥美、营养物质也最丰富。

豆浆

性平、味甘，有生津润燥、降血压和利尿功效。豆浆含有丰富的植物蛋白、磷脂、维生素 B_1、B_2、烟酸和铁、钙等矿物质。

Tips

1. 每天用淡豆浆数杯代水饮，持续数天，有利于消退水肿，降血压。

2. 豆浆要煮透，不宜冲入生鸡蛋，也不宜与药物一同食用。

第173天　补脑食品，帮助宝宝大脑发育

孕期是宝宝大脑发育的关键时期，胎儿大脑发育需要的物质全来源于孕妈妈的饮食摄入，孕妈妈充足的营养是生育健康聪明宝宝的前提，孕期多吃补脑食品，可以促进宝宝大脑健康发育。

促进大脑发育营养素

人脑的主要成分是蛋白质、脂类（主要是卵磷脂）及维生素 B_1、尼克酸等，孕期多吃富含这些营养物质的食物，能促进宝宝大脑发育。

促进大脑发育的食物

深色绿叶菜：深色绿叶菜中含有丰富的维生素，其中维生素 B_9 和维生素 B_{12} 有减少心脏病和认知障碍风险的功效。

全麦制品和糙米：糙米中含有丰富的维生素，对于保持认知能力有重要作用。

鸡蛋：鸡蛋是补脑佳品，鸡蛋的蛋白质是天然食物中最优良的之一，蛋黄含有丰富的卵磷脂、钙、磷、铁以及维生素A、维生素B、维生素D等。

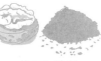

花生：富含卵磷脂和脑磷脂，是神经系统所需要的重要物质。

特别提醒

孕期忌食下列会伤害大脑的食物：

过咸食物。

含味精多的食物。

含过氧化脂质的食物。如腊肉、熏鱼等在油温200℃以上煎炸或长时间曝晒的食物。

含铅食物。如爆米花、松花蛋、啤酒等。

含铝食物。如油条、油饼等。

大蒜：大蒜能够促进葡萄糖转变为大脑能量。

核桃和芝麻：含有丰富的不饱和脂肪酸，能为大脑提供充足的亚油酸、亚麻酸等不饱和脂肪酸，排除血管中的杂质，提高脑的功能。

核桃和芝麻

豆类及豆制品：含有人体所需的优质蛋白和8种必需氨基酸、卵磷脂、维生素及其他矿物质，能增强脑血管机能。

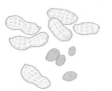

鱼类：含有 ω～3脂肪酸，能保护神经系统，有健脑作用。

第 **174** 天　多吃豆制品营养更均衡

孕期，宝宝的发育离不开蛋白质，所以孕妈妈应当多吃一些高蛋白食物。除了动物蛋白外，孕妈妈补充豆制品很必要，因为豆类，尤其是大豆（黄豆、青豆、黑豆等）富含非动物蛋白，对人体不利的饱和脂肪酸含量很低，对健康更为有利。

豆制品更利于蛋白质吸收

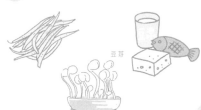

豆芽

豆类包括大豆、绿豆、豌豆、蚕豆、豇豆与红豆等。整粒豆煮熟后的蛋白质消化率只有60%左右，若加工制成各式各样的豆制品，如豆浆、豆腐、腐竹和豆芽等，就可使蛋白质消化率提高到90%以上。专家认为，豆制品是平衡膳食的重要组成部分。

美味豆菜谱

胡萝卜炒毛豆

材料：胡萝卜50克，毛豆150克。油、蒜末、盐、胡椒粉、香油、干辣椒各少许。

做法：①胡萝卜切丁，沸水焯一下备用；毛豆煮至微软。②油锅炒香蒜末、干辣椒后放毛豆，加盐、胡椒粉，再加胡萝卜丁一起炒，出锅前淋上香油即可。

炝黄豆芽

材料：黄豆芽300克、植物油、盐、花椒、葱、干辣椒各适量。

做法：①黄豆芽洗净沸水烫透，捞出放凉装盘。②葱切末。③锅热放油炸花椒油，干辣椒。④黄豆芽加葱末和炸酥红辣椒，浇花椒油，加入盐，拌匀即可。

肉末豆腐

材料：豆腐300克，肉末100克。油、葱花、姜片、盐、料酒、高汤、香菜末各少许。

做法：①豆腐切片蒸5分钟。②油锅烧热，下葱、姜煸香，放肉末煸炒，加高汤、料酒和豆腐片，炖汤呈奶白色。③加盐调味，最后撒少许香菜末即可。

猪肝绿豆粥

材料：猪肝、大米各100克，绿豆50克。

做法：①绿豆洗净清水泡3小时以上；猪肝洗净，去筋膜切碎。②大米洗净和绿豆一起放锅里加水煮开，改用中火煮至八成熟，加入猪肝拌匀，煮至熟烂即可。

第175天 正确的走路姿势提升肌肉力量

我们每个人都会走路，但孕期由于腹部的膨胀，身体重心改变，走路的姿势也应相应调整。正确的走路姿势不但走得轻松，运动效果好，还能提高腿部的肌肉力量，缓解孕期的不适，为顺利生产做好准备。

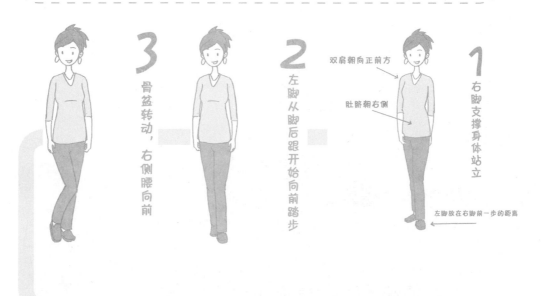

3 骨盆转动，右侧腰向前

2 左脚从脚后跟开始向前踏步

1 右脚支撑身体站立

双肩朝向正前方

肚脐朝右侧

左脚放在右脚前一步的距离

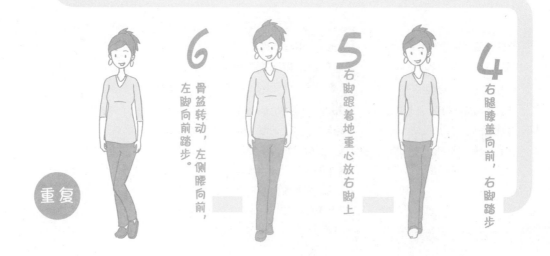

重复

6 骨盆转动，左侧腰向前，左脚向前踏步。

5 右脚跟着地重心放右脚上

4 右腿膝盖向前，右脚踏步

走路被世界卫生组织认定为"世界上最好的运动"，孕期走路运动好处很多，既可以促进子宫血液循环和下肢的血液供应，还能帮助孕期体重控制和顺产，也不会给膝盖和脚踝造成冲击，是孕期最安全的活动方式。

孕期走路运动注意事项

❶ 饭后30分钟再开始走路，空腹和过饱也不宜走路。

❷ 感觉累的时候要立即停下休息。

❸ 走路场所要绿化好，空气清新。

❹ 可以从熟悉的场所开始走路。比如从家走到上班地点或者家附近的绿地公园等。

❺ 夏天要避开太阳直射的时间，选择早上或傍晚凉快的时间段；冬天选择相对温暖的时间段。

❻ 根据自己的身体条件逐渐增加走路长度，千万不要过度运动。

❼ 走路时注意适时补充水分。

❽ 选择吸汗透气性好的服装和一双舒适有缓冲功能的鞋子。

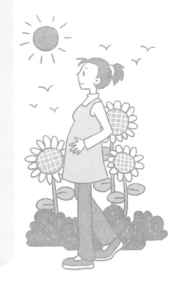

六类孕妈妈不适合走路运动

◆ 有持续宫缩，每小时多于6～8次的。

◆ 有习惯性流产史或有早产史的。

◆ 胎动不好的。

◆ 呼吸系统有病或有心血管病的，如高血压、贫血。

◆ 双胎、三胎或多胎妊娠、胎儿大小与月份不符、前置胎盘、宫颈功能不全。

◆ 有过度肥胖或是医生建议少运动等情况的。

特别提醒

将走路运动融入到日常工作、生活中，比如上下班坐车少坐一段路，比单独找出时间去走路，更容易坚持。

怀孕生活后娱乐活动减少，看电视成了一些孕妈妈的替代选择，不过由于电视机工作时，会产生一定量的射线，为了宝宝健康孕妈妈宜少看电视。

孕期看电视时要适度

有关专家曾对近 700 名每周接近荧光屏 20 小时的孕妇做过调查，发现其中的 20% 的孕妇发生了自然流产。为了宝宝的优生优育，孕妈妈不能长时间看电视。

孕期看电视提醒

❶ 忌近距离看电视。孕妈妈看电视时应距离电视机 2 米以上的距离，以减少电视辐射的影响。

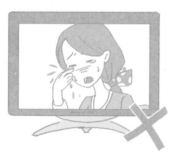

❷ 忌连续长时间看电视。一次看电视时间不宜超过 2 小时，长时间看电视久坐不动容易加重便秘、下肢肿胀。

❸ 忌看恐怖、紧张、悲剧性节目，不利胎教。

❹ 忌边看电视边边吃零食或者蜷着身体看电视。

❺ 忌在密闭、空气不新鲜的房间看。

❻ 忌看电视过晚，影响了休息。每天保证 8～9 小时充足睡眠对孕妈妈非常重要。

❼ 忌饭后立即坐下看电视。影响营养消化吸收，也增加眼睛的疲劳。

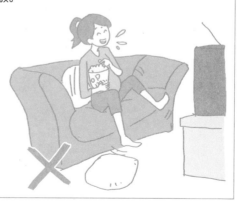

进入孕中期后，由于胎儿增大，子宫体积日渐膨胀，孕妈妈常入睡困难，起夜与醒转的次数都会增加，使孕妈妈睡眠质量下降。孕妈妈可以试试下面这些克服睡眠困难的方法。

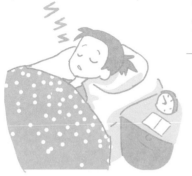

孕期需要良好睡眠

孕期需要良好的睡眠，睡眠质量好可以使细胞能量得到补充，促进宝宝发育，有助于孕妈妈缓解精神压力，增强神经系统和免疫系统的功能，降低产后患抑郁症的概率。还能帮助宝宝形成良好的"作息制度"。

改善孕期睡眠的方法

❶ 难以消化的食物不利于睡眠，孕妈妈睡前最好不吃 。

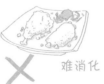

难消化

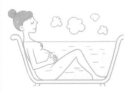

❷ 临睡前洗一个热水澡有一定的催眠作用。

❸ 可以在睡前搓搓脚心。不但可以补充运动量少的缺憾，刺激脚心神经，还能滋阴补肾、颐养五脏六腑，提高睡眠质量。

❹ 可以在入睡前两小时喝牛奶加蜂蜜，因为高蛋白零食能提高血糖水平，防做噩梦、头痛、发热，有助于入睡。

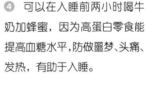
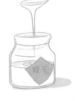

❺ 睡前 3～4 小时内尽量不做运动，可以在睡前读书看报，一方面有助于胎教，另一方面也能使孕妈妈安静入睡。

❻ 睡前泡脚。每天睡前泡泡脚，有很好的保健作用，尤其对于睡眠质量不高、怕冷的孕妈妈能起到很好的效果。

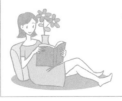

❼ 可以在睡前吃蜂蜜藕粉，补五脏，和脾胃，益血补气。

❽ 孕妈妈可以在睡前根据自身状况适当做一些孕妇瑜伽。

❾ 睡前梳头能够提高睡眠质量，加快入睡。

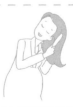

第179天 孕期健康提示卡：指甲

孕期从指甲的状况我们可以大概发现一些营养和身体的信息，这些信息能帮助我们更好的照顾自己和宝宝，孕妈妈千万别忽略了。

指甲信息

形状

如果孕妈妈的指甲形状有凹陷，颜色苍白，同时还有头晕、头痛、精神不振、倦怠嗜睡的情况，那么孕妈们就需要到医院去检查是否贫血。如果指甲有凹痕要警惕缺钙。

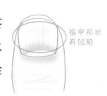

指甲形状有凹陷

颜色

甲面颜色白、无光

孕中期孕妈妈的指甲如果色白无光，皮肤干燥、粗糙、毛孔粗大，而且伴有手脚发凉、容易疲劳等症状，那孕妈妈要去检查肝功能。

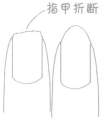

指甲折断

软硬

如果孕妈妈指甲发黄，轻轻碰一下就断，那就要警惕有没有妊娠糖尿病了。需要去抽血筛查和做糖耐量试验。

孕期指甲保养

◆ 怀孕期间，由于激素的分泌，指甲生长得很快。孕妈妈要应经常修剪指甲，避免留长指甲，并涂一些凡士林滋润。

◆ 做家务时，孕妈可以戴上橡胶手套，以防双手及指甲的损伤。

◆ 不能涂指甲油。指甲油会危害宝宝健康。

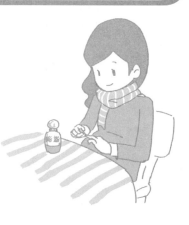

怀孕是维护口腔健康的重要时期，因为孕期激素的分泌，据统计，近9成的孕妈妈都有口腔问题。若能重视口腔卫生保健，就可以避免或减轻口腔问题，维护口腔健康。

口腔保健医师建议

① 坚持早晚刷牙、饭后漱口。

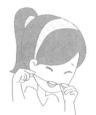

② 定期使用牙线清洁邻面牙菌斑。

③ 选用头小，毛软，磨毛的保健牙刷。

特别提醒

孕期拔牙风险高，而且牙齿治疗限制大，所以口腔保健要靠预防。

④ 选用含氟牙膏预防龋病。

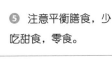

⑤ 注意平衡膳食，少吃甜食，零食。

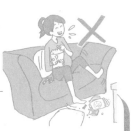

孕妈妈口腔健康影响宝宝

研究发现孕妈妈的口腔健康直接影响婴幼儿的口腔健康，为了宝宝的牙齿健康，孕妈妈应做好口腔保健。这不仅关系到孕妈妈自身健康，还影响到宝宝的健康发育。

孕期易患妊娠牙龈炎

怀孕后孕妈妈激素改变，牙龈容易充血肿胀，而进食次数又较孕前增多，口味嗜酸甜，所以刷牙时往往易出血。这时如果忽略口腔卫生保健，就容易患上妊娠期牙龈炎，疼痛不适。妊娠期牙龈炎通常孕2月出现，孕8月激素分泌达到高峰时变得最严重。有吸烟嗜好的孕妈妈，更容易发生妊娠期牙龈炎。而原先有牙龈炎的孕妈妈，可能并发牙周问题。

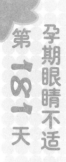

怀孕后新陈代谢的增加和激素分泌的变化，会影响到孕妈妈的眼睛，孕妈妈的眼睛会有一些生理上的改变，让孕妈妈感到不适，具体有以下几种：

孕期眼睛不适

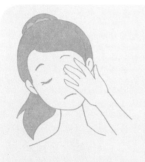

泪液分泌量减少，出现"干眼"的症状。

看近物时朦胧不清。

角膜弧度厚度改变，原先配戴合适的隐形眼镜变得不合适。

近视度数增加。

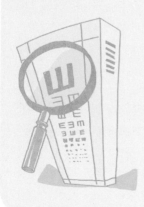

应对

◆ 饮食上补充适量的维生素 A、C、E 及 B 族维生素。

◆ 停止戴隐形眼镜换成普通框架眼镜。

◆ 如有需要可以适量使用人造泪水湿润眼睛。

◆ 要避免长时间盯着电脑屏幕。

◆ 使用眼药水前应咨询医生，切不可自己擅自用药。

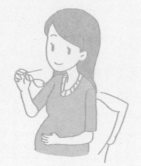

孕期不适合配戴隐形眼镜

怀孕后泪液分泌减少，角膜的厚度平均增加约3%，且越到怀孕末期，角膜厚度增加越明显，隐形眼镜本身阻隔了角膜与空气的接触，孕期继续戴隐形眼镜，将增加角膜缺氧程度，降低角膜敏感度，容易发生急性角膜损伤。另一方面，隐形眼镜护理液外的外包装盒上一般会标明孕妇忌用的字样，长期使用隐形眼镜的护理液可能会对宝宝有影响。所以，怀孕后，最好不戴隐形眼镜而改戴框架眼镜，以免眼睛受到伤害。

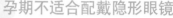

特别提醒

孕期眼睛不适大都是暂时性的，产后大部分可以回复到怀孕前的状况，孕妈妈无须过分忧虑。

孕期受孕激素的影响，孕妈妈的眼睛会发生变化，甚至孕妈妈的眼睛度数都会发生改变，而孕期也是宝宝眼睛发育的重要阶段，孕妈妈注意眼睛保护，于己有利也于宝宝有利。

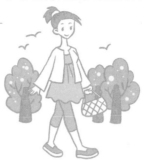

孕期护眼攻略

❶ 注意维生素 A、B₁、B₂、C 的补充。

❷ 多晒太阳。多做户外运动，晒太阳，有利于钙吸收，对眼睛视细胞和角膜的发育很有好处。

❸ 减少阅读、看电视及电脑等用眼时间。怀孕时眼睛尤其别容易感到疲劳，孕妈妈不能过度用眼，用眼 1 小时后最好休息 10 分钟，并多看远方、多休息，减少眼睛感到酸痛或干涩的不适感。

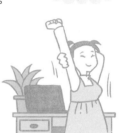

❺ 避免摄入糖分过多，均衡饮食。过高糖分对于胎儿的视力发育有不好的影响。孕妈妈如果摄入糖分过多，会导致宝宝眼睛发育环境异常，眼轴发育过快，加快近视发生。

保护视力
少吃甜品

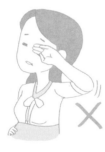

❹ 不要用手揉眼睛。经常清洁双手，减少眼部感染。

维生素种类	对眼睛的作用
A	对眼睛细胞生长发育起着重要的作用，缺乏维生素 A 时，眼睛在夜间视物能力会下降，可能患干眼症
B₁	有完善眼神经系统的功能
B₃	有保证视网膜和角膜正常代谢的功用，缺乏维生素 B₂ 可引起视神经炎和视网膜炎
C	有助于粘膜组织的修复和角膜上皮的生长

特别提醒　　近视与遗传有关系，当父母均为高度近视时，宝宝近视的可能性会更大，即使一出生不是近视，一旦受到环境的影响，就可能发展为近视。

第183天 孕期私处护理很重要

怀孕后，激素分泌增加，身体新陈代谢旺盛，阴道分泌物增多，加上外阴潮湿和孕期抵抗力下降，如果不注意，很多孕妈妈就容易染上妇科炎症，给自己和宝宝带来痛苦和危害，所以在怀孕期间一定要做好私处护理。

孕期私处护理提示

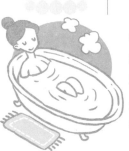

◆ 便前便后都要洗手。便前洗手和便后洗手同样重要，如果手不干净，拿卫生纸擦私处时势必手上的病菌会带到私处，引起感染。

◆ 要养成规律的生活习惯。熬夜、长期伏案工作、久坐不动会降低身体抵抗力。

◆ 要多饮水。多饮水既可以补充身体所需的水分，还可以减少私处的潮湿。

◆ 每天温水清洗私处。怀孕期后白带增多，每天清洗私处可以保持清洁。

◆ 每天更换内裤。内裤换下要立即洗干净，并在日光下晾晒。

◆ 白带异样早就医，别随便用药。如果白带量多且有臭味，要去医院检查治疗。

Tips：私处清洗

1. 手是细菌的传播媒介之一，所以在清洗私处之前要先把手洗干净。清洗时要从前向后清洗，最后清洗肛门及周围。

2. 不随便清洗阴道。没有医生的指示，每天用清水清洗私处外部就可以了，不要清洁阴道。

3. 清洗私处淋浴的方式最佳，如果不能淋浴，就采用盆洗。用盆和毛巾必须专人专用。

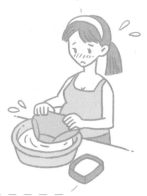

特别提醒

不要自己随便购买市面上的私处护理用品，应在医生的指导下选择。

水肿是孕期很常见的不适，改善的方法除了饮食调整外，运动也很有效，下面的这几种运动方法孕妈妈不妨试一试。

按摩小腿

◆ 用家中的啤酒瓶等物品从脚踝部位向小腿肚按摩，特别是小腿后部的肌肉。

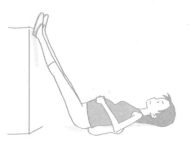

◆ 把腿放在墙上，也对消除脚腕部位的疲劳很有效果。孕妈妈可以在腰下放一个垫子，脚也不要抬太高

◆ 左腿在前，右腿在后，两腿前后分开站立，双手叉腰。右腿脚尖踮起，落下，重复做10次。换边进行相同动作。做右腿时左腿一定要保持伸直状态，不要弯曲。反之亦然。

◆ 将臀部完全坐在椅子上，脚跟着地，勾脚尖，脚尖点地向下绷直，提脚跟；脚跟着地，旋转脚踝。

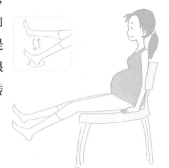

❷ 孕妈妈在花草茂盛、绿树成荫的地方运动，空气清新、氧气浓度高，尘土和噪声都较少，对母体和胎儿的身心健康大有裨益。

孕妈妈运动时，要注意运动的环境和时间

❶ 城市中下午4点到7点之间空气污染相对严重，孕妈妈运动时要注意避开。

❸ 炎热的天气，避免早上10点到下午3点运动，因为这是一天中最热的时间。

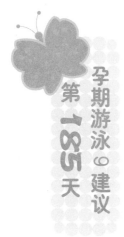

与地上运动相比，游泳时沉重的子宫受到水浮力的支持，身体负担较小，所以游泳是比较适合孕期的运动之一，但是否选择游泳作为孕期运动，孕妈妈应根据自己的体质决定，而且游泳的时候应做好防护措施，保证安全。

有益的运动：孕期游泳

游泳能改善心肺功能，增强体力，改善身体柔韧性，大大促进孕妈妈的血液循环，有利于胎儿生长发育，而且游泳还能明显减轻妊娠期间的腰痛并能有效纠正胎位异常，使分娩更加顺利，所以游泳是一种适合孕妈妈进行的运动。

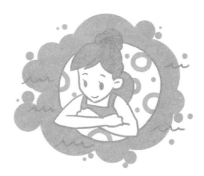

孕期游泳注意事项

❶ 孕期游泳不宜选择剧烈的泳姿，蛙泳和仰泳，是比较适合的姿势。

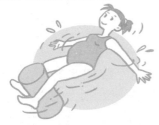

❷ 不要潜水憋气，以免缺氧对宝宝不利。

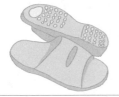

❸ 应穿着防滑拖鞋，以防滑倒。

❹ 游泳前和游泳过程中随时补充水，以免发生脱水。

❺ 避免劳累，不要过分伸展。游泳前要充分做好准备活动，注意体温和血压。

❻ 应在水质好的且有救护设备及救生人员监护的泳池游泳。

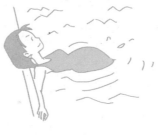

❼ 泳池里的水温最好在30℃左右。过热过冷的水温不适合，容易刺激孕妈妈的子宫收缩。

❽ 游泳时间不宜过长，一般10～30分钟为宜。

❾ 不宜去海边或人群过多的游泳场所游泳。

第 **186** 天 美好孕期的 10 个理由

孕期可以是"另一个蜜月"

怀孕会增加夫妻间的休戚与共感，使夫妻感情更紧密，怀孕的点点滴滴像蜜月记忆一样，让人加倍珍惜。

怀孕能成为减压期

怀孕是孕妈妈放松自己，放下工作压力和责任的最大理由，毕竟孕育一个健康的宝宝是此时最重要的。

尽情享受美味佳肴

基于各种原因，很多人总是控制自己对美食的追求。怀孕了享受美味天经地义，只要体重别超标。

有时间做自己想做的事情

孕期让人放慢节奏，可以做平时想做却没有做的事情，比如习字，学习乐器等，这也有助于胎教。

胎动让人享受宝宝的独特

胎动的感觉非常神奇，让人直接感觉到孕育生命的特别，宝宝就在肚子里成长，想着都惊讶又自豪。

浓浓亲情

怀孕而让家人有了关注的焦点，我们也随之成为大家的焦点，我们可能会因此而发现亲情的温暖和可贵。

爱和期待充满了每天

宝宝每天都在成长，而且是我们的身体创造的，这多么奇妙啊！在爱和期待中等着宝宝的出世。

享受孕期的特权

人们对孕妇总是优待的，乘公交有人让座；家人、同事体谅我们的骄纵任性，但我们要注意分寸呀。

新的角色

现在除了女儿妻子角色外，我们要多一个母亲的新角色了。这将令我们更成熟，人生更丰富！

调整人生的关键期

因为怀孕，我们至少 2 个月要完全停下工作，这是重新思考工作与生活的契机，人生很可能因此而改变。

腹式呼吸好

妊娠第七个月后期，宝宝进一步长大，此时孕妈妈如果采用腹式呼吸法，能扩大肺活量，改善心肺功能，可以给宝宝供应更多的新鲜空气，让宝宝健康成长。而且腹式呼吸法能刺激身体微量激素分泌，使孕妈妈心情愉快。

腹式呼吸法练习法

孕妈妈坐在椅子上，让背部挺直紧贴于椅背上，膝盖立起，全身放松，双手轻放于腹部。

吸气 1　嘴巴闭紧，用鼻子深长而缓慢的吸气，吸气时腹部慢慢鼓起，越慢越好。全身要放松，肩膀不能抬。

呼气 2　最大限度地向内收缩腹部，胸部保持不动。这时把气流从嘴里长长的呼出来。呼气时应比吸气更缓慢。

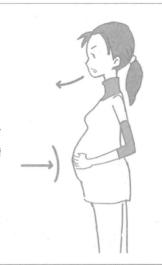

注意事项

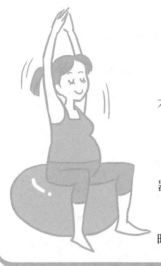

◆ 练习腹式呼吸心情平静，呼吸均匀，练习效果才好。

◆ 腹式呼吸法可以随时随地进行。

◆ 采用腹式呼吸法，呼吸时让横膈膜下降，把脏器挤到下方，因此肚子会膨胀，而不是胸部膨胀。

◆ 腹式呼吸法每天可以在早上起床前、中午休息时、晚上睡觉前各做一次，做的时候尽量全身放松。

第188天　缓解韧带松弛的运动操

孕期运动操锻炼大腿内侧的、盆底的、腰腹部的肌肉、韧带，可增强腿部的力量，增强肌肉和韧带的柔韧性，能缓解孕期韧带松弛，同时还可让双腿变得修长。

脚部运动	腹部运动	骨盆运动

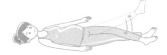

◆ 一腿向外分开，再搭到另一条腿上，然后放下，重复10次，换另一条腿，重复10次。

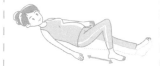

◆ 单腿曲起、伸展、曲起、伸展，左右各10次。

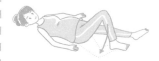

◆ 单膝曲起，膝盖慢慢向外侧放下，左右各10次。

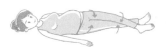

◆ 两腿交叉向内侧夹紧、紧闭肛门，抬高阴道，然后放松。重复10次后，把下面的腿搭到上面的腿上，再重复10次。

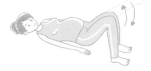

◆ 双膝曲起，单腿上抬，放下，上抬，放下，左右各10次。

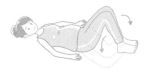

◆ 双膝曲起，左右摇摆至床面，慢慢放松，左右各10次。

在练习过程中，注意以下事项

着装宽松，运动前排空膀胱；做好充分的热身和放松运动；

运动中连续呼吸，不要屏气；

根据自己情况，不要用力过猛，以感觉不适为限，做操次数可依身体状况而定；

运动期间如有不适，如疼痛、恶心或有其他不舒适感，应停止运动。

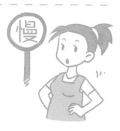

第189天 产前检查

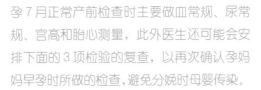

孕7月正常产前检查时主要做血常规、尿常规、宫高和胎心测量，此外医生还可能会安排下面的3项检验的复查，以再次确认孕妈妈早孕时所做的检查，避免分娩时母婴传染。

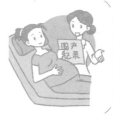

检验处

乙型肝炎抗原

这是乙型肝炎（HBV）病毒学检查。乙肝病毒可通过胎盘感染胎儿，母婴传播的概率达到90%以上。如经检查孕妈妈为乙肝患者，需要在妊娠28周、32周、36周各注射乙肝免疫球蛋白1次，以阻断母婴之间的传播。如果孕妈妈只是单纯乙型肝炎表面抗体(HBsAb)阳性，说明以前感染过乙肝病毒，现已经痊愈，并且对乙肝病毒具有免疫力，则不需要做如此处理。

梅毒血清试验

梅毒是由梅毒螺旋体引起的一种性传播性疾病。如果孕妇患梅毒可通过胎盘直接传给胎儿，有导致新生儿先天梅毒的可能。如果孕妈妈被感染，医生需要特别处理，在宝宝还没有出生时，就为孕妈妈彻底治疗。

艾滋病抗体（HIV）

这是确认孕妈妈是否感染到艾滋病的检查。艾滋病是一种严重的免疫缺陷疾患，正常孕妇的HIV抗体为阴性，如果感染了艾滋病病毒，则HIV抗体结果为阳性。母婴传染是艾滋病的主要传播途径之一，HIV病毒会通过胎盘传播给胎儿，造成新生儿HIV病毒感染。此时复查目的是再次确认孕妈妈早孕时所做的检测。通过检查，便于医生在孕妈妈分娩时给予足够处理。

胎位正常对孕妈妈能否顺其自然地采用阴道分娩的方式有直接影响，因此，有孕妈妈产检时医生告知胎位不正，孕妈妈就非常担心，下面我们来了解什么是胎位不正，如果发生该如何应对？

胎位包括头位、臀位、横位三种情况

头位 1

如果胎儿头在下方，臀在上方，就是头先露，这样的胎位叫头位。

臀位 2

如果胎儿头和臀颠倒过来，臀在下头在上，是臀先露，这种胎位叫臀位。

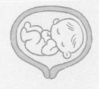

横位

当胎儿之长轴和母亲之长轴互相垂直，且胎儿之肩膀或手为先露部位，称为横位。

胎位不正在怀孕8个月前很常见

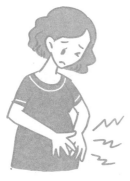

8个月前的宝宝还小，羊水相对较多，宝宝在子宫内活动范围很大，检查时约有一半胎位不正。8个月后，大部分宝宝便会转正，此时胎位不正的比例只有10%。

胎位不正的原因

孕妈妈羊水过多，经产孕妈妈腹部肌肉松弛、子宫肌瘤、双角子宫、前置胎盘、多胞胎等情况，都会引起胎位不正。

孕妈妈不必因胎位不正而紧张

现代医学已经比较先进发达，只要孕妈妈要定期产检，一旦发现胎位不正医生会通过一些方法来调整胎位。即使临产前胎位依然不正，也没有关系，只要孕妈妈按医生要求在预产期前1～2周住院待产，医生根据孕妈妈的具体情况决定适合的分娩方式，是可以保障宝宝和孕妈妈安全的。

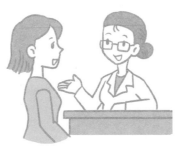

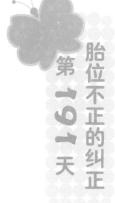

第191天 胎位不正的纠正

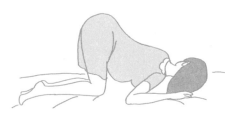

纠正胎位的方法较多，但有些要由医生来做。在这里，我们仅介绍几种孕妈妈及其家人可以做的方法。

胎位不正家庭纠正法

胸膝位纠正法

双膝稍分开（与肩同宽）跪在床上，大腿要与床面垂直，小腿与大腿成直角；胸肩贴在床上，尽量与床贴紧，头歪向一侧；双手前臂伸直或双手放在头的两侧；尽量抬高臀部，形成臀部高头部低的位置。两者高低差别越大越好。

孕妈妈于饭前或进食后2小时，或于早晨起床及晚上睡前每天做2次，开始时每次3～5分钟，以后增至每次15～20分钟。连做1周后请医生复查。孕妈妈运用这种方法时事前应先排空膀胱，解开裤带，不要过于勉强，以自己的身体感觉为准，如有不适要立即停止。

艾灸纠正法

用陈艾叶同时灸双侧至阴穴（即双侧脚小趾外侧缘），每日1～2次，每次10～15分钟，5次为一个疗程。

灸时胎动活跃，孕妈妈最好按医嘱进行，艾灸疗法如果配合膝胸卧位则疗效更佳。1周后复查胎位的纠正情况。

至阴穴

饮水纠正法

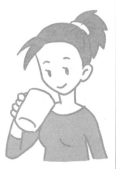

孕妈妈连续3天饮加白糖的凉开水，每杯200毫升，每小时饮一次（每天总量为2000毫升）。

特别提醒

无论采用哪种方法纠正胎位异常，都必须以羊水量正常为先决条件。因此，在纠正胎位之前，要先借助B超监测羊水量是否正常。

胎位不正最合适的纠正时间：孕30～32周

妊娠28周以前，由于羊水相对较多，胎宝宝又比较小，在子宫内活动范围较大，所以位置不容易固定。妊娠32周以后，宝宝生长迅速，羊水相对减少，此时胎宝宝的姿势和位置相对固定，也不容易纠正。

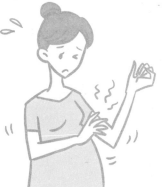

孕中期孕妈妈如果出现全身瘙痒难耐，尤其夜里加重时，孕妈妈要去医院检查，警惕出现妊娠胆汁淤积症。

症状

每100个孕妈妈中会有2.3～3.4人发生妊娠胆汁淤积症。该症首先表现为皮肤瘙痒，夜间尤甚，主要在躯干及下肢，严重的可能波及全身。瘙痒几周后大约有50%的孕妈妈眼睛发黄，出现黄疸。而有的孕妈妈还可能出现食欲减退、腹泻、乏力等不适。

出现时间

大多发生在孕28～30周，但最早可能孕12周发生。

在孕28～30周

影响

这种病对孕妈妈和宝宝均有危害，最大的风险就是，容易导致胎儿急性缺氧，发生胎儿宫内窘迫、胎儿发育迟缓、新生儿窒息等症状，对孕妈妈的影响是会出现全身瘙痒和黄疸。

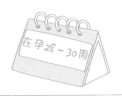

应对

❶ 孕妈妈一旦出现瘙痒症状，就应告知医生，并化验检查肝功能和黄疸指数。及时发现异常，及早处理。

❷ 增加产前检查次数，做好监护。孕妈妈要注意自己检测胎动，正常情况下12小时内胎动不得少于10次，若12小内胎动数少于10次，应立即就诊。

❸ 注意皮肤护理。勤换内衣裤，保持床上用品清洁干燥，不用碱性肥皂，洗澡不用热水烫洗皮肤，勤剪指甲，避免挠痒时划伤皮肤。

❹ 尽量穿棉制品内衣，因化纤衣物会刺激皮肤，导致症状加重。

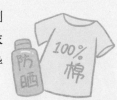

怀孕在 28 ～ 37 周发生的分娩称为早产。由于过早分娩，早产宝宝各种器官发育不成熟，抵抗力低，抵抗感染的能力很差，易患病，死亡率也高。因此，为了优生优育就要预防早产。

早产的三个征兆

下腹部疼痛

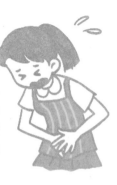

过了第 8 个月，下腹部疼痛，并反复变软、变硬且肌肉也有变硬、发胀的感觉时，或者 1 小时内宫缩超过 4 次，应尽早去医院进行检查。

出血

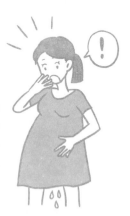

出血是临产的标志之一，出现阴道流血或点滴出血，或者阴道分泌物增多并带血色，即使仅仅是粉红色或淡淡的血迹，也要尽快去医院检查。

破水

阴道分泌物性变成水样、黏液状，并有温水样的东西流出，就是早期破水，此时要马上去医院。

预防早产注意事项

1. 定期产前检查。

2. 养成良好的生活方式。戒烟酒，孕后期应多休息，妊娠 7 个月后应减少或避免性生活。

3. 积极预防和治疗各种感染。

4. 保证孕期营养。

5. 心境保持平和，消除紧张情绪。

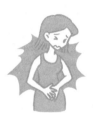

引发早产的五大危险动作

❶ 是长时间持续站立或下蹲，这样的姿势会使腹压升高、子宫受压，引起早产。

❷ 是便秘或严重腹泻，排便时会刺激子宫使其收缩加快，可引起早产。

❸ 是性生活，正常的性生活与早产没有关系，但只要有一点点早产征兆，就要禁止性生活。

❹ 是过度用力的体能运动。

❺ 是手提超过 10 千克的重物。

孕期如果宝宝过小，发育小于或落后于孕周，就是胎儿发育迟缓。医学上的判定是胎儿体重低于胎儿孕周平均体重的第10个百分位或两个标准差为胎儿宫内发育迟缓。

原因

导致胎儿发育迟缓的原因中，孕妈妈的因素最常见，占50% ~ 60%，其余与胎儿染色体、生长素异常及胎盘脐带异常有关。孕妈妈影响因素包括营养、妊娠并发症、年龄、子宫发育、吸烟、酗酒、不良生活方式及感染、接触放射线等有害物质。

诊断胎儿发育迟缓的方式

1 测量宫高，腹围，体重，推测胎儿大小

孕晚期孕妈妈每周应增加体重0.5千克左右，若体重增长停滞或增长缓慢，可能有胎儿发育迟缓的情形。

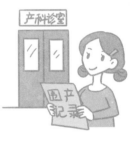

2 B超 B超测量胎儿的双顶径、胸围、腹围、股骨长度等指标。

3 多普勒超声波测量脐动脉血流速率

治疗方案

每日三次，每次30分钟间断吸氧。

加强营养，多吃高蛋白饮食。

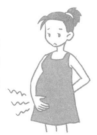

如果是吸烟、饮酒，滥吃药等因素导致要改变并消除这些因素。

左侧卧位休息，增加子宫血流。

注意胎儿监护，包括观察胎动每小时至少3次胎动和B超监测及羊水分析等。

第195天　艺术胎教：激发宝宝美的灵性

艺术胎教就是通过孕妈妈感受艺术的美来对宝宝进行美的信息刺激。比如孕妈妈通过欣赏一些有美感的绘画、书法、雕塑作品及戏剧、舞蹈、影视等文艺作品，或观赏大自然的优美风光接受美的艺术熏陶。

艺术胎教有意义

孕妈妈美的体验会影响宝宝

孕妈妈每天看到、听到的东西美不美，对胎宝宝的方方面面都会产生深远的影响。宝宝的容貌漂不漂亮、情感能不能愉悦宁静、品格是否高尚、性格是否稳重健全、有没有较高的审美情趣等，都与此有着很大的关系。如果孕妈妈孕期感受到美与善，宝宝也会变得美与善。

我国古代就提倡孕期美育

汉代刘向的书中就提到了周文王的母亲"不视恶色，耳不听淫声"、"食不邪味"、"夜则令瞽人诵诗"，并且常常静坐观看美玉。古人提倡如果有条件，孕妇最好每日能"视美玉"、看美画美文美诗、听美乐美诵，沉浸在美好的情怀之中。

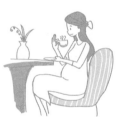

艺术胎教如何做

❶ 孕妈妈应先学一些美学知识。学点美学知识，不仅孕妈妈能提高审美能力，培养审美情趣，还能陶冶情操，改善情绪，使宝宝能置身于美好的内外环境中，受到"美"的熏陶。

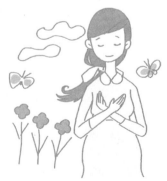

❷ 艺术胎教形式多样。凡是给人美感的事都是艺术胎教的内容，包括观看戏剧、听音乐会、参观艺术馆、美术馆、博物馆，庭院绿化、家庭布置、宝宝装和孕妇装的设计、纺织、烹调、美容护肤等。其实除了音乐、美术等艺术外，像在房间里贴上美丽聪慧的婴儿像；自己设计、缝制宽松优雅的孕妇装婴儿服；利用闲暇时间给宝宝织毛衣、毛袜；学习烹调技术，做上一两道可口的饭菜，等等，这些都是艺术胎教的内容。

胎教音乐应该以轻柔的为主，但音乐呈现形式应该多元一些。不同曲子的旋律、节奏不同，刺激会更丰富，带给宝宝的感受和体验也不一样。下面我们给孕妈妈推荐了十首乐曲，孕妈妈们，快去听听吧。

怡人动听的胎教乐曲

以下十首乐曲的艺术风格不一样，有的欢快、有的沉静、有的梦幻，宝宝在这些丰富的音乐熏陶中，艺术潜能可得到发展。

◆ 普罗科菲耶夫的《彼得与狼》

◆ 德沃夏克的 e 小调第九交响曲《自新大陆》第二乐章

◆ 约纳森的《杜鹃圆舞曲》

◆ 罗伯特·舒曼的《梦幻曲》

◆ 勃拉姆斯的《摇篮曲》

◆ 格里格的《培尔·金特》组曲中《在山魔王的宫殿里》

◆ 约翰·施特劳斯的《维也纳森林的故事》

◆ 贝多芬的 F 大调第六号交响曲《田园》

◆ 老约翰·施特劳斯的《拉德斯基进行曲》

◆ 维瓦尔第的小提琴协奏曲《四季·春》

音乐胎教的三大误区

1. 胎教音乐等于世界名曲

节奏明快、舒缓，让人心情愉悦的世界名曲才适合做胎教音乐，那些会让人压抑悲伤的名曲，显然不太适合。

2. 胎教音乐放在肚皮上听

其实只要孕妈妈处在有音乐环境中即可，而且音量不宜太大。

3. 听得越多越好

胎儿也有作息时间，选择宝宝清醒且活跃的时候进行音乐胎教，才能发挥出良好的作用。

点滴记录，留住美好

草在结它的种子，风在摇它的叶子，
我们在等你，宝贝！

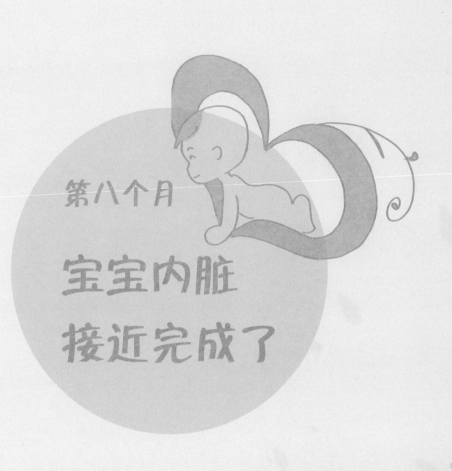

第八个月

宝宝内脏
接近完成了

第 197 天
本月特别关注：乳房保养

　　怀孕后，乳房腺泡和乳腺导管大量增生，结缔组织充血。到了孕中期，有的孕妈妈乳头还会分泌少量黄色黏液，乳晕皮脂腺也增加了分泌。这时，清洁按摩乳房，积极促进乳腺发育，养护乳房皮肤，做好乳房护理很重要；不仅能为分娩后顺利给宝宝哺乳创造条件，而且还能够减少孕后乳房下垂变形，有利于孕妈妈身材的恢复。

第198天　孕妈妈和宝宝变化

现在进入孕晚期了，宝宝在为自己的出生做最后的准备，孕妈妈又会出现尿频现象。

胎儿

身长：38～46cm　**体重**：1500～2000克

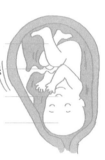

宝宝变化

各个器官继续发育完善

变得"漂亮"了，胎毛逐渐消退

胎动减少

基本具备子宫外生活的能力

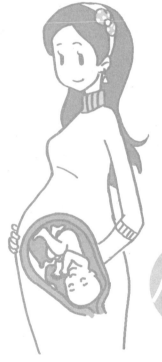

孕妈妈的变化

胸口憋闷

呼吸困难

皮肤瘙痒

尿频、尿失禁

八月

子宫大小

　　孕妈妈下腹部更加凸出，子宫的宫底上升到胸与脐之间，宫底高度为26～30厘米。宫高24～27厘米，于脐和剑突之间。

特别提醒

　　1. 孕8月，为了保证健康孕妈妈在生活起居方面注意提防胎儿早产。

　　2. 如果有不明皮肤瘙痒的孕妈妈应去医院检查，针对瘙痒原因，再采取对应的处理措施，千万不能乱抓乱挠或是乱抹药，以防造成不良后果。

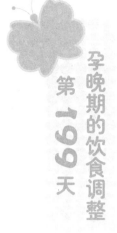

第199天 孕晚期的饮食调整

孕8月开始进入孕晚期，这是胎儿生长最快的时期。宝宝大脑发育接近完备，肺部发育迅速，体重增加较快，再加上孕妈妈需要为分娩和哺乳储备能源，所以对能量和营养的需求也达到高峰，相比孕中期这时应当增加和调整饮食，迎接即将到来的分娩。

孕晚期饮食调整对策

◆ 增加蛋白质的摄入。禽蛋、鱼类蛋白质中含有丰富的蛋氨酸和牛磺酸，它们可调节血压的高低；大豆中的蛋白质能降低胆固醇保护心脏和血管，孕妈妈宜在饮食中增加这几类食物的摄入量。

◆ 补充脂肪酸和DHA。孕晚期是胎儿大脑细胞增值的高峰期，脂肪酸和DHA可促进大脑和眼睛发育。鱼肉中DHA含量较高，孕妈妈应多食用。

◆ 少食多餐。孕晚期孕妈妈子宫膨大压迫胃，所以胃动力会受影响，可以分成几次吃，每次少吃些，以帮助消化。

◆ 多吃矿物质含量丰富的食物，特别是富含铁和钙的食物。钙能促进胎儿的骨骼和牙齿发育，缺铁则会导致贫血。

◆ 补充维生素和纤维素。孕晚期需要充足的水溶性维生素，尤其是维生素B_1。如果缺乏，则容易引起呕吐、倦怠，并在分娩时子宫收缩乏力，导致产程延缓。

Tips：饮食

1. 单吃植物性食品，会妨碍铁的吸收，如果和动物性食品两者混合吃，铁的吸收率能增加1倍。

2. 一个星期吃3至4次瘦牛肉，每次60～100克，可以预防缺铁性贫血，并能增强免疫力，还不会对血中胆固醇浓度造成负面影响。

3. 研究人员发现妊娠期间爱吃巧克力的孕妈妈所生的宝宝出生6个月后更喜欢微笑或表现出开心的样子。

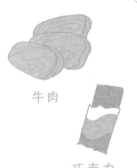

牛肉

巧克力

孕晚期是孕妈妈基础代谢和组织增长最后的高峰时期，同时身体还要准备宝宝出生所需能量，二者都要求孕妈妈通过饮食在体内迅速储存营养素，所以很多孕妈妈的食量会比之前增加，但为了顺利分娩，孕妈妈不仅要补足必须的营养素，还要注意下面这些饮食禁忌。

孕晚期必须营养素

维生素　　铁

蛋白质

热能

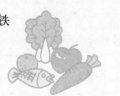

特别提醒

孕晚期饮食要注意防止热量摄取过剩，尤其是最后2周，脂肪和碳水化合物不可摄入过多，以免胎儿过大，造成分娩困难。

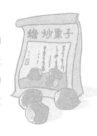

孕晚期饮食禁忌

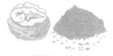

核桃和芝麻

宜	忌
控制盐分和水分的摄入量；限制摄入含盐分较多的食品以免引起或加重水肿	过量食用高能量的食物。白糖、蜂蜜等甜食
营养供给适度，减少内脏器官负荷	刺激性食物，如浓茶、咖啡、酒及辛辣调味品等，以免出现或加重痔疮
膳食多样化	暴饮暴食

专家意见

孕晚期孕妈妈应根据产检宝宝发育情况，如是否良好，有无偏大、偏小和自己的身体情况，包括胖瘦、工作量的大小制定适合自己的个性化食谱，尽力扩大营养素的来源，保证营养和热量的供给。

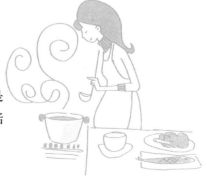

第 201 天　胡萝卜食谱，给宝宝一双好眼睛

维生素 A 是宝宝眼睛发育不可缺少的维生素，此外还有促进生长发育、抵抗传染病的功能，胡萝卜中含有的丰富胡萝卜素，进入人体内，可转变为维生素 A，是膳食中维生素 A 的重要来源之一，所以胡萝卜素又叫维生素 A 原。而且胡萝卜烹饪中胡萝卜素损失很少。

胡萝卜炒肉

材料：胡萝卜 2 根，猪瘦肉 200 克。

调料：植物油、盐、葱段、葱花各适量。

做法：①胡萝卜去皮洗净，切成丝；猪瘦肉洗净切成丝。②炒锅放植物油烧热，倒入猪瘦肉丝滑散，加葱段炒香，再放入胡萝卜丝拌 炒熟，倒入适量水焖煮片刻，加葱花、盐和鸡精调味即可。

菇笋烩胡萝卜

材料：蘑菇 200 克，莴笋、胡萝卜各 80 克。

调料：水淀粉、高汤、植物油、盐、料酒、鸡精、姜末各适量。

做法：①蘑菇洗净，切成"十"字形槽口；胡萝卜、莴笋分别洗净削皮，切成丝。②炒锅倒植物油烧至八成热，倒入蘑菇、胡萝卜片 煸炒片刻，再放入莴笋、姜末、料酒、盐、鸡精、高汤，烧开后用水淀粉勾芡即可。

胡萝卜炒毛豆

材料：胡萝卜 50 克，毛豆 150 克。

调料：油、蒜末、盐、胡椒粉、香油适量。

做法：①胡萝卜洗净切丁，入沸水焯一下，捞出备用；毛豆煮至微软。②炒锅加油烧热，倒入蒜末炒香放入毛豆，加盐、胡椒粉，再倒入胡萝卜丁一起炒熟，出锅前淋上香油即可。

牛肉胡萝卜汤

材料：牛肉（瘦）100 克，胡萝卜 200 克。

调料：料酒、八角、生姜片、盐、花椒各少许。

做法：①牛肉洗净切片；胡萝卜洗净削皮，滚刀切块；牛肉加水煮沸，撇浮沫。②加花椒、八角、生姜片、料酒，改小火，煨至牛肉七成熟时，加胡萝卜。③待胡萝卜煮熟，加盐适量即可。

特别提醒 胡萝卜素为脂溶性的，烧熟吃比生吃胡萝卜更容易吸收其中的营养成分。

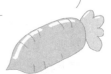

由于孕期饮食习惯和身体状况的改变，如果忽略了口腔卫生，孕妈妈就容易发生牙周疾病。拥有一口健康的牙齿，除刷牙清洁外，摄取健牙的营养很关键。下面这些食物，不仅抑制口腔细菌、增加牙齿硬度，平衡口腔内的酸碱值，而且有助于孕妈妈牙齿健康和宝宝牙齿发育。

食物	健齿功用
芹菜	富含粗纤维，可平衡口腔内的酸碱度，去除掉牙齿上的食物残渣
核桃仁	嚼核桃仁能防治牙本质过敏
乳酪	富含丰富的钙，能够增加牙面的钙质，使牙齿更为坚固，还可以平衡口中的酸碱值
洋葱	含强有力的抗菌成分，能杀死多种细菌
香菇	香菇里含的香菇多醣可以抑制口中的细菌制造牙菌斑
蜂蜜	蜂蜜中的一种酶，可以抑制损害牙齿和造成龋齿的细菌
矿泉水	其中含有的氟，可以增强牙齿的釉质、坚固牙齿

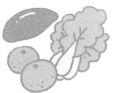

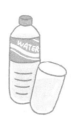

  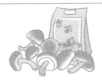 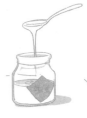

特别提醒

经常叩齿牙齿不易松动和脱落，而且牙齿的坚固，还可以提高咀嚼力和消化能力。具体方法：先凝神放松，闭上嘴巴，然后上下牙齿相互轻轻叩击，每天数次，每次数十下。

第203天 补血小偏方

贫血是妊娠期较常见的一种并发症。重度贫血对宝宝影响很大，预防贫血应从多方面入手，其中最重要的就是合理膳食、不偏食。而如果孕妈妈已患贫血，那积极治疗外，通过食物补血是非常必要的补充。

孕期补血吃什么？

◆ 富含优质蛋白质的食物，比如蛋类、乳类、鱼类、瘦肉、坚果等食物。

◆ 富含维生素 C 的食物，因为维生素 C 有参与造血、促进铁离子吸收利用的作用。如酸枣、杏、橘子、山楂、西红柿、苦瓜等。

◆ 含有丰富铁离子的食物。如蛋黄、海带、黑芝麻、牛羊肾脏、猪肝、芝麻酱、黑木耳、黄豆、蘑菇等。

孕期补血效果超好的食物

胡萝卜～～补血良品

红枣～～补血圣品

黑米～～补血珍品

南瓜～～补血妙品

葡萄～～补血佳品

龙眼肉～～补血熟品

补血小偏方

1 四红汤

红枣 10 枚、红豆 50 克、花生红衣 20 克，加适量红糖，共同熬汤，和汤一起吃之，补血效果好。

2 牛奶粥

牛奶 250 克，粳米 100 克。粳米淘洗干净，放入锅中，加清水，煮至 8 成熟时，再加牛奶，煮至粥成，调以适量白糖即可。

3 花生泥养血粥

糯米 100 克，花生 50 克，黑芝麻少许。做法：①把花生、黑芝麻用搅拌机捣成泥末状。②锅内加适量清水，下入糯米煮开，再放花生泥、黑芝麻泥小火煮至熟烂，加蜂蜜适量调味即可。

4 菠菜猪肝汤

猪肝 200 克，菠菜 250 克。淀粉、香油、盐、酱油各适量。做法：①猪肝洗净切成薄片，用干淀粉浆渍。②菠菜洗净切成段，根部剖开。③锅放在大火上，加一大碗水；等水开后，把猪肝一片片分开下锅，加入少许酱油、盐；等锅中汤开时，再加入菠菜段（先放梗后放叶）；等到再一次开时，加上适量香油即可。

第 204 天　促进乳房发育的食物

怀孕后受雌激素和孕激素的影响，孕妈妈乳房会逐渐变大，乳房有刺痛、胀痛等不适。如果孕妈妈能在饮食上注意补充利于乳房的食物，可以帮助乳房第二次发育，有助于产后哺乳和身材恢复。

常吃下列食物，促进孕期乳房二次发育

食物	功效
大豆	大豆和由大豆加工而成的食品中含有异黄酮，这种物质能够降低女性体内的雌激素水平，减少乳房不适
银耳、黑木耳、香菇等菌类	能增强人体免疫能力，有较强的防乳腺癌作用
海带	缓解乳腺增生，降低乳腺增生的风险
坚果	丰富的维生素 E 能让乳房组织更富有弹性
鱼类及海产品	有保护乳腺的作用
牛奶及乳制品	有益于乳腺保健
玉米	丰胸食品
木瓜	促进天然激素分泌，利于胸部细胞发育

丰胸食谱推荐

玉米木瓜汁

做法：木瓜去核去皮切粒，与玉米粒按 1：1 的量，加鲜奶适量放入豆浆机搅打即可，可根据口味加适量糖调味。

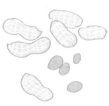

花生红枣黄豆丰胸汤

做法：花生、黄豆、红枣按 1：1：1 的比例混合加适量水熬煮 1 小时左右即可。

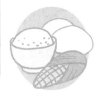

第 **205** 天　乳房按摩，促进乳腺发育

怀孕后乳房是除腹部外变化最大的，孕妈妈会感觉乳房发胀、刺痛、乳房皮肤血管明显，乳晕颜色加深，走路时感到乳房沉重。孕期按摩护理乳房很必要，能够帮助乳腺发育，疏通乳腺导管，促进分娩后的泌乳；还能够改善皮肤弹性，防止乳房松弛下垂。

清洁

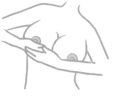

用温开水清洗、擦洗乳房，特别是乳晕和乳头皮肤皱褶处。这样，不仅可以保持乳房卫生，还会使皮肤逐渐变得结实耐摩，日后经得起宝宝吸吮。

特别提醒

用香皂类的清洁物品，洗去乳头上及乳晕上的分泌物，对乳房保健不利，可用橄榄油软化后再擦拭。

热敷

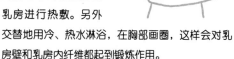

用热毛巾对清洁好的乳房进行热敷。另外交替地用冷、热水淋浴，在胸部画圈，这样会对乳房壁和乳房内纤维都起到锻炼作用。

按摩

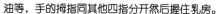

❶ 乳房上涂一些按摩油，如婴儿油、橄榄油等，手的拇指同其他四指分开然后握住乳房。

❷ 食指和中指并拢，从乳房四周向乳头方向轻轻按摩，并从根部向顶部轻推。

❸ 食指和中指指腹在乳房周围由内向外以画圈方式轻轻按摩。

❹ 拇指和食指压住乳晕边缘，再用两指轻轻挤压。

特别提醒

做乳房按摩的时候，手法一定要轻柔。孕妈妈也可以准备一把粗齿的木梳，用木梳在乳房上打圈，也能起到按摩的作用。

第 *206* 天　乳头护理，做好哺乳准备

孕期应进行乳头护理，以增强乳头皮肤坚韧性和及早矫正扁平乳头或内陷乳头，以便分娩后顺利进行母乳喂养。下面的方法可以帮助孕妈妈进行乳头护理。

孕期乳头护理关系母乳喂养？

未经过吸吮的乳头皮肤较为脆弱，容易让宝宝吮破。乳头皲裂会给哺乳的妈妈造成很大的痛苦，而且破损乳头处理不当，可引发乳腺炎或乳腺脓肿，使很多妈妈不得不中断哺乳，致使母乳喂养失败。而孕妈妈乳头扁平或内陷，哺乳时宝宝根本无法吸住乳头，大大影响哺乳效果，也会致使母乳喂养无法进行。

乳头凹陷或扁平纠正

◆ 孕妈妈一只手托起乳房，使乳房耸起，另一只手的食指、中指和拇指拉住乳晕部，从深部向外牵拉乳头，并在纵横方向上轻轻牵引，每次几分钟即可。

◆ 也可以买市场上的乳头吸引器来牵拉内陷乳头。

乳头护理的方法

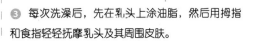

❶ 经常用干燥柔软的小毛巾轻轻擦拭乳头皮肤，以增加乳头表皮的坚韧性，避免在宝宝吸吮时破损。

❷ 从怀孕4～5个月起，经常用温开水擦洗乳头，清除附在上面的乳痂，并给乳头涂上油脂。

油脂

❸ 每次洗澡后，先在乳头上涂油脂，然后用拇指和食指轻轻抚摩乳头及其周围皮肤。

纱布

❹ 如果乳头上有硬痂样的东西，不要生硬去掉。可在入睡前在乳头上覆盖一块长约10厘米、涂满油脂的四方纱布。在第二天早晨起床后再把硬痂样东西擦掉。

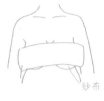

❺ 可用橄榄油或乳头专用护理乳滋润乳头。乳房按摩完毕之后，手指沾上油或乳液，捏住乳头轻捻。

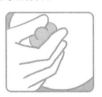

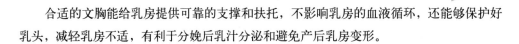

第 207 天　选好文胸，促进乳房发育防止乳房变形

怀孕后为了哺乳的需要，孕妈妈乳房会变大、变重，乳房部位的皮肤被拉伸，如果没有合适的支撑，产后可能引起乳房下垂变形。另外，怀孕期后乳头会变得更加敏感，乳房发涨不适，所以怀孕后不能再穿原来的文胸，要重新选择合适的文胸。

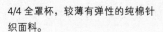

选好文胸关爱乳房

合适的文胸能给乳房提供可靠的支撑和扶托，不影响乳房的血液循环，还能够保护好乳头，减轻乳房不适，有利于分娩后乳汁分泌和避免产后乳房变形。

选好文胸关爱乳房

底部、领圈和袖圈都有弹力松紧，适合孕期各阶段胸部成长。

肩带可以根据胸位的高低调节长度，肩带要宽，方向应垂直。

有柔软定型钢丝，能支撑胸部防止日益增大的乳房下垂。

4/4 全罩杯，较薄有弹性的纯棉针织面料。

颜色最好浅色的，防止染色颜料可能的危害。

罩杯下方底边要宽，支撑力好。

方便穿脱，搭扣在前面的文胸会使孕妈们更加方便，尤其是孕晚期。

不适合的文胸

- ◆ 偏大，不能很好承托乳房。
- ◆ 偏紧，阻碍乳房血液通畅，影响乳房发育。
- ◆ 不透气，影响到乳房皮肤呼吸和乳腺的发育。
- ◆ 有药物、硅胶或液囊填充物的丰胸文胸，可能影响宝宝发育。
- ◆ 非正规厂家和品牌的不合格文胸，可能有对宝宝不利的成分。
- ◆ 睡觉休息时不应佩戴文胸。

早产危害不小，一旦发生早产再来治疗和防止，效果远不如提前预防好。要预防早产发生，孕妈妈要特别注意做好以下几个方面：

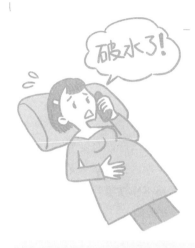

破水了！

早产的危害

怀孕在 28 ～ 37 周发生的分娩称为早产。早产的宝宝各种器官发育不成熟，抵抗感染的能力差，生存能力低，易患病，死亡率高。而且存活早产儿约有 80% 有不同程度的智力障碍或神经系统后遗症。因此孕期一定要谨防早产。

预防早产对策

◆ 孕期保健。统计数据表明，进行孕期保健越早，次数越多的孕妈妈，比晚做孕期保健或少做孕期保健的早产发生率少。

◆ 心境保持平和，消除紧张情绪。研究表明，孕妈妈心理压力越大，早产发生率越高，因此，凡有紧张、焦虑或抑郁的孕妈妈要积极通过自我调节或心理辅导，加强心理保健，改善不良心理状态。

◆ 养成良好的生活方式。杜绝妊娠期吸烟、喝酒和吸食可卡因等不良行为习惯。

怀孕后期孕妈妈应多卧床休息，并采取左侧卧位，以改善子宫、胎盘的血循环，减少宫腔内向宫口的压力。

妊娠期间节制性生活，妊娠 7 个月后应减少或避免性生活。

◆ 保证孕期营养。

◆ 积极预防和治疗各种感染。

◆ 积极预防和治疗妊娠中毒及各种异常妊娠可避免早产。

特别提醒　营养不良可致宝宝生长受限，与早产有极大的关系。另外，患有贫血的孕妈妈早产发生率亦偏高。

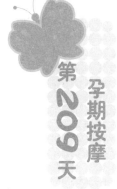

按摩能有效舒缓生活、工作中的压力，放松身体、心灵和精神。怀孕期间，准爸爸如果能帮孕妈妈按摩，不仅能够平静孕妈妈的情绪，而且有助于缓和孕妈妈孕期身体酸痛和手脚肿胀，提高她们睡眠质量，而且对深化夫妻感情也有帮助。

孕期按摩要注意

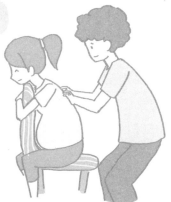

按摩坐姿：孕妈妈最好坐在高背椅子上，头放椅子背上，背部对着准爸爸。椅子背上可放软垫或枕头。

按摩频率：孕中期按摩每周一次，孕晚期按摩每周两次或以上。

按摩时间：每次按摩的时间不宜超过20分钟。

按摩适宜期：孕中期、孕晚期，按摩效果最好。孕早期不宜按摩，可能会增加流产风险。

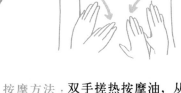

按摩方法：双手搓热按摩油，从背部下部开始，沿脊椎两侧从下到上慢慢滑动至双肩，反复几次，直到背部肌肉温暖和放松。按摩时要避开脊椎。

特别提醒

❶ 开始时可请专业按摩师指导。

❷ 如果按摩时孕妈妈感到不适，马上停止。

❸ 按摩要避开有伤口、感染、红疹或静脉曲张的地方。

❹ 避免压踝关节及足跟部之间的地方，因这直接关联到子宫及阴道，如果在妊娠晚期重压可引起早产。

❺ 使用按摩油时要注意成分，可以请医生鉴别是否含有不适合孕妈妈的成分。

第210天　孕期家务劳动七项注意

孕妈妈适当的进行一些日常的家务如擦桌子、扫地、洗衣服、买菜、做饭等既可以给自己创造一个舒适的生活环境，利于身心愉快，又能增加运动强度，促进血液流通，能让宝宝更好地发育。不过，孕期的特殊性要求孕妈妈做家务要注意下面七点：

孕期家务劳动

❶ 洗菜做饭时，手不要直接放到冷水里，最好套上胶皮手套。因为身体突然遇冷受刺激容易宫缩引发早产。

❷ 厨房油烟对宝宝影响、危害很大，孕妈妈避免长时间待在有油烟的厨房里。

❸ 晾衣服时，因为是向上伸腰的动作，腹部要用很大的力气，长时间这样做也有可能会引起流产。

❹ 擦地、洗衣服等需要弯腰的家务活儿，容易压迫腹部，尽量不要做。即使必须做一不要长时间地做，二注意选择适合的工具，比如扫把用长把、不用弯腰的。

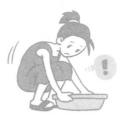

❺ 不可登高、伸够或搬运笨重物品。

❻ 家务劳动要量力而行，行动应缓慢，并且不可压迫腹部。

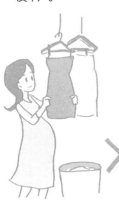

❼ 大风、雨雪或者闷热等极端天气不宜外出购物；路途太远，嘈杂拥挤的地方也不要去；购物后避免提重物，可以让家人帮忙。

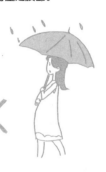

特别提醒

孕妈妈孕期家务劳动要适度，要在在不疲劳的前提下做家务。

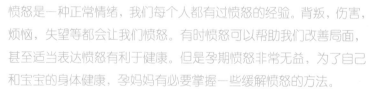

第211天

远离愤怒

愤怒是一种正常情绪，我们每个人都有过愤怒的经验。背叛，伤害，烦恼，失望等都会让我们愤怒。有时愤怒可以帮助我们改善局面，甚至适当表达愤怒有利于健康。但是孕期愤怒非常无益，为了自己和宝宝的身体健康，孕妈妈有必要掌握一些缓解愤怒的方法。

愤怒影响健康

因为愤怒时，激素分泌增加，心率和血压上升，血管收缩，孕妈妈愤怒的情绪会通过胎盘影响到宝宝，供应给宝宝的氧气和血液也会减少。

克服愤怒的方法

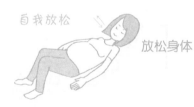

自我放松

放松身体

愤怒时如果从身体深处深呼吸，可以使肌肉放松，让人感到平静。同时对自己说"放松"或"保持冷静"，能有效地缓和愤怒。

打破习惯

如果不能改变激怒你的人或事，就试图改变自己的心态。生活总是充满变化的，我们习惯的环境、方式会因这样那样的原因改变，试着去接受改变，也许反而得到新的愉快体验，愤怒自然消弥于无形了。

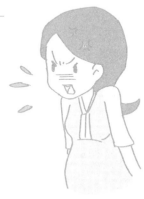

改变想法

很多时候愤怒与想法、认识有关，所以生气时换个角度，试图改变一下想法，原来让我们暴跳如雷的事就会变得不值一提了。

改善沟通

调节生活节奏

累了，有压力或身体不舒服，会更容易愤怒和沮丧。健康的饮食，充足的睡眠，适当的运动、亲密的关系，会让情绪得到释放，提升内心的正能量。

人与人之间缺乏了解往往会得出不准确的结论，因误解而产生愤怒的事在生活中也很常见，所以首先要做的是慢下来，改变沟通方式，增进了解。事情弄清楚后，可能就不会生气了。

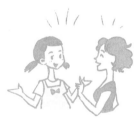

大自然中的阳光、空气、水源、季节、气候、山林、植物、土壤、月光等与我们息息相关，不仅关乎我们的生存而且影响我们的心情。孕期的生理变化对情绪影响不小，所以孕妈妈情绪起伏、低落非常普遍，这时，孕妈妈不妨投身大自然，从自然中获得安慰和平静。

每天抽出时间亲近大自然

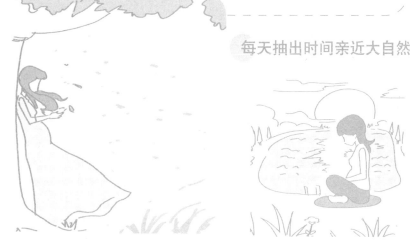

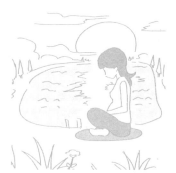

◆ 聆听鸟鸣、感觉凉爽的微风从脸上轻轻拂过　　◆ 坐河边、湖边看看平静的水面

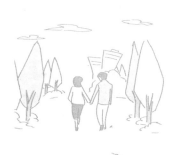

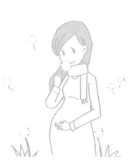

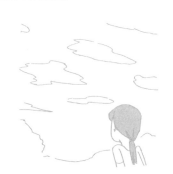

◆ 在公园或有树木和草地散散步　　◆ 看看姹紫嫣红的鲜花，闻闻花香　　◆ 抬头望望蓝天、白云、星空

想象身处自然中

如果不能亲自融入到自然环境中去，与大自然相处。那就想象自己身处世外平和的自然之中，即使是想象，身心也可因此而放松。特别是我们心情沮丧、抑郁或失落时，去欣赏大自然的美，可以帮我们再次找回快乐使心情愉快开朗。

第213天 放松五感觉，还原孕期好心情

视觉、听觉、味觉、嗅觉、触觉是人体的五种感觉，我们的心情、喜好与这五种感觉息息相关，比如闻到香味比臭味令我们心情愉快，看到美好的事物也会令我们开心愉悦。保持孕期的好心情，我们就要让五种感觉舒适放松。

视觉

"眼睛是心灵的窗户。"眼睛所看会影响到我们的心情和行为，因此孕期要尽量多看诙谐愉悦的事物，避开暴力血腥。为自己创造一个舒适放松的环境。可以在屋里，放一些风景画或放一些温馨可爱宝宝的图片随时观看。

听觉

无论是自然界的声音还是音乐，美妙的声音都能愉悦心情，帮助入睡。因此可以找一些自己喜欢的音乐或是像海浪拍打的声音、鸟的鸣啼声等自然之音多多播放，让自己自然地进入放松状态。

嗅觉

某些气味具有放松和平静心情的功能。象闻橙子和薰衣草的香味可以让人心态积极向上，减少焦虑，心情更趋于平静。给自己的环境营造一个喜欢的味道可以安静和放松紧张的情绪。

触觉

每个孕妈妈对于接触的感受各不相同。按摩是放松的好方法，只是孕妈妈需要花一点时间去寻找自己喜欢的按压方式和力度。

味觉

美味也能带给我们好心情，许多专家都认为吃一些富含碳水化合物和维生素B的食物对于分娩的第一阶段十分有帮助。多吃一些喜欢的食物，按自己的口味选择烹调方式，会给生活带来更多的乐趣，我们也更容易保持积极的情绪。

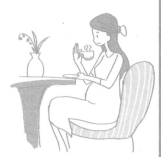

怀孕后体内激素水平变化显著，会影响大脑中调节情绪的神经，据调查有98%的孕妈妈在妊娠晚期会产生焦虑和抑郁。有些孕妈妈能自我调节改善情绪，但也有些孕妈妈不善调节，以至于焦虑越来越重，发展为产前抑郁。产前抑郁症的危害很大，因此及早发现、及时治疗产前抑郁症很必要。

10个测试题发现产前抑郁症

❶ 感觉没精神，对什么都不感兴趣，觉得什么事都没意义。　是 否

❷ 睡眠质量差，有时睡得过多，有时睡得过少。　是 否

❸ 不停地吃东西，或对食物毫无食欲。　是 否

❹ 情绪起伏很大，喜怒无常，常为一点小事发脾气。　是 否

❺ 没有原因的焦虑。　是 否

是 否　❻ 感觉每天有些伤心和沮丧，或者感觉心里空荡荡的，没有安全感。

是 否　❼ 非常容易疲劳，或有持续的疲劳感。　是 否　❽ 做事不能集中精力。

是 否　❾ 不应该的内疚感，感觉自己没用，看不到未来。

❿ 持续的情绪低落，没有原因的想哭。　是 否

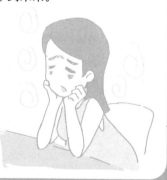

如果孕妈妈10题的回答中"是"的个数有4个（包括4个）以上，并且相应问题的持续时间在两周或者一月三次以上，那么就有轻度产前抑郁症倾向，要尽快去医院就诊，以便及时进行心理疏导干预，顺利度过孕期。

特别提醒

有一项研究表明，孕期经常吃鱼，可帮助妈妈们预防抑郁。这主要是因为，若体内缺乏 $\omega \sim 3$ 脂肪酸，就会增加抑郁的风险。而鱼肉恰好是 $\omega \sim 3$ 脂肪酸的最好来源。

第215天 骨盆锻炼

骨盆是整个骨骼的中心，怀孕时盆骨支撑膨大的子宫，分娩时盆骨是宝宝自然分娩的必经之道，孕期骨盆锻炼既可增加腰部和骨盆肌肉力量缓解孕期腰背不适，又能锻炼与分娩直接有关的关节和肌肉，为顺利分娩打好基础！

坐式盘腿运动

动作：背部挺直，两脚掌合拢，脚跟贴近身体。

作用：放松耻骨联合与股关节，伸展骨盆底肌肉，增强背部肌肉力量，改善下半身的血液循环，使大腿及骨盆更灵活，分娩时胎儿可顺利通过产道。

❶ 抓住踝部，用两肘向下压迫大腿。如果感到盘腿而坐有困难，就在大腿下各放一个坐垫，或靠墙而坐。保持背部挺直。保持20秒钟。重复数次。

❷ 吸气伸直脊背，呼气身体稍向前倾。

下蹲运动

动作：背部挺直，两腿向外分开慢慢蹲下，两脚稍向外转。试着保持脚跟平放在地上，用双肘分别向外压迫大腿内侧，借以舒展大腿的肌肉。如果感到困难，可用手扶住牢固的支撑物：椅子或床架，再慢慢起来。

作用：使骨盆关节更灵活、增强背部和大腿的肌肉、缓解背痛。

锻炼禁忌

不要超越力所能及的限度。
不要太累。
一旦感到任何疼痛，要立即停止。

跪姿

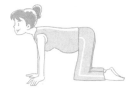

动作：双手双膝着地，吸气弓背，吐气，同时抬头，上半身尽量往上抬，反复10次。

作用：活动骨盆，增强腹部肌肉并使背部更加灵活，利于分娩。如果患有背痛，此练习可以减轻症状。

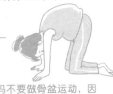

特别提醒

孕初期孕妈妈不要做骨盆运动，因子宫在孕早期很不安定，过度运动可能导致流产的发生，孕中期（第14周以后）再开始运动为宜。

第216天 孕晚期性生活危害大

孕晚期宝宝生长迅速，子宫对任何外来刺激非常敏感，在机械性的强刺激容易引起子宫收缩，因此孕晚期要避免性生活。具体有哪些影响呢？我们一起来了解。

孕晚期性生活的影响

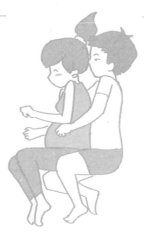

1 引发早产

孕晚期子宫增大，孕妈妈腹部明显膨胀，对性快感非常敏感，性生活可能引起子宫收缩导致早产或产后大出血，影响胎儿的安全。

3 胎膜早破，羊水感染

孕晚期子宫口部位，宝宝只有一层薄薄的羊膜保护着。性生活容易使羊膜破裂，发生早期破水或者增加羊水感染的可能性。

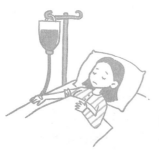

2 引发产褥热

性生活将细菌带入阴道，引起子宫内膜炎及盆腔炎症，致使孕妈妈出现产褥热。有调查证实，发生产褥期感染的女性，50%在妊娠的最后4周有过性生活；而分娩前3天有过性生活的妇女中20%可能发生严重感染。

4 新生儿易感染

国外做过统计：在分娩前最后一个月内每周有一次或多次性活动的孕妇，其所生婴儿罹患呼吸系统疾病、黄疸和窒息的比例为未过性生活孕妇的2倍。

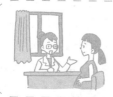

特别提醒

临产前1个月，绝对禁止性生活。孕晚期准爸爸妈妈应该多忍耐，可以用温柔地拥抱和亲吻，代替具有强烈刺激的行为。

从这个月开始，每2周就要做一次产前检查，检查内容包括孕期常规产科检查（宫高、腹围、胎心、胎位检查、血压、体重）和一些与孕周相适应的特殊检查。下面我们就给孕妈妈详细介绍。

下肢水肿检查

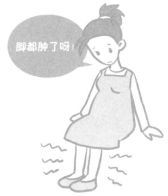

脚都肿了呀！

大部分的子痫前症会在孕期28周以后发生，该项检查即是为了排查子痫前症。因水肿是子痫前症最显著的特征之一，所以检查时医生用大拇指压在小腿胫骨处，如压下后，皮肤会明显地凹下去，且不会很快地恢复，即表示有水肿现象。关于水肿及其相应的一些对策，孕妈妈可以参看本书前面内容。

触摸胎位

该项检查是为了检查胎儿的位置，检查一般包括三项内容：

1. 检查胎儿身体长轴与母体长轴的关系

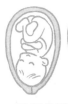
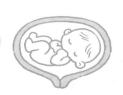

两轴平行者称为直产式　　两轴垂直者称为横产式

2. 检查胎儿最先进入骨盆入口的部分

有头位、臀位及横位等。头位、臀位属直产式，横位属横产式。

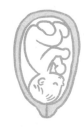

3. 检查胎儿先露部位

在各种胎位中，枕前位是正常的胎位，其他都属于异常胎位。胎位异常是造成难产的重要原因，故如果是臀位（即：直产式臀先露）应在孕30周以后积极矫正。

阴道检查

阴道检查主要是对宫颈、阴道、外阴进行检查。有孕妈妈担心，阴道检查会不会造成感染或流产。放心好了，医生检查时，使用的是经过消毒的器械，同时检查方式也是科学合理的，所以不会因为阴道检查而流产。

骨盆测量

骨盆足够大，才能顺利进行阴道分娩。骨盆测量是为了估计胎儿能否经阴道顺利分娩，通常有经验的医生在做阴道检查时，用自己的手就能完成这项检查。

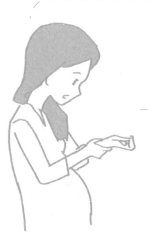

怀孕后有些孕妈妈会感到手指和脚趾麻木刺痛，越到晚期越厉害，有的孕妈妈甚至拿起东西，（比如碗）时也会因拿不住而摔碎。这可能患了腕管综合征。

腕管综合征的发生原因

孕期骨关节受到体内松弛素和黄体素大量增加的影响，筋膜、肌腱、韧带及结缔组织变软、松弛或水肿，使神经受到压迫与刺激，影响到手腕和手掌，并转移到手臂上。所以孕妈妈会感到一侧或双侧的手指发麻。这样的情况在那些经常进行需要手部重复运动（例如弹钢琴或是打字）的人身上也可能出现。而且晚上麻木、刺痛、发热甚至疼痛的症状可能会变得更严重。

应对方法

❶ 多做手指弯曲再伸直（即握拳运动）的动作。

❷ 要尽量避免压着手臂睡觉，麻木及疼痛严重，可抬高手臂。

❸ 睡觉的时候要经常变换体位。当出现麻木时，把出现症状的手悬在床边，并用力晃动也许会有所缓解。

特别提醒

另外，缺钙或妊娠血压升高也可能会手脚麻木，产检时还应该向医生咨询和检查。

❹ 注意谷类食品的补充，多吃些粗粮，也可以服用维生素 B_1 或多种维生素。

❺ 在用手工作时要注意经常休息。

❻ 适当减少摄盐量。

❼ 局部麻胀和疼痛可以每日用热毛巾热敷或将双手放在温热水中浸泡十余分钟以减轻。

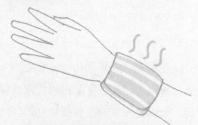

❽ 因怀孕导致腕管综合征的，通常在产后 2 ~ 3 周的时间里就会消失。

❾ 长时间使用触屏手机会加重症状，孕妈妈要少用少玩。

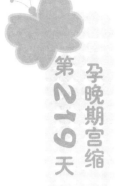

第**219**天 孕晚期宫缩

分娩前数周，孕妈妈就可能会出现宫缩症状，让孕妈妈还误以为是分娩的时候到了。假性宫缩是临近分娩较常见的现象，是临产征兆之一，但却与分娩时的真宫缩是不一样的。

分辨真假宫缩

❶ 看变化。假宫缩的程度不会逐渐加强，频率也不会变化。真宫缩则会有规律的越来越强，持续也更久，次数更多。

❷ 看位置。假宫缩可能发生在前面，也可能发生在腹部下方。真宫缩一般发生在腹部下方，还往往扩散到背部下方。

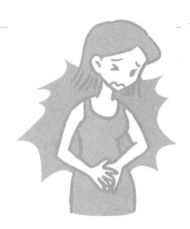

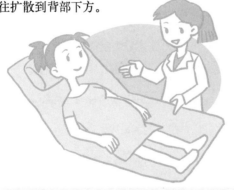

❸ 看痛感。假宫缩痛感轻微，只是一种不舒服的不适。真宫缩是紧绷、拉扯的痛。

❹ 能否缓解。假宫缩，孕妈妈洗个热水澡就可能缓解。真宫缩不会因洗个热水澡就可能缓解。

❺ 有无其他症状。假宫缩时子宫很硬像个球。真宫缩还会伴随见红、破水等症状。

孕晚期宫缩与胎动的区别

孕晚期宫缩和胎动在一定程度上会有相似感，所以也导致很多孕妈妈把宫缩误以为是胎动。胎动是间断的，感到胎动的部位与胎儿在子宫中运动的部位一致，会是腹部任何部位。子宫收缩会整个子宫发硬，孕妈妈还会有小腹发胀、下坠的感觉，甚至有时有尿意或便意。

特别提醒

孕晚期孕妈妈应避免较长时间用同一个姿势站或坐，如果不规则宫缩发硬并伴有明显的腹痛，应去医院做 B 超检查，以观察胎儿发育和胎盘情况。

第220天　乙肝妈妈能生健康宝宝

生育一个健康的宝宝，是所有准爸爸妈妈共同的心愿，也是怀孕期间最被关心的问题。因此，患乙肝的孕妈妈者往往担心、害怕体内的乙肝病毒传播给宝宝。不过专家表示，如果乙肝孕妈妈掌握好结婚生育的时机，怀孕前后采取预防措施，是可以被阻断乙肝病毒向宝宝传播的。

携带乙肝病毒孕妈妈传染宝宝的三种主要传播途径

❶ 宫内感染　　❷ 分娩过程的感染　　❸ 出生后的感染

阻断乙肝母婴传播的有效方法

在宝宝出生后12小时内肌内注射一针乙肝免疫球蛋白，同时在另一部位接种第一针乙肝疫苗，第一次疫苗接种后1个月和6个月时再分别接种第二、第三针疫苗。用注射乙肝免疫球蛋白加接种乙肝疫苗的办法阻断母婴传播的有效率可达90%～95%，而仅仅依靠接种疫苗来预防母婴传播的有效率只有86%。宝宝周岁后，到医院里去验血，如果宝宝血液里没有乙肝病毒表面抗原，而有表面抗体存在，就说明宝宝已经得到充分保护。

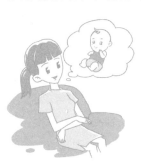

出生后感染的预防

除在宝宝出生后注射乙肝疫苗和乙肝高效价免疫球蛋白外，携带乙肝病毒孕妈妈最好避免给宝宝哺乳和口对口喂食。

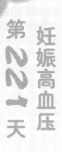

第221天 妊娠高血压

妊娠期高血压疾病是产科常见疾病，占全部妊娠的5%～10%，这种病症危害很大，患病的孕妈妈会血压升高、水肿、蛋白尿、头痛头晕、恶心呕吐、视力模糊、上腹部疼痛等，病情最严重时会抽搐昏迷。

妊高症的病因目前尚未确定，一般认为与下列因素有关

❶ 子宫胎盘缺血　　❷ 免疫与遗传　　❸ 前列腺素缺乏

妊娠高血压综合征预防

1 做好孕期产前检查

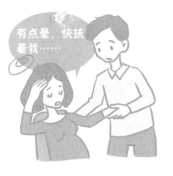

有点晕，快扶着我……

每次产检要测量血压，尤其是在妊娠 36 周以后，应每周观察血压及体重的变化、有无蛋白尿及头晕等自觉症状。

2 加强孕期营养及休息

孕晚期要加强营养，尤其是蛋白质、多种维生素、叶酸、铁剂的补充。

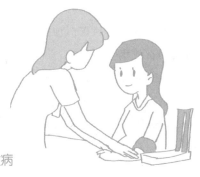

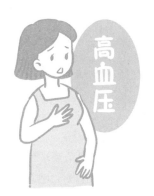

高血压

3 重视诱发因素，治疗原发病

如果孕妈妈的家族中直系亲属，如外祖母、母亲或姐妹曾经患妊高症，或孕妈妈孕前患过原发性高血压、慢性肾炎及糖尿病等病，更应加强产前检查，及早处理。

羊水量是观察胎儿健康与否的指标。胎儿每24小时可吞咽500～1000毫升羊水。羊水量可用B超做观察，但B超只能通过测量胎体周围的羊水情况来估计羊水量的多少，不能精确测量出羊水的量，而且羊水量个体差异较大，羊水问题主要靠产检发现。

羊水过多

羊水量从妊娠早期开始与日俱增，至最后4周开始减少。足月妊娠的羊水量约1000～1500毫升。妊娠任何时期，羊水量超过2000毫升者，称为羊水过多。

羊水过多的可能因素

大部分羊水过多都原因不明，一般多见于胎儿畸形、糖尿病、母儿血型不合等孕妈妈。

当B超诊断羊水过多时，要排除胎儿有无先天异常及上述原因。如无异常，则不必惊慌，因为轻度羊水过多，不需特殊治疗，大多数在短时间内可自动调节。如果羊水急剧增加，孕妈妈应请医生诊治，同时减少食盐的摄入。

羊水过少

羊水量随孕期变化，羊水量孕4月约200毫升，孕37周约800毫升，足月时羊水量少于300毫升，称羊水过少。

羊水过少的表现

羊水过少的孕妈妈，少部分可能会胎动时腹部疼痛，大部分不会有明显的不适，所以往往是产检时发现。

羊水过少的治疗

1. 较早期，可以采用羊膜腔内灌注疗法，即在B超引导下用穿刺针经腹向羊膜腔内注入适量的生理盐水。羊水灌注可以在短时间内改善羊水过少对胎儿的影响，维持胎儿的正常发育。

2. 如果是由于母体血容量不足或缺氧引起，要大量饮水、静脉输液以及吸氧。

3. 对于凝血功能亢进的孕妈妈，可以皮下注射低分子肝素，或者静脉输注低分子右旋糖酐。

4. 如果是在妊娠晚期，排除胎儿畸形后，可详细评估胎儿宫内情况，当胎儿成熟后应尽快终止妊娠。

进入孕晚期时，宝宝神经系统迅速发育，四肢已具备运动的能力，对触觉与力量很敏感。这时可以在抚摸胎教基础上，增加一些运动胎教游戏，对宝宝的触觉与动作协调进行运动刺激，建立宝宝反射性的躯体蠕动，促进大脑功能协调发育，增强宝宝出生后动作的灵活性与协调性。

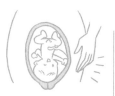

触压拍打

具体步骤

孕妈妈平卧，放松腹部，先用手在腹部从上至下、从左至右来回抚摸，并用手指轻轻按下再抬起。

轻轻地做一些按压和拍打的动作，给胎宝宝以触觉的刺激。开始时每次3分钟，等胎宝宝有反应后，每次5～10分钟。

注意事项

按压拍打胎宝宝时，动作一定要轻柔，孕妈妈还应随时注意宝宝的反应，如果感觉到宝宝用力挣扎或蹬腿，表明他不喜欢，应立即停止。

刚开始时，胎宝宝不会作出反应，孕妈妈不要灰心，一定要坚持长久地、有规律地去做。一般几个星期的时间，胎宝宝就会有所反应，如身体轻轻蠕动、手脚转动等。

踢肚游戏法

具体步骤

轻抚摸腹部，当胎儿用小手或小脚给以"回敬"时，则轻轻拍打被踢或被推的部位，等待胎儿再一次踢打母亲的腹部。一般等1～2分钟后胎儿会再踢，这时再轻拍几下，接着停下来，如果你拍的位置变了，胎儿会向你改变的位置再踢，要注意改拍位置离原胎动的位置不要太远，游戏时间也不宜过长，一般每次5～10分钟即可。

注意事项

最好在晚上临睡前进行这种游戏，此时宝宝的活动最多。

时间不宜过长，一般每次不要超过10分钟，以免引起宝宝过于兴奋，导致孕妈妈久久都不能安然入睡。

准爸爸的参与尤其重要。

特别提醒　临近产期时不宜再与胎儿进行运动游戏，先兆早产的孕妇也不宜进行。另外，胎儿出现踢蹬不安时，也应立即停止刺激。

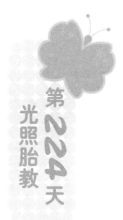

目前针对光照胎教，不同的专家有不同的观点和意见。在这里，我们将把这些观点都提供给孕妈妈们，希望孕妈妈们能够谨慎地选择，毕竟宝宝的聪明健康关系着千家万户的幸福。也许随着科学研究的深入，这一课题在不久的将来会有更确切的定论。

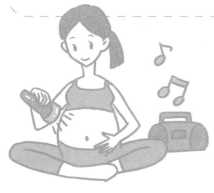

胎儿的视觉发育

胎儿的视觉较其他感觉发育慢，视网膜大约在4周时形成，7个月时产生视力。孕27周以后才能感知外界的视觉刺激；孕30周以前，胎儿还不能凝视光源，直到孕36周，对光照刺激才有应答反应。

光照胎教的争论

支持派：对动物实验结果证明光照对视网膜以及视神经有益无害，对胎儿无害。光照胎教能促进宝宝视觉功能的建立和发育，光能刺激大脑视觉中枢。光照胎教成功的宝宝出生后视觉敏锐，专注力、记忆力也比较好。

反对派：孕妇并不了解腹中胎儿是醒着还是睡着，强行光照刺激，可能影响胎儿的睡眠和生长发育。而且一般来说，胎儿和新生儿视力较弱，比较害怕强光刺激，为此产房灯光大多用暗光来减少光线对新生儿的刺激。光照胎教不可取。

光照胎教的做法

每天定时在胎儿觉醒时用手电筒作为光源，照射孕妇腹壁胎儿的头部位置，每次3～5分钟左右，结束前可以连续关闭、开启手电筒数次。手电筒的光是弱光，光线透过孕妈妈腹壁进入子宫，羊水会由暗变红，而红色正是小宝宝比较偏爱的颜色。

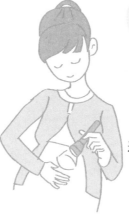

光照胎教三禁忌

❶ 切忌强光照射。

❷ 时间不宜过长。

❸ 不要在宝宝睡觉时进行光照胎教。

点滴记录，留住美好

草在结它的种子，风在摇它的叶子，

我们在等你，宝贝！

第九个月

宝宝头部
进入骨盆了

第225天
本月特别关注：临产准备

进入第9个月了，离宝宝出世越来越近，孕妈妈的心情也是五味杂陈吧，为了避免宝宝出来的时候手忙脚乱，孕妈妈需要做好物质和心理的准备。物质方面不仅要准备好宝宝的吃穿和各种生活用品，还要准备好自己去医院的备产包。另外，情绪对分娩的影响很大，所以孕妈妈还要调整自己的情绪，积极乐观地看待分娩。

第226天　孕妈妈和宝宝变化

现在第9个月了，宝宝离出生越来越近，宝宝的身体和孕妈妈的身体都开始了分娩的准备。

胎儿

身长： 46～50cm　**体重：** 2000～2800克

宝宝变化

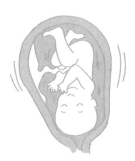

体温调控成熟

生殖器官发育接近成熟

头部开始降入骨盆

孕妈妈的变化

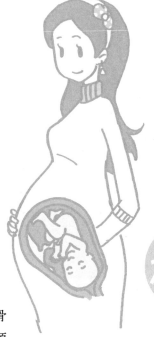

腰背酸痛加剧

腹部有下沉感

腿部痉挛

九月

宝宝入盆

在分娩之前，宝宝的头部会进入孕妈妈骨盆腔，这就是"入盆"。初产孕妈妈多在预产期的前两周入盆，这时，不少孕妈妈常会感到腹部发紧和有坠痛感。宝宝入盆后，宫底会下降，孕妈妈会感觉胸部不会再碰到肚子，尿频、水肿、便秘及腰腿痛等症状会加重，会出现比较明显的宫缩。

子宫大小

肚子越来越大，子宫底高30～32厘米，升至俞剑突与脐部的正中部位。

特别提醒　导致孕晚期腰背酸痛的原因很多，其中之一有可能为慢性肾盂肾炎所致，这是因为怀孕后受到身体激素的影响，输尿管会变粗，尿流动速度减慢，容易引起感染。所以，孕晚期腰背酸痛要重视定期检查，可及时发现及时治疗慢性肾盂肾炎及泌尿系统感染。

进入孕 9 月，越来越近预产期，此时孕妈妈更要保持合理饮食。如果进食过多，导致营养过剩，体重超标，可能引发如妊娠期高血压、妊娠期糖尿病等并发症，也会增加孕育巨大儿的概率，造成分娩时的难产，增加剖宫产的概率。

合理饮食胖宝宝不胖妈妈

❶ 尽量选择健康、天然的食品。如蛋、新鲜蔬菜、鲜奶、鱼、瘦肉、豆类、坚果等食物，既可以保证蛋白质的供给，又可避免孕妈妈自己体重增加不少，但是宝宝体重却不足的情形。

❷ 均衡饮食，避开热量高，油腻的油炸食品，如炸鸡腿、炸薯片等。

❸ 晚餐不宜过迟、过量，清淡稀软为好。

❹ 避免吃砂糖、甜食及饮用富含糖类的饮料等。

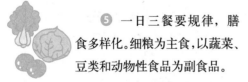

❺ 一日三餐要规律，膳食多样化。细粮为主食，以蔬菜、豆类和动物性食品为副食品。

❻ 进餐时要细嚼慢咽。吃得过快狼吞虎咽、食物嚼得不精细，不但给胃增加了负担，而且不利于消化。

控制饮食合理增加孕晚期体重

孕晚期如果孕妈妈每月体重增加 3 千克以上就必须控制饮食，以保持体重合理增加。不过，对一些宝宝体重过轻发育过小，每月体重增加少于 1 千克的孕妈妈来说，则应在医生指导下合理增加营养，以抓紧最后的两个月来促进宝宝生长。

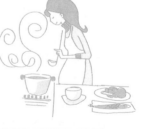

Tips

1. 选择含糖分少的水果，热量比较低，既缓解了饥饿感，又增加了维生素和有机物的摄入。

2. 不要选择饼干、糖果、瓜子仁、油炸土豆片等热量比较高的食物和油脂类、含盐量高、辛辣的食物做零食。

3. 边看电视边吃零食，容易营养过剩。

4. 就寝前 2 个小时左右避免吃零食。

孕期孕妈妈身体变化很大，可能会有下面几种上火的症状，上火时尽量不要吃清热去火的药，可以用饮食来调整。

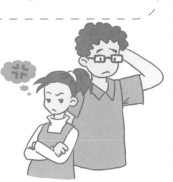
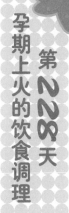

上火

心火。主要表现为舌边尖发红、心烦意乱、多梦或睡不着觉、小便黄甚至有热辣刺痛感、口渴。

肝火。肝开窍于目，因此肝有火主要表现在眼睛上，有眼干、眼痒、结膜炎、眼屎分泌多、脾气暴躁易冲动等症状。

胃火。主要表现在牙及牙龈上，其症状为口臭、牙痛、牙龈红肿、牙根发炎，有大便干燥现象。

脾火。孕妈妈脾有火主要表现在口舌上，如舌苔黄腻、口苦口干、口唇生疮，想大量饮水。

去火食谱推荐

银耳炖木瓜

材料：木瓜200克，银耳100克。

调料：白糖少许。

做法：①木瓜洗净，切成小块；银耳用清水泡发。②锅内加适量水，先煮银耳，等银耳稍微有点儿融化后放入木瓜，再稍稍煮一会儿放些白糖即可。

牛奶粥

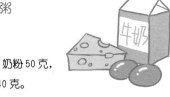

材料：奶粉50克，粳米40克。

调料：水适量。

做法：①粳米淘洗干净，入清水浸泡1小时。②粳米泡好后放入锅中，加适量水熬成粥，加入奶粉，搅拌均匀即可。

特别提醒　　中医研究发现，苦味食物有解热祛暑、消除疲劳的作用。"苦"味食品是"火"的天敌。但苦瓜内含有奎宁会刺激子宫收缩，引起流产。虽然苦瓜中奎宁的含量很少，但为了慎重起见，孕妈妈还是少吃苦瓜为好。

第229天 顺利分娩需要增加含锌食物

锌对分娩有重要的影响，锌能极大增强促进子宫肌收缩，帮助胎儿从子宫腔中驱出的酶的活性。如果孕妈妈缺锌，子宫肌收缩力弱，顺利分娩风险高，需要借助产钳、吸引等外力才能娩出胎儿，不但会增加分娩的痛苦，更会对胎儿的健康造成一定影响。

富含锌的食物

动物性食物：如牛肉、猪肉、羊肉及肝脏、蛋类等。

海产品：如鱼、紫菜、牡蛎、蛤蜊等，特别是牡蛎。

含锌最高：每百克含锌为100毫克。

豆类食物：如黄豆、绿豆、蚕豆等。

坚果类：如花生、核桃、栗子等。

水果类：香蕉、苹果。

蔬菜类：蘑菇、卷心菜。

苹果 补锌益智果

苹果富含锌、碳水化合物、 多种维生素等营养成分。孕妈妈如果每天吃1～2个苹果，就可以满足锌的需要量，这会大大有利于胎儿大脑皮层边缘部海马区的发育，有助于提高胎儿后天的记忆力和智力。

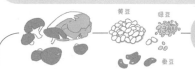

补锌菜谱

鸡蛋炒牡蛎

材料：牡蛎肉200克，鸡蛋3个，黑木耳20克。

调料：葱、植物油、盐各适量。

做法：①牡蛎肉以盐水洗净，捞起放入碗中；葱洗净，切成末；木耳泡发，洗净，去蒂。②鸡蛋打入碗中，搅散，加适量葱末搅拌均匀。③锅加热，倒入油，放入黑木耳、牡蛎肉，倒入鸡蛋液，加上盐调味，炒至牡蛎肉蓬松即可。

牡蛎紫菜汤

材料：鲜牡蛎50克，紫菜少许。

调料：盐、葱段、红油各适量。

做法：①牡蛎洗好，入沸水锅中余熟捞出，控干水分，余牡蛎的水留下备用。②锅内加适量余牡蛎的水烧开，放入牡蛎、紫菜，再开锅后，加入盐调味，撒上葱段，淋少许红油即可。

孕妈妈即将分娩的时期，准爸爸的作用非常重要，此时准爸爸的关心和支持不仅帮助孕妈妈消除对分娩的恐惧心理，给她心理安慰和精神支持，为孕妈妈顺利分娩创造良好的条件，而且能够升华夫妻感情，为和谐的夫妻关系奠定基础 。

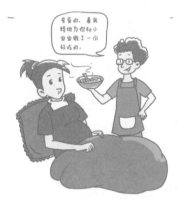

◆ 饮食上保证孕妈妈的营养均衡

◆ 承担照顾和保护孕妈妈安全的责任，避免孕妈妈遭受外伤。

◆ 主动承担家务让孕妈妈多休息。

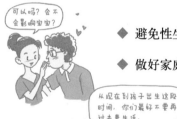

◆ 避免性生活

◆ 做好家庭中的妊娠监护以防早产。

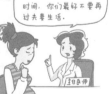

◆ 多与孕妈妈聊天，能减轻孕妈妈临产前的紧张与不安。

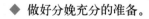

◆ 做好分娩充分的准备。

◆ 学习分娩的相关知识，可以向那些有着顺利分娩经验的人请教。

◆ 安排好工作，早点回家。

◆ 尽可能满足孕妈妈合理需要，让孕妈妈心情愉快。

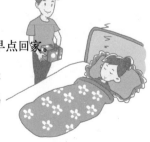

宝宝马上就要出生了，宝宝出生后就要穿衣服，为了迎接他的到来，我们要为他做一些物质准备，需要哪些东西呢？

婴儿衣服

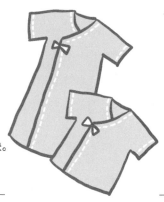

纯棉面料、透气性。

舒服、耐用、易于清洁。

大小尺寸都应备一点，因为宝宝生长速度非常快。

鞋子可暂时不买，可开始学走路时再购买。

不宜

❶ 会限制宝宝活动、穿脱时让宝宝不舒服的衣服。

❷ 装饰有结、带、珠子、链子的衣物，因为可能会缠住宝宝手指，影响宝宝的安全。

❸ 穿脱不方便的衣物，因为刚出生的宝宝，需要经常更换尿布，相应地，底部开口可以直接更换尿布的衣服会更适用。

❹ 买太多。一方面，有时亲朋好友也会送一些；另一方面，宝宝长得快，衣服很快就会不合适了。

哺乳用具

即使是母乳喂养，也要准备一套奶瓶、奶嘴，如果是人工喂养的话，则至少需要3套。其他的婴儿用餐器具还要包括奶瓶消毒器、水杯、小勺、榨汁器、暖奶器等。

数量

一般需要为宝宝准备：和尚领或开肩套头宝宝服3~5套，户外连袜衣2~3件，毛衣1~2件，棉衣2件，小棉袜子2~3双，软帽1顶，开襟外套2套，小软鞋1~2双，小斗篷1件，小围嘴3~5条。要根据宝宝出生月份准备，不需买太多，以免闲置。

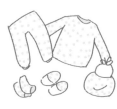

奶瓶选择须知

玻璃透明度高，容易清洗，稳定性也比塑料奶瓶好，但易碎。

带温度计的奶瓶，很方便，但如果温度计出了毛病，而妈妈又不知道，就会带来麻烦。

买奶嘴时要选流速慢的，因为初生宝宝吸吮太快容易呛奶。

婴儿尿布或尿不湿

必不可少的婴儿用品。宝宝刚出生时，一天拉屎撒尿不下10次，需要大量一次性的换洗物品。纯棉织品制作的尿布，柔软、透气性好，便宜环保，但需经常清洗消毒。尿不湿使用相对方便。

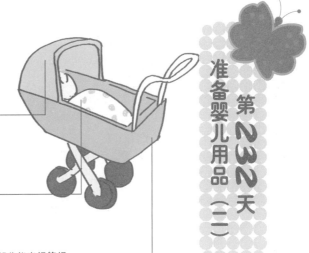

婴儿车

无论什么式样的婴儿车，质量和舒适性是第一重要的。选择时可考虑下面几点：

1. 带遮阳伞和蚊帐的婴儿车比较好。天热打开遮阳伞，不影响宝宝视野。蚊帐可防蚊虫、风沙。

2. 有挡位、能改变车身角度的婴儿车最好。宝宝可坐也可放平躺下。

3. 车身能从车座上拆下来的婴儿车。婴儿车上半部分能当提篮提走，可防宝宝睡熟挪动受风感冒。

婴儿浴盆、浴床

不要选择金属盆，一是过凉、过沉；二是薄金属边有磕到宝宝的可能。无毒无味的塑料盆或木盆比较好。为防宝宝滑脱，可以给宝宝配张小浴床。

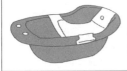

婴儿汽车座椅

私家车上给宝宝配个婴儿座椅，放在正对司机的后排座上，让宝宝背对汽车行进方向，比妈妈把宝宝抱怀里安全。

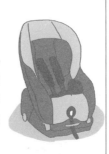

婴儿汽车座椅的挑选

1. 按宝宝年龄、身高和体重挑选；
2. 选宜安装，牢固性好的；
3. 选口碑好的大厂商生产的品牌；
4. 材质和检验等级要符合国家规定。

质量可靠的床。

木质的床比较好，冬天不凉。

最好与父母大床高低相同，一面围栏能活动。睡觉时，放下围栏对接大床，护理宝宝很方便。

婴儿床四周必须有护垫保护。

四周栏杆缝隙宽窄要适合婴儿。缝隙过宽，可能卡住宝宝的头；缝隙过窄，影响宝宝视觉。

床栏杆至少50厘米以上。宝宝能站起来时，栏杆高度不够，有"倒栽葱"危险。

配有轻薄透气的蚊帐。蚊帐不宜色彩花哨。

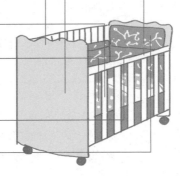

婴儿床

宝宝刚刚出生时，应该和母亲同住一个房间，以便夜间照料。但最好让他单独在小床上睡。

第233天 缓解孕晚期腰背酸痛

接近预产期时，胎儿增大，腰部支撑力不断增加，加上身体为了保证生产而分泌黄体素，使连接骨盆的耻骨联合渐渐地松弛，更加重了腰背关节的负担。因而绝大多数孕妈妈都有，腰酸背痛的感觉。要减轻这种不适我们要注意下面几点：

● 注意生活中的姿势、动作

◆ 不要身体站直时突然弯腰拾物。要捡拾地上的东西时，可先缓慢蹲下身体，捡起东西后再缓缓站起来。

◆ 避免提重物。

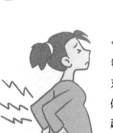

◆ 坐椅子也应该先稍微弯腰，然后慢慢地坐进去。最好坐有椅背的椅子，腰部能够得到休息。

◆ 坐卧时可以采取比较舒适的位置。如半躺或将双腿架高一点，使背部肌肉放松，血液回流舒畅。

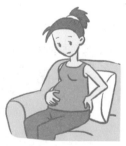

特别提醒

一定要避免突然用到腰部和腹部的力量或者突然压迫肚子的各种姿势和动作。

腰背疼痛最好不要进行按摩，可以通过多休息缓解，因为不适当的按摩容易引发早产。

生活

❶ 不宜久坐或久站。长时间保持某一姿势，会加重疼痛。应注意多休息，避免穿高跟鞋，多穿平底鞋或低跟的鞋子。

❷ 注意腰背部保暖。受凉，会加重腰背部疼痛。

❸ 使用托腹带、侧睡枕。托腹带可以将肚子托住，减轻腰背负担；而侧睡枕在睡觉或坐时使用，可以避免腰部悬空，减轻腰部的压力。

❹ 适当做些腰背部运动。

腰部运动

双手扶椅背，在慢慢吸气的同时使身体的重心集中在双手上，脚尖立起，抬高身体，腰部挺直，使下腹部靠住椅背，然后慢慢呼气，手臂放松，脚还原。

腰背肌肉运动

双膝平跪床上，双臂沿肩部垂直支撑上身，利用背部与腹部的摆动活动腰背部肌肉。

顺产是自然分娩方法，能使宝宝在分娩过程中通过产道的挤压作用，进一步刺激他们的脑和肺的发育，使宝宝更健康聪明，顺产对宝宝和孕妈妈都是理想的分娩方法，但是要顺产，需要孕妈妈孕晚期注意以下几个方面：

注意孕期合理营养，合理控制体重

宝宝的体重超过 4000 克（医学上称为巨大儿），母体的难产率会大大增加。理想的怀孕体重在孕早期怀孕 3 个月以内增加 2 千克，中期怀孕 3～6 个月和末期怀孕 7～9 个月各增加 5 千克，前后共 12 千克左右为宜。

孕期运动

孕期运动增加腹肌、腰背肌和骨盆底肌肉的张力和弹性，使关节、韧带松弛柔软，分娩时有助于肌肉放松，减少产道阻力，使宝宝能较快地通过产道。

定期产前检查

孕妈妈定期产检，可及时监护宝宝发育和孕妈妈健康情况，便于早期发现问题，及早纠正和治疗，这是顺产的条件。

矫正胎位

胎位不正，有难产的风险，如果妊娠 30～34 周时能矫正不正胎位，就大大提高了顺产的可能性。

做好顺产的心理准备

预产期前 2 周，孕妈妈保证正常的生活和睡眠，多吃营养丰富、容易消化的食物，为分娩准备充足的体力。临产前，孕妈妈保持稳定心情，信心十足地迎接分娩。宫缩开始后，坚定顺产信心，相信自己在医生和助产师的帮助下安全、顺利地自然分娩，是顺产不可缺少的条件。

影响分娩的因素

人的恐惧大多是由于缺乏了解胡思乱想而造成的。很多孕妈妈对分娩恐惧也是因为缺乏了解，道听途说，认为分娩非常疼痛，因而对分娩异常恐惧。其实孕妈妈如果了解了整个分娩过程，分娩的恐惧心理就会大大减轻。下面我们来了解影响分娩的因素有哪些。

产力

将宝宝及胎盘等附属物排出子宫的动力。

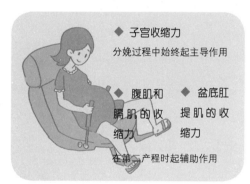

◆ 子宫收缩力

分娩过程中始终起主导作用

◆ 腹肌和膈肌的收缩力 　◆ 盆底肛提肌的收缩力

在第二产程时起辅助作用

产道

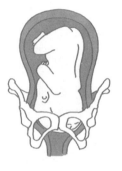

骨产道：主要是骨盆，分娩过程中组成盆骨的各个部分会有轻微移位，适应宝宝娩出。

软产道：由子宫下段、子宫颈、阴道和骨盆底软组织组成。

精神心理因素

胎儿

宝宝的大小、胎位和有无畸形是影响分娩过程的重要因素。如肥胖的巨大儿，容易难产。胎位不正也会影响分娩。

宝宝头颅骨

宝宝头颅骨有一定可塑性，分娩时颅骨可略微变形或重叠从而缩小头颅体积，有利于分娩。宝宝出生时，头部囟门就是头颅骨未闭合部分，随宝宝生长，头颅骨不断地生长，囟门也不断缩小。绝大多数宝宝的前囟通常在1岁~1岁半左右闭合，后囟在3个月以前就完全闭合。

分娩过程中精神心理因素对产力有明显影响，进而影响到产程的进展。实践证明，在分娩过程中，精神心理因素的影响很大。如果分娩过程有熟悉亲近经验丰富的人陪伴，孕妈妈分娩的恐惧和焦虑会大大减轻，不仅产痛缓减，产程缩短，顺产率增加，而且产后出血也减少。

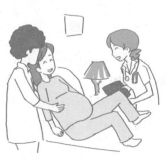

人的恐惧往往与对事情缺乏了解有关。掌握与分娩有关的知识对控制恐惧和焦虑大有帮助。一旦孕妈妈了解了分娩的全过程以及可能出现的情况，会大大减少恐惧。

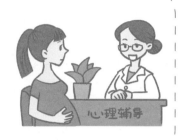

心理辅导

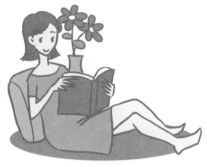

学习方式

◆ 看书或上网学习孕产知识。

◆ 参加医院及有关机构举办的"孕妇学校"。

做好分娩准备

分娩准备过程既能安慰、稳定孕妈妈的情绪，又能帮助应对意外，降低风险。

分娩准备工作包括孕后期产检、心理准备、物质准备。

> **分娩准备工作**
> 孕后期产检　心理准备　物质准备

做好孕期保健

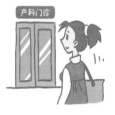

产科门诊

孕妈妈分娩焦虑的原因各种各样，害怕分娩是最多的。做好孕期保健能及时发现并诊治各类分娩异常情况，有助于减轻孕妈妈对的分娩担心与害怕。

家人的帮助

很多孕妈妈临产前都会出现一定程度的紧张心理，此时家人，尤其是丈夫的关心、支持对减轻孕妈妈的恐惧和焦虑，稳定情绪，安心待产非常关键。

丈夫的鼓励和支持

❶ 应尽可能拿出较多的时间陪伴即将临产的妻子，使她感到和她一起迎接考验。

❷ 照顾孕妈妈的饮食起居，让孕妈妈感受被爱和关心。

❸ 耐心地倾听孕妈妈内心的焦虑紧张，不要表现出不耐烦的样子。

第237天 生产医院的选择

经历了漫长的孕期，马上宝宝出生了，我们心里既激动又期待，生产医院的选择是个最重要的环节，怎样才能找到最适合的生产医院，让孕期圆满呢，我们一起来看看吧。

口碑

无论是公立医院还是私立医院、综合医院还是专业医院，首先要看的当然是口碑。可以向身边有孩子的人打听一下，也可以找相关的专业人士打听一下，看看哪家医院的医术比较过硬。

此外，产房的情况、医院的配餐以及费用等详细情况，也要提前打听清楚，纳入考察项目内。

不同类医院比较

医院类别	优	不足
私立医院	个性化分娩服务，每位孕妈妈都有自己的医生，服务灵活周到	收费昂贵
公立综合医院	医疗设施和人员比较充足，技术水平较高，一旦出现孕期并发症，可及时在各门诊科室得到会诊和处理	人较多，等待时间长，服务质量有限
专科妇产医院	专业性强，适合高龄，且患有产科并发症的孕妈妈	人多，排队时间长，诊疗时间有限

需要即将分娩的孕妈妈们事先考察好：医院是否指导新妈妈哺乳的方法和乳房按摩法；在分娩全过程中医院是否提供胎心监控；宝宝出生后，医院是否提供新生儿游泳和按摩等服务；是否针对新生儿提供完善的检查制度。

医院环境如何

包括医院的产妇数量、检查排队时间、需不需楼上楼下不同科室奔波，有无单人产房等。

离家的距离

危急时能否及时抵达医院关系到母子安全。所以，一定要选择离家近的医院。

母婴分室还是母婴同室

母婴分室，宝宝被放在新生儿室，妈妈产后能得到较好的休息，但妈妈住院期间接触宝宝少。母婴同室，妈妈可以和婴儿亲密接触，缺点是往往休息不好。

孕妈妈究竟要采取什么生产方式？从为宝宝着想的角度出发，医生都会建议孕妈妈自然分娩，这其实也被很多孕妈妈认可。可是到了实际生产时，有些孕妈妈在剧烈阵痛过后，还是要求医生实行剖宫产手术，放弃了自然分娩。究竟应该怎样选择生产方式呢？

生产方式：自然分娩和剖宫产

自然分娩

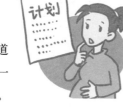

指胎儿通过阴道娩出的方式，它是一种自然的生理现象。

如果宝宝中等大小、足月妊娠、单臀、胎膜未破、孕妈妈骨盆大小正常、临产后宫缩好、产程进展顺利，孕妈妈可选择自然分娩。

自然分娩方式

◆ 需要助产者协助：臀位助产术分娩、臀位牵引术分娩。

◆ 完全自然娩出。孕妈妈是经孕妈妈、宝宝不大，或者孕妈妈产力良好、产道正常的自然分娩的情况比较多见。

剖宫产

剖宫产则是经腹部切开子宫取出胎儿的方式。

特别提醒

最富有经验的医生也无法预测分娩时可能出现的情况，所以孕妈妈不必为如何选择生产方式而有压力。选择哪种生产方式不重要，只要能保证分娩安全就行。

医生的建议很重要

一般医生都会劝说孕妈妈选择自然生产的方式，但在具体选择生产方式时，医生会根据孕妈妈所做的详细全身检查，比如：胎位是否正常，分娩时的宝宝大小、孕妈妈骨盆测量值等作出生产方式建议。

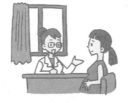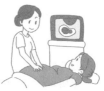

孕妈妈有权选择生产方式

《母婴保健法》上有一条明确指明：孕妇有选择分娩方式的权利。一般从工作职责出发医生会建议自然分娩，因为剖宫产毕竟是一个手术，不但有手术并发症发生的危险，对新生儿亦有一定的影响；特别是没有剖宫产指征的话，剖宫产手术对母亲和宝宝都有不同程度的不良影响。不过，自己的身体可以自己决定，孕妈妈有选择的权利。所以如果孕妈妈坚持剖宫产，医生也会尊重她的决定。

自然分娩好处多

不论是对孕妈妈还是宝宝自然分娩好处很多，孕妈妈们切不可因赶潮流或怕痛而选择剖宫产。具体来说，自然分娩的好处有下面几个方面。

对宝宝好处

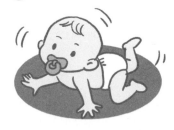

1 锻炼宝宝肺部

自然分娩过程中子宫有规律地收缩，使宝宝胸廓受到有节律的压缩和扩张，促使宝宝肺部产生一种促进肺成熟的，叫做"肺泡表面活性物质"的东西。这些物质能够在宝宝出生后使肺泡富有弹性，容易扩张，从而减少了宝宝肺透明膜病的发生概率。另外，分娩时产道的挤压作用，可将宝宝呼吸道内的羊水和黏液排挤出来，使新生儿湿肺和吸入性肺炎的发生率大大降低；有利于宝宝出生后呼吸的建立。

2 抵抗力更强

免疫球蛋白在自然分娩过程中，可由母体传给宝宝，使宝宝出生后与剖宫产宝宝相比机体抵抗力强，不易患传染性疾病。

3 皮肤及末梢神经的敏感性更强

自然分娩的宝宝出生时经过产道的挤压作用，主动参与一系列适应性转动，其皮肤及末梢神经的敏感性较强。同时，自然分娩不会因为麻醉剂而使宝宝的神经受到伤害，因此其日后身心协调发育的基础良好。

对孕妈妈的好处

◆ 产后恢复快

自然分娩孕妈妈不受麻醉和手术的影响，且分娩阵痛使孕妈妈产后子宫收缩力增强，有利于产后恶露排出，子宫复原，产后出血减少。自然生产的产妇当天就可以下床走动。一般3～5天可以出院，花费也较少。

◆ 母乳喂养的成功率高

自然分娩，饮食、生活恢复很快，住院时间短，容易早下奶，有利于进行母乳喂养。

◆ 产后后遗症少

自然分娩后孕妈妈容易选择避孕方法，如可以早放避孕环。而一旦避孕失败，再度怀孕需做人工流产时，不必担心刮宫引起子宫瘢痕部位穿孔等问题，也不会发生由于腹部手术引起肠粘连，或者腹壁切口的子宫内膜异位症等问题。

剖宫产是通过手术从腹部切开子宫，娩出胎儿及其附属物的方法。剖宫产是终止妊娠、解决难产和重症高危妊娠最快捷有效的方法。随着现代医疗技术水平的提高，剖宫产手术的安全性大大提高，在降低母婴死亡率和病残率方面起到了很大的作用，但剖宫产属于人为创伤，并非绝对安全。

剖宫产的过程

 术前准备   包括体温、血压、血型、肝功、病毒检查，阴毛剃除、插尿管等。

手术

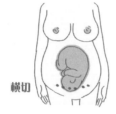

横切   纵切

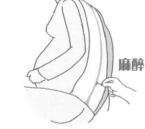

麻醉

先消毒麻醉。如果选择硬膜外麻醉，通常都会在腰椎第3～4节之间，插入一根硬膜外管释放麻醉药。麻醉生效后，医生会在下腹壁子宫下段，做15～20厘米的水平横切口，打开羊膜，取出胎儿和胎盘。有时胎位特殊医生可能采用垂直纵切口，为了帮助孩子娩出，也会用手掌压迫宫底。最后医生对子宫和皮肤逐层缝合，缝线成分人体可以吸收，不需拆线。

宝宝娩出

宝宝娩出清洁后，医生会给他的健康评分，印下宝宝脚印后，孕妈妈就可以抱宝宝了。

恢复

剖宫产术后，3～4个小时恢复知觉，24小时后拔导尿管，大约五六天后伤口愈合，孕妈妈就可出院回家休养了。

特别提醒：剖宫产与自然分娩相比确实有一些不良影响，孕妈妈选择时应谨慎。

剖宫产产后注意事项

◆ 注意卫生和营养

剖宫产后6小时内应禁食，头一两天宜静养，第3天后适当活动，以减少子宫内恶露积聚，有利子宫恢复。

◆ 积极地进行早期开奶、催奶

新生儿吸吮乳房的刺激既促进孕妈妈子宫复原，又促进乳汁分泌，剖宫产的孕妈妈应克服伤口疼痛，让宝宝尽早吸吮乳房。

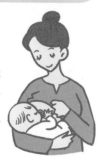

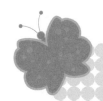

第241天　孕晚期适量运动有利于顺产

孕晚期有些孕妈妈因害怕早产而大大减少活动，甚至不参加任何活动，停止做一切工作和家务。其实，这样做是没有必要的，对母婴健康并不利，甚至有害。事实上孕晚期孕妈妈注意劳逸结合，做到适量运动和劳动不仅必要，而且很有好处。

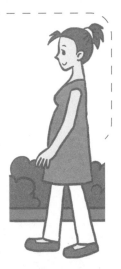

适量运动有助于顺产

◆　适度运动可避免胎儿过大，降低分娩困难。

◆　增进肌肉的力量、促进新陈代谢，利于缩短产程。

◆　运动有助于平和心态，减轻分娩恐惧和担心。

运动推荐

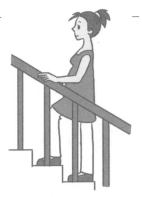

❶ 爬楼梯。爬楼梯能利用地心引力让胎儿的头部向下，让胎头较容易下降，并且帮助子宫颈张开，也会让大腿两侧的肌肉较有力量。

❷ 孕期瑜伽练习。练习瑜伽呼吸练习法、静坐，能让心情更平稳，对于分娩时调整呼吸也很有帮助，还能减缓身体不适，让分娩过程变得轻松简单。

❸ 舒展和活动筋骨的体操。能加强骨盆关节和腰部肌肉的柔软性，使分娩容易。

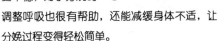

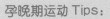

孕晚期运动 Tips：

　　1．练习时以个人需要和舒适度为准，如有不适感，要换适合自己的练习姿势。

　　2．练习时应动作舒缓，注意自我保护，避免摔跤、碰撞腹部。

　　3．双脚疲劳水肿时，可以做一些缓慢的垫上运动。

　　4．运动时最好能有人陪伴，尤其是瑜伽练习时。

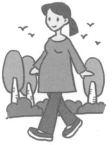

❹　散步。每天工余、饭后到室外活动一下，散散步，也增加大腿与骨盆腔的肌肉的力量，利于分娩。

第242天 缓解分娩疼痛的八种按摩方法

子宫开始宫缩后，腹痛一阵阵侵袭孕妈妈，孕妈妈身心备受煎熬，心里也很恐惧。此时陪伴一旁的准爸爸担忧和焦急的同时，一定自己希望能帮上忙，那就不妨采取下面的按摩方法来帮助孕妈妈缓解分娩疼痛。

❶ 在子宫收缩间歇时准爸爸与妻子面对面站立，准爸爸双臂环抱住妻子的腰部，给妻子的背部下方进行轻柔的按摩。

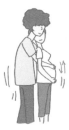 ❷ 在子宫收缩时准爸爸让妻子分开脚站立，将背靠在自己的怀里，准爸爸的双手环绕住妻子。

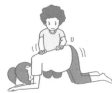 ❸ 准妈妈跪趴在床上或地板上的松软垫子上，准爸爸在旁边，用双手不断地抚摩妻子的后背，可以减轻分娩疼痛。

❹ 找一把舒适柔软的有靠背的椅子，准妈妈面向椅背而坐，头部靠在椅背上，准爸爸在妻子身后，并不断地用手按摩妻子的腰部。

❺ 妻子趴伏在床上，双腿分开晃动臀部，可减轻腰背部痛。

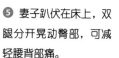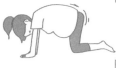

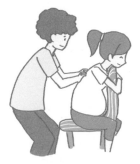 ❻ 准爸爸坐着，让妻子趴伏在自己大腿上，轻柔地上下抚摩妻子的腰背部。

❼ 第一产程向第二产程进入时，准爸爸可让妻子蹲坐背靠自己。

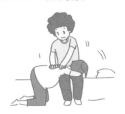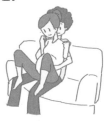

❽ 在子宫收缩间歇让妻子采取直坐的姿势坐在床上，给她的后背垫上靠垫或枕头，让她双腿屈起，双手放松地放在膝头上。这样，可以使妻子的腹部及腰部得到一些放松，还可以将胎儿的头向子宫颈推进。

第243天 拉梅兹呼吸法

拉梅兹呼吸法是用一位以法国产科医生的名字命名的呼吸方法，它是通过让孕妈妈们把注意力集中在对自己的呼吸控制上，来转移缓解分娩时的疼痛，可以说是一种精神性的非药物性无痛分娩。

拉梅兹呼吸法把产程进展分为 5 个阶段，不同的阶段采用不同的呼吸方法，共 5 种：胸部呼吸法、嘻嘻轻浅呼吸法、喘息呼吸法、哈气运动、用力推。

胸部呼吸法

用于分娩开始时。

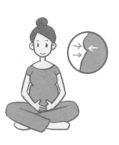

方法：收缩开始时，慢慢用鼻子深吸一口气，随着子宫的收缩吸气、吐气；反复进行，直到宫缩结束阵痛停止才恢复正常呼吸。

嘻嘻轻浅呼吸法

用于当宫颈开口 2 ~ 3 厘米，宫缩间隔 5 ~ 20 分钟，每 30 ~ 40 秒一次时。

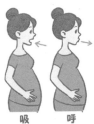

吸　呼

方法：首先，眼睛注视着某一个地方，让自己的身体完全放松。用嘴吸入一小口空气，保持轻浅呼吸，让吸入及吐出的气量相等；完全用嘴呼吸，保持呼吸高位在喉咙，就像发出"嘻嘻"的声音一样。当子宫收缩强烈时，就加快呼吸，反之就减慢。

喘息呼吸法

用于当宫颈开口 4 ~ 8 厘米，宫缩间隔 2 ~ 4 分钟，每 60 秒一次，第二产程接近尾声时。

方法：孕妈妈将空气排出后，深吸一口气，接着快速做 4 ~ 6 次的短呼气，感觉就像在吹气球，比嘻嘻轻浅式呼吸还要浅。也可以根据子宫收缩的程度调节速度。

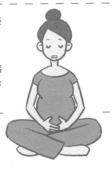

哈气运动

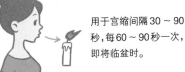

用于宫缩间隔 30 ~ 90 秒，每 60 ~ 90 秒一次，即将临盆时。

方法：阵痛开始，孕妈妈先深吸一口气，接着短而有力地哈气，如浅吐 1 次、2 次、3 次、4 次，接着大大地吐出所有的"气"，就像在吹一个很费劲儿的东西。

用力推

用于宫口全开后，胎儿下降及娩出时。

方法：孕妈妈下巴前缩，眼睛视脐，用力使肺部的空气压向下腹部，完全放松骨盆肌肉。口鼻同时吸一大口气，屏住 20 ~ 30 秒，需要换气时，保持原有姿势，马上把气呼出，同时马上吸满一口气，继续憋气和往肛门用力，直到宝宝娩出。当胎头已娩出产道时，孕妈妈可使用短促的呼吸来减缓疼痛。

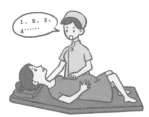

第*244*天 五个放松方法，舒缓分娩疼痛

分娩疼痛让许多即将临产的孕妈妈心生恐惧，不少孕妈妈就因此放弃自然分娩而采用剖宫产。其实，对疼痛产生恐惧时，肌肉会紧张，会感觉更痛，这时如果能运用一些放松方法减少身体紧张，是可以有效舒缓分娩疼痛的。下面就推荐五个放松方法。

呼吸放松

无论是采取喘气，还是深呼吸的方法，只要特别注意呼吸，就会容易找到放松的感觉。这种方法就是分娩过程中孕妈妈尽力保持镇静，把注意力放在呼吸上面，以放松情绪。

腹式呼吸法

分散减轻分娩疼痛最好的呼吸放松法。

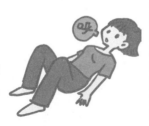

具体做法：阵痛开始时，松弛腹部肌肉，用鼻深吸气使腹部凸起、胸部保持不动，再慢慢用口吐气并松弛腹部肌肉。

想象放松

想法会影响情绪，分娩中孕妈妈积极正面的想象，有利于放松、缓解疼痛和顺利分娩。

音乐放松

音乐对缓解焦虑，降低心率、血压和呼吸频率有很好的效果。分娩过程中孕妈妈可用音乐转移注意力，缓解疼痛，加速分娩进程。

活动放松

活动放松，就是通过走、蹲、跪、坐等身体活动转移疼痛注意力，达到放松的目的。

按摩放松

按摩可以帮助紧张的肌肉变得松弛，还可以分散转移疼痛的注意力，有利于减少焦虑的情绪，舒缓分娩阵痛。家人尤其是丈夫为孕妈妈按摩缓解疼痛效果很好。

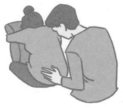

特别提醒

分娩过程中，要根据孕妈妈的需要不断变化按摩方式，阵痛初期可用指尖轻柔触摸，阵痛中晚期要有力的挤压、按摩、冷敷及热敷。

第245天 七个有助于顺产的运动

下面这些看似简单的小动作，可以让孕妈妈锻炼身体各部位的力量，加快体内的新陈代谢和身体循环，并培养持久力，为分娩作铺垫。

自我放松

仰卧床上，屈膝，两膝靠拢，双手平放于身旁，双脚分开，略比臀宽。两眼微闭，慢慢吸气呼气；呼吸中尽量放松身体。持续进行约10分钟。

自我放松

腹式呼吸

仰卧于床上，放一个枕头于膝下。图双唇自然合拢，鼻子呼吸。吸气时腹部胀起，呼气时腹部收缩。切勿使劲儿，要自然松弛。

腹式呼吸

腹肌运动

仰卧于床上，双手放于腰下，脚屈起脚掌贴地。图吸气时腰部微微向上手下压，呼气时放松全身。

腹肌运动

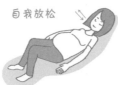

会阴收缩运动（凯格尔运动）

吸气紧缩阴道周围及肛门口肌肉，就像憋尿一样，持续3～5秒再慢慢放松，吐气。

足部运动

背靠椅背坐，腿与地面呈垂直状态，然后脚背绷直、脚趾向下，稍后放松脚心着地，交替做20次。

盘腿运动

盘腿坐床上，背部挺直，双手放两膝上，每呼吸一次就用手按压膝盖接近床面一下，反复进行。

下蹲运动

下蹲运动

两腿打开与肩宽或略宽一些，两脚尖朝外，慢慢半蹲。图双手支撑身体，稍停片刻，再慢慢起身。

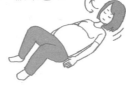

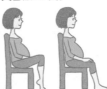

运动注意事项：　1. 36周后腹部已太沉重或32周后胎位仍不正及有痔疮困扰者不宜做全蹲。　2. 这项运动练习次数不宜多，孕妈妈量力而行，可根据自己的身体情况随时休息。

第9个月的产前检查内容仍然包括测血压、体重，查有无浮肿，量宫高、腹围，听胎心、触摸胎位，多普勒影超，复查尿常规等常规检查，除此而外医生往往还会安排B超检查、心电图检查，必要时还会做胎心监护

B超检查

内容

确定胎位、羊水、胎盘位置与功能，为确定生产方式提供可靠的依据，并预估胎儿至足月生产时的重量。这时，羊水深度在3～7厘米为正常，超过7厘米为羊水增多，少于3厘米则为羊水减少；羊水过多或过少都对胎儿生长不利。

意义

此时B超检查对评估宝宝体重及发育状况很重要，并可预估胎儿至足月生产时的重量。一旦发现胎儿体重不足，孕妈妈就应多补充一些营养物质。若发现胎儿过重，孕妈妈在饮食上就要加以控制，以免影响日后自然分娩。

胎心监护

胎心监护是借助仪器记录下瞬间胎儿心率的变化。通过胎心瞬间变化的信号曲线图形，医生可以了解到胎动时、宫缩时胎心的反应，以推测宫内胎儿有无缺氧。

开始时间

一般从怀孕32周开始，产前检查会加入胎心监护，每次约20分钟左右。从怀孕37周起，每次产检都需进行胎心监护。如果孕妈妈是高危产妇或者有如妊高症、过期妊娠、糖尿病合并症或并发症等，则可能从怀孕28周就开始就进行这一项检查。

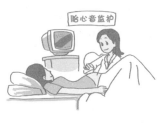

心电图检查

做这项检查的目的主要是排除孕妇的心脏疾病，了解其有无心脏病及心脏负担情况，以确认孕妇是否能够承受分娩。如果心电图异常，则需要进一步进行超声心动的检查，必要时还需去看心内科医生。

特别提醒

孕妈妈应注意胎心音的节律变化。

正常胎心音120～160次／分，如果胎心音160次／分以上或持续100次／分都表示胎儿宫内缺氧，应及时治疗。

为了准备分娩，孕晚期我们的身体会分泌大量激素，让孕妈妈感觉到各种各样的身体疼痛，虽然每个孕妈妈疼痛的部位不一样，但都给孕妈妈带来了不适。

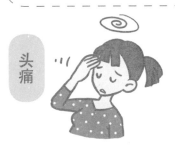

头痛

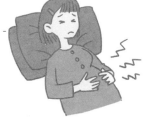

胃痛

孕晚期头痛，一方面与体内激素改变有关，另一方面也与孕妈妈的心理状态有关。越临近分娩，往往孕妈妈精神和心情越紧张焦虑，从而导致植物神经功能紊乱，出现头痛。

头痛对策

◆ 调整心态。怀孕、分娩是一个自然的过程，不要过度紧张。同时要学会放松的小技巧，如购买一些孕妇杂志、书籍来看；也可以听听一些适合孕妇的音乐，平静的心态对于调节植物神经痛有一定的好处。

◆ 每晚保证至少有8～9小时的睡眠。

◆ 头痛的时候，可以在头上敷热毛巾，能有效缓解头痛。

◆ 如果疼得很厉害，而且还伴有眩晕，要立即去看医生。

孕晚期胃痛往往是由于括约肌松弛胃酸返流和增大的子宫挤压肠胃所致。括约肌是隔离食道和胃的肌肉，能使我们吃进去的东西只能下去不能上来。怀孕后，由于激素的改变，括约肌变得松弛，吃下去东西很容易从胃里返流。

胃痛对策

◆ 合理饮食，孕妈妈每日应少食多餐，少吃酸辣食物；饭后半小时内不要躺倒，吃饭时尽量坐直，避免胃酸向上走；多吃新鲜的水果蔬菜，注意营养的均衡。

◆ 疼痛时，可采取半坐卧位减轻疼痛。

◆ 如果孕妈妈本身有胃病，或者无法鉴别是胃炎还是妊娠胃烧痛，应到医院去看看，防止胃炎加重。

坐骨神经痛

孕晚期宝宝重量增大，孕妈妈背部压力增加，坐骨神经受挤压；另外，妊娠期水分不易代谢，压迫小腿部、足部，也会引起坐骨神经疼痛。

对策

◆ 注意休息，避免劳累，穿平底鞋。休息采用平躺或架高脚的方式，使静脉回流。疼痛很严重的话，可到医院进行局部的镇痛治疗。

◆ 不要以同一种姿势站着或坐着超过半个小时；睡觉时采用左侧卧，并在两腿膝盖间夹放一个枕头，以增加流向子宫的血液，缓解坐骨神经痛。

◆ 游泳可以帮助孕妈妈减轻对坐骨神经的压力。

第248天
脐带绕颈

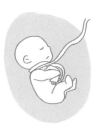

脐带绕颈是脐带异常的一种，以缠绕宝宝颈部最为多见，其中脐带绕颈一周发生率为 89%，而脐带绕颈两周发生率为 11%，脐带绕颈 3 周及以上和脐带缠绕宝宝躯干、肢体比较少见。脐带缠绕与脐带过长、胎动过频、羊水过多有关。

脐带绕颈要注意监测胎动

脐带绕颈可能导致宝宝出现缺氧问题，一旦孕妈妈检查出宝宝脐带绕颈，孕妈妈就要加强围产期保健，并在日常生活中注意自我监护胎动，若发现胎动异常，要及时到医院就诊，因为胎动明显减少或异常是缺氧的最早期表现。

脐带缠绕生产方式选择

脐带缠绕能不能自然分娩，要视脐带长短、缠绕周数等情况来决定，如绕颈不紧，可选择自然分娩；如绕颈较紧，绕颈周数多或出现胎儿窘迫，要做剖宫产手术结束分娩。

日常生活预防脐带绕颈

❶ 生活要规律，避免过于劳累。

❷ 饮食方面除了要讲究营养以外，避免进食过于辛辣、刺激性强的食物，忌生食海鲜、没有熟透的食物及易过敏的食品。

❸ 运动时不宜选择剧烈的运动，要选择动作柔和的散步、游泳等项目。

❹ 戒烟戒酒。

❺ 胎教要适当。运动胎教不可过频，每次时间不要超过 15 分钟；音乐胎教乐曲，不宜节奏过强，声音过大。

特别提醒

脐带绕颈只要脐带没有被勒紧，通常不会危害宝宝健康。相反，如果孕妈妈过于惊恐反而会影响母婴健康。

骨关节疼痛

妊娠中晚期，有的孕妈妈会手指、脚趾、脚跟及各关节疼痛，这多与妊娠期水肿和缺钙有关。水肿会压迫神经导致骨关节疼痛，会早晨起来疼得特别厉害，有张不开手指的感觉。缺钙导致骨关节疼痛和肌肉痉挛，多半在晚上睡觉的时候。

对策

◆ 妊娠的早期开始就要注意适当地增加维生素及钙的摄入量。

◆ 平时要多进行活动，经常抬高手臂，增加静脉及淋巴液的回流，有利于减少疼痛。

◆ 疼痛时多休息。

孕20周后或分娩期，在宝宝娩出前，胎盘部分全部从子宫壁剥离，就是胎盘早剥。如果是轻型胎盘早剥，阴道会流出较多暗红色血，可能腹痛，也可能腹痛不明显。如果是重型胎盘早剥不仅流血量大，还会持续性腹痛和腰酸痛，剥离面越大流血越多，疼痛越剧烈。

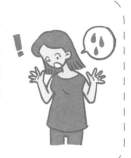

疾病预防

❶ 孕妈妈如果出现妊娠高血压综合征，应积极去医院及早治疗。

❷ 孕期要避免腹部外伤和撞击、挤压。孕妈妈行走要小心别摔跤，特别是上下阶梯时。不要去拥挤场合，避免坐公交车，也不要开车。

❸ 做好产前检查，能及早发现异常，尽快治疗处理。

❹ 孕期，尤其是孕晚期，避免仰卧位。

❺ 出现突发性腹痛和阴道流血应马上就诊。

胎盘早剥原因

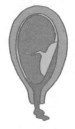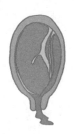

◆ 血管病变。

◆ 机械性因素。如腹部直接受撞击或摔倒，腹部直接触地等外伤。

◆ 子宫静脉压突然升高。常见孕晚期孕妈妈长时间仰卧位时，发生仰卧位低血压综合征，子宫静脉压突然升高时。

◆ 吸烟。研究证实吸烟使胎盘早剥发生危险增加90%。

◆ 胎膜早破。

◆ 滥用可卡因。

◆ 孕妈妈年龄及产次。年龄越大，生产次数越多发生的可能性越大。

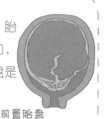

前置胎盘是孕晚期出血的主要原因之一，孕28周后，胎盘位于子宫下段，甚至胎盘下缘达到或盖住宫颈内口，胎盘位置比胎先露部位低，就为前置胎盘。前置胎盘是孕期的严重并发症。

前置胎盘

临床症状和原因

前置胎盘的主要症状是无诱因无痛性阴道出血。初次流血量一般不多，出血往往反复发生，且出血量亦越来越多。出血量和发生次数与前置胎盘的类型有很大关系。前置胎盘发病原因病因现在还不完全清楚，但大量研究，发现剖宫产和人工流产与前置胎盘的发生有很大关系。

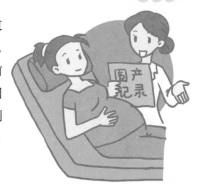

预防

❶ 如果不想生育，就要采取避孕措施避免多次刮宫。

❷ 防止多产。

❸ 如要终止妊娠要去规范的医院处理，避免宫内感染，发生子宫内膜损伤或子宫内膜炎。

❹ 做好产前检查。

❺ 尽可能采用自然分娩。

❻ 如果孕期出血，无论出血量多少要及时就医，做到早期诊断，正确处理。

特别提醒

如果发生前置胎盘的孕妈妈应保持心态平衡，绝对卧床休息，严禁性交，治疗方法遵医嘱。

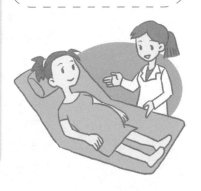

第**251**天　联想胎教，塑造宝宝的模样

从怀孕那刻开始，我们就不厌其烦地在心中描绘宝宝的样子：他最好有爸爸的高鼻子，妈妈的大眼睛……宝宝的模样虽然离不开遗传，但怀孕期间，孕妈妈常常设想宝宝的美好形象，即使是相貌平平的父母，也可能生出非常漂亮的宝宝。

孕妈妈想象影响宝宝模样

◆ 情绪因素。孕妈妈在构想胎儿的形象时，情绪会非常好，从而促使体内具有美容作用的激素增多，这些激素利于胎儿面部器官的结构组合和皮肤发育，从而塑造出孕妈妈理想中的宝宝。

◆ 孕妈妈与宝宝身心相通。如果孕妈妈怀孕期经常设想宝宝的形象，那么宝宝出生后会在一定程度上与这种设想中的形象相同，因为孕妈妈将这种信息传递给了胎儿。

胎教方法

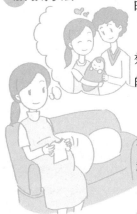

❶ 孕妈妈想象塑造宝宝模样的时候，应当具体化、形象化。

笼统地想，"我的宝宝一定要漂亮"效果不明显，可以看一些喜欢的漂亮的儿童画和照片作为想象基础。

❷ 看到或想起美好事物，以及有美好情绪和体验的时候，孕妈妈要赶快把这些感受传递给宝宝，通过与宝宝生理与心理上的相通，使胎儿也感受到美，从而塑造宝宝的样貌美。

❸ 仔细观察夫妻双方相貌长处，作为蓝本在头脑中给宝宝样貌画一个明晰的画像，并反复强化。比如：妈妈的眉毛，爸爸的嘴等，每一遍的强化都默默地告诉宝宝："你会长得这样哦。"时间一长，就会潜移默化地被胎儿接受。

胎教能够对胎儿的心理产生积极的影响，可以激发胎宝宝的内部潜能，让他们在生命之初接受良好有益的教育。因此，从优生优育的角度出发，很多准爸爸妈妈都会重视胎教，但为了宝宝的健康、我们要避开下列胎教误区：

误区一：胎教效果

❶ 胎教做好了，宝宝长大一定是神童。提倡胎教，并不是因为胎教可以培养神童，而是因为胎教可以发掘个体的素质潜能，让每个胎宝宝的先天遗传素质获得最优秀的发展。

❷ 胎教没用。研究证明，胎儿4个月时就已经具备了全方位的感知觉能力，根据胎儿的发育特点，有针对性地给予各种信息刺激，能促进胎儿身心健康发育，最大限度发掘胎儿的智力潜能，为出生后的早期教育奠定基础。

误区三：胎教实施

◆ 胎教从怀孕后开始。真正的胎教应该从怀孕前甚至是婚前开始，如进行婚前检查，计划怀孕前选择理想的受孕季节和时间，保持良好的心情，避免不良因素的影响；考虑职业、工作环境对受孕和胚胎发育的影响等。

◆ 胎教只有孕妈妈可以做。胎教不该是孕妈妈一个人的事，要靠家庭全体成员共同参与。特别是准爸爸，因为胎宝宝更喜欢听爸爸的低频声音，应和孕妈妈一起胎教。准爸爸不和孕妈妈吵架，多关心体贴孕妈妈和对宝宝说话、讲故事一样是胎教。

误区二：胎教内容

胎教是通过适当的刺激，促进胎儿感觉功能的发育，所以凡是对胎儿有益的事情都可以归入胎教的范畴。大到怀孕前准备、环境改善、情绪调节，小到听音乐、散步、和胎宝宝说悄悄话。胎教的内容很广泛，包括运动胎教、美术胎教、语言胎教、环境胎教等，不仅仅是听音乐，教胎儿唱歌、说话。

特别提醒

孕妈妈每天有计划、有规律、合理地对胎宝宝进行胎教，能培养宝宝良好的生活规律。

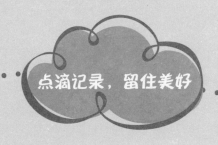

点滴记录，留住美好

_____

_____

_____

_____

_____

_____

_____

_____

草在结它的种子，风在摇它的叶子，

我们在等你，宝贝！

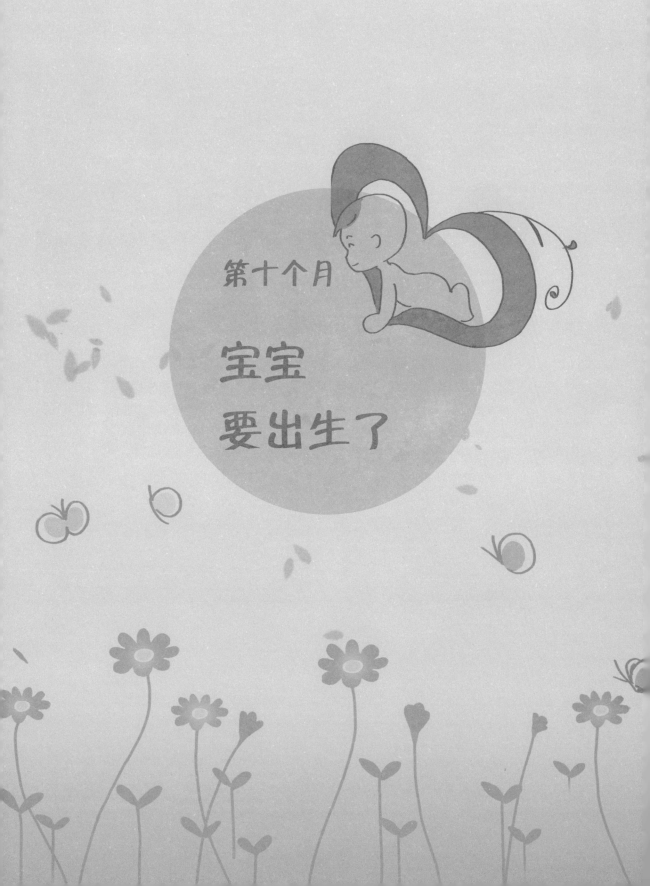

第十个月

宝宝
要出生了

第 253 天

本月特别关注：分娩

　　十月怀胎是生命的一种重要体验，这个充满变化的过程将因分娩而结束，同时我们的生活会因分娩而跨入一个新的阶段，所以分娩是人生中重要而令人难忘的时刻。分娩，一个全新的生命将因我们而出世，世上有什么创造能比得上这种生命的创造呢，我们有充分的理由为自己骄傲。伴随分娩的各种经历：疼痛、惊喜、尴尬……都将成为我们和孩子共同分享的甜蜜回忆。

第254天 孕妈妈和宝宝变化

随着分娩期的临近，孕妈妈开始紧张、焦躁和不耐烦起来。虽有明确的预产期，但宝宝具体什么时候出生谁也无法确定。不过，女性的身体是非常精妙的，从怀孕开始它就在为宝宝出生做准备。孕期最后一个月，只要留心，我们还是可以观察到宝宝准备好要出生了。

胎儿

身长： 46～50cm **体重：** 2000～2800 克

宝宝变化

肠道里有胎便

头骨未闭合

器官发育完成，具备体外生活条件

孕妈妈的变化

子宫下降，胃及心脏的压迫感减轻。

子宫和阴道趋于软化，阴道分泌物增多。

胎动减少，胎位相对固定，体重增加停止。

腹坠腰酸，大小便次数增加。

假性阵痛

出现分娩信号。

十月

胎膜破裂

正常情况下，胎膜在临产期破裂，羊水流出，胎儿也在数小时内娩出。如果胎膜在临产之前（即有规律宫缩前）破裂，这就叫胎膜早破。胎膜早破是妊娠中晚期的常见异常，如果被忽视，常常会给孕妇和胎儿造成严重的后果。

子宫大小

子宫底高度为30～34厘米，胎儿位置向下降，腹部凸出部分有稍减的感觉。

特别提醒

正能准确地在预产期出生的婴儿只有5%，提前2周或推迟2周都是正常的。但如果推迟2周后还没有临产迹象，那就需要采取催产等措施尽快生下宝宝，否则宝宝过熟也会有危险。

不少孕妈妈的分娩时间比较长，分娩阵痛又会影响到孕妈妈的睡眠、休息、饮食，为了确保有足够的精力完成分娩，临近预产期时孕妈妈要注意调整饮食。

产前饮食原则

❶ 不要大吃大喝。大吃大喝可能引起腹胀、消化不良、于顺产不利。

❷ 少吃大块固体食物和豆类食品，以免产气还难消化。

难消化

❸ 选择能快速消化、吸收的食物，以快速补充体力，如奶、粥、鸡汤。

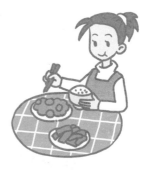

酸奶

❹ 不吃油腻不易消化的油炸、油煎食品。

多吃补锌食物

锌对分娩的影响主要是可增强子宫有关酶的活性，促进子宫肌收缩把胎儿娩出子宫腔。缺锌，子宫肌收缩力弱，会增加分娩的痛苦，还导致产后出血过多。富含锌的食物包括猪肝、瘦肉、鱼、紫菜、牡蛎、黄豆、绿豆、蚕豆、花生、核桃、栗子等，特别是牡蛎，含锌最高，每百克含锌为100毫克，居诸品之冠。

羊肉

蚕豆

预产期最适宜的水果——橘子

橘子富含维生素 C 和钙质，能增强血管壁的弹性和韧性，防止产后出血。如果吃些，便可防止继续出血。橘子中的钙促进宝宝牙齿、骨骼的生长，而且能防止宝宝得佝偻病。而且橘子还有很好的通乳作用，有利于母乳喂养。

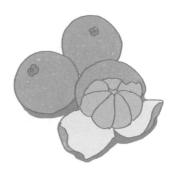

分娩非常需要体力，但临产时宫缩阵痛，不少孕妈妈吃不下东西，甚至连水也不喝。其实这反而影响生产，因为必须要有足够的能量供给，子宫才有良好的收缩力把宝宝分娩出来。所以，临产时孕妈妈更要注意饮食，多吃容易消化，能增加产力的食物，才有力气生产。

增加产力的食物

◆ 巧克力。营养丰富，热量高，美国产科医生把巧克力称为最佳分娩食品。

巧克力

◆ 高热量食物。分娩时孕妈妈需要体力，最好选择一些像大米、玉米、红薯、红糖、鸡蛋等高热量利于增加分娩体力的食物。

增加产力汤

优质羊肉 350 克、红枣 100 克、红糖 100 克、15～20 克黄芪、15～20 克当归加 1000 毫升水一起煮，在煮成 500 毫升后，倒出汤汁，分成 2 碗，加入红糖。在临产前三天开始早晚服用。

这个汤能够增加体力，有利于顺利分娩，同时还有安神、快速恢复疲劳的作用。对于防止产后恶露不尽也有一定作用。

利窍滑胎的食物

中医学认为，初产、宝宝偏大孕妈妈，进入临产阶段以后，在饮食上应多吃利窍滑胎的食物，可以促进分娩、缩短产程、减少产痛。这方面的食物有：冬葵叶、苋菜、马齿苋、牛乳、蜂蜜、慈菇、兔脑等。

苋菜粥

食材：苋菜 250 克，粳米 100 克，精盐。

做法：粳米熬粥，苋菜择洗干净切细，粳米粥将成时，加入苋菜、精盐、猪油，略煮即成。

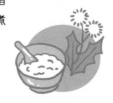

马齿苋粥

食材：新鲜马齿苋 150 克，粳米 100 克，精盐少许，清水适量。

做法：粳米熬粥，马齿苋择洗净，开水中焯一下，漂去黏液，切碎；淘洗净。锅置火上入清水、粳米粥，煮至半熟时，加入马齿苋，继续煮至粥成，加精盐调味即可食用。

特别提醒　　分娩的过程是比较漫长的，不吃、不喝、不睡的做法是错误的。精力充沛，才能保证产力绵绵不绝。

快要和宝宝见面了，孕妈妈肯定欣慰、担心、焦虑各种复杂情绪交织，虽然分娩是一场巨大的生理变化和激烈的心理刺激，但只要孕妈妈做好心理准备，也能为顺利分娩及产后恢复打下良好的基础。这时如果孕妈妈做到下面几点，一定能对顺利分娩帮助很大。

心理好习惯

对分娩不怕、不急

分娩是自然的生理现象，现代医学条件下，只要认真进行产前检查，分娩安全性很高。孕妈妈心理平和，相信自己，保持正常饮食睡眠，正确对待临产前的疼痛和出血，一定能顺利生下健康宝宝。

情绪稳定、心境平和

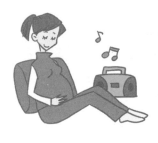

孕妈妈情绪稳定，乐观豁达，能在分娩中有较好的控制能力和对疼痛的耐受性，有助于分娩顺利进行。反之，心理负担过大，过度担忧、紧张，在分娩中便会影响到子宫的血液循环导致产程延长等异常分娩现象发生。

细心准备

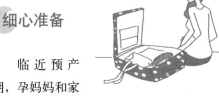

临近预产期，孕妈妈和家人要一起认真进行分娩的准备，包括孕晚期的健康检查、心理上的准备和物质上的准备，尤其物质上的准备不要有所遗漏，免得有些必需品用时没有。对意外情况也要提前考虑，以免临时手忙脚乱发生差错。

生活好习惯

适度运动

分娩不是病，孕妈妈不必因此放弃正常活动。反而活动太少，胃肠蠕动慢，可能没食欲、消化不良。注意休息，适度运动，才有分娩体力。

饮食适度

适度饮食，保证孕妈妈获得充足的养分，应付孕晚期身体承受的沉重负担，还可以减少随分娩而来的心情不安及疲劳，而且对保证体重合理增长很关键。

第258天　入院分娩物品准备

妈妈的待产包

重要证件，包括产检手册、医疗保险卡、身份证等相关重要证件

2套睡衣

1双拖鞋（冬天要选择能包住脚后跟的棉拖鞋）

2双袜子

1顶帽子（防止头部受风）

1件方便穿脱的外套（在病房外活动时可能会用到）

2件哺乳文胸

防溢母乳垫，新妈妈可能会有乳汁溢出

1个吸奶器

卫生巾（夜用4包，日用2包）

1包看护垫（防止产后恶露弄脏床垫，有的医院会提供）

1包一次性内裤

卫生纸

餐巾纸、湿纸巾

喝水杯、吸管

餐具

红糖

洗脸毛巾、洗脚毛巾

洗脸盆和洗脚盆

梳子、镜子、牙具、肥皂、洗浴用品、护肤品

产后束腹带、手机及充电器

零钱

简单的零食小记事本、笔

宝宝的待产包

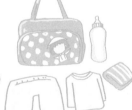

奶瓶：2大（240ml），1小（150ml）大的喂奶，小的喂水

奶瓶刷子（1个）、奶瓶清洁液

一个杯子，一把小勺子

宝宝刚出生不用奶瓶喂水或奶，避免宝宝对奶嘴产生依赖性，不利于母乳喂养

和尚领内衣

包单

帽子

婴儿袜子（3对）

1条抱被

1床小被子

纸尿裤

婴儿柔湿巾

婴儿口手巾

护臀膏、爽身粉

婴儿洗衣液

初生宝宝皮肤幼嫩，要用专门的洗衣液

爸爸的待产包

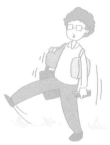

简单的洗漱用品和换洗衣物，可能需要整夜在医院等待宝宝出生

手机、电池及充电器，随时与亲友保持联络

照相机、摄像机，记录宝宝出生的珍贵瞬间

存折或者银行卡。住院押金，可能需要交5000～10000元左右

现金若干

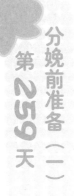

即将分娩了，对准爸爸妈妈都是考验，除了必须提前学习的基本临产常识外，准爸爸妈妈还要做好以下几方面的准备，特别是对第一次做爸爸妈妈的人来说这尤为必要。

孕妈妈的准备

◆ 思想放松、精神愉快。实践证明，思想准备越充分的孕妈妈，难产的发生率越低。孕妈妈要有信心，要用轻松愉快的心情来迎接宝宝的诞生。生活上，接近临产期间尽量不要外出和旅行。

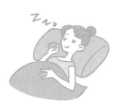

◆ 充分的睡眠、休息。分娩时体力消耗较大，越是接近预产期越要有充足的睡眠和充分的休息。

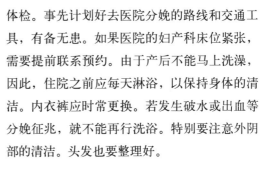

◆ 按时产前检查，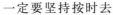做好计划。到了孕晚期，体检的次数就更频繁了，一定要坚持按时去体检。事先计划好去医院分娩的路线和交通工具，有备无患。如果医院的妇产科床位紧张，需要提前联系预约。由于产后不能马上洗澡，因此，住院之前应每天淋浴，以保持身体的清洁。内衣裤应时常更换。若发生破水或出血等分娩征兆，就不能再行洗浴。特别要注意外阴部的清洁。头发也要整理好。

◆ 准备住院用品。最好将准备好的用品集中放在一个提包内，如果有生产先兆或异常情况出现，可以拿上包就走，而不必慌乱地东翻西找。需要准备的东西可参考昨天的内容。

生产意外发生时，做好下面几件事

① 电话联络医生或120救护，告知当前的状况，询问处理办法。

② 电话联络丈夫、家人及陪产人员，寻求必要的援助。

③ 计算阵痛间隔与持续的时间。

④ 确认入院必备的证件拿好入院分娩物品包。

⑤ 确认最快到达医院的交通路线，联系司机或等待120救护。

准爸爸的准备

◆ 保持联络

无论是上班还是应酬，如果不在孕妈妈身边，一定要确切告诉她自己在哪里，并保持通讯畅通。

◆ 提前安排好工作

虽然预产期是个固定的日子，但宝宝出生可能提前也可能推后，所以最好提前安排好自己的工作。

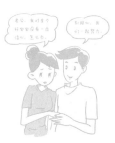

◆ 安排好交通工具

如果家里没有车，就要安排好夜里出行的交通工具，可以提前跟亲戚朋友打好招呼，用车请他们帮忙。

◆ 准备突发情况的解决预案

了解分娩的过程，生产方式上与孕妈妈提前商量，如自然生产还是剖宫产等，避免分娩开始时紧张和恐慌。一般来说，出现见红、阵发规律性腹痛时，多为临产征兆，应该做好去医院的准备。如果有破水的情况，应让孕妈妈马上平卧，可以半躺在小汽车后座或索性叫救护车去医院。

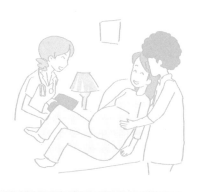

护理协助孕妈妈入院要做的事

❶ 提醒并帮助孕妈妈放松，并让她尽量休息。

❷ 维护孕妈妈与胎儿的安全，当孕妈妈有任何不适状况时，即刻告知医护理人员。

❸ 协助孕妈妈采用拉梅兹呼吸法。

❹ 适时观察孕妈妈需求，主动帮孕妈妈减轻身体不适，如协助喝水、按摩背部等。

❺ 放松自己。宝宝出生，准爸爸紧张、忧虑很正常。但准爸爸一定要放松自己才能安慰临产阵痛的妻子。

待产前的医护措施

有些孕妈妈从推进待产室，就开始紧张，不知道医护人员会对自己做些什么。那我们看看待产时医护人员会采取哪些措施帮助我们分娩。

静脉注射

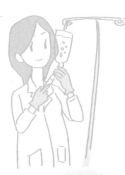

一般在进入产房前，会在手背或者手腕处，进行静脉点滴注射，滴注一些葡萄糖或者生理盐水，补充能量和水分或者是一些减缓疼痛的药物。

备皮

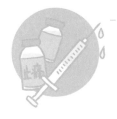

就是剃除阴部的体毛，这是为了便于医护人员接生，并预防会阴切开时的细菌感染，方便伤口护理和康复。

人工破水

如果临盆前还没有自然破水，医护人员会在分娩前或分娩时做人工破水。这个过程有点类似内诊，孕妈妈会不舒服，但不会感觉疼痛。

胎心音监护

为了监测宝宝在整个分娩过程中（尤其是宫缩时）心跳的情况。胎心音检测仪能提供子宫收缩的压力、频率以及胎宝宝心跳的连续记录，并将宫缩与心跳绘成图形。

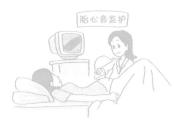

灌肠

肠道充满影响产程，或者导致分娩时排便，所以待产时医护人员会将某种液体注入孕妈妈肠道，以排空粪便。操作时孕妈妈会有些少许不适。

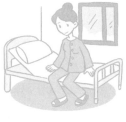

第**262**天　常见的无痛分娩方法的比较

有人说，分娩的疼痛是上天在告诫人类，生命就是痛苦，必须慎重。且不管这种说法有没有道理，分娩阵痛是很多女性不想要孩子的理由。其实，今天已经有许多途径来减轻分娩时的阵痛。无痛分娩，实际上就是运用镇痛方法帮助分娩。

分娩镇痛方法比较

种类		方法
药物镇痛	笑气吸入性镇痛	笑气，即氧化亚氮，是一种无色而稍带甜味的气体。宫缩即将来临前的 30 秒用力吸 3 ～ 4 口由 50％ 笑气和 50％ 氧气混合的气体，就能够抑制分娩疼痛，但不会抑制孕妈妈的循环和呼吸，影响宫缩和产程
	肌内注射镇痛药物	常用的肌肉注射镇痛药物有杜冷丁和安定。由于药物镇痛都有一定的时间效用，所以用药时间很重要。如果用药过早，镇痛效果不理想；如果用药过晚，又可能会出现新生儿呼吸抑制的问题，需要产科医生根据产程中的具体情况作出正确的判断
	椎管内注药镇痛法	目前国内外麻醉界公认的镇痛效果最可靠、使用最广泛、最可行的镇痛方法，镇痛有效率达 95％ 以上。但技术含量高，需要由掌握麻醉专业技能的麻醉科医师来操作，具有一定的操作和技术风险
非药物镇痛	导乐分娩	导乐是 20 世纪 90 年代引入我国的 导乐陪伴分娩，是导乐人员"一对一"全过程陪伴孕妈妈分娩，讲解分娩的各个过程，从生理上、心理上、情感上给予孕妈妈支持和安慰，使孕妈妈消除紧张感，从而减轻产痛
	针刺经络穴位麻醉	简称"针麻"。祖国针灸学经络理论，以针刺双侧合谷、足三里、三阴交等穴位，促进乙酰胆碱的大量分泌，阻碍痛觉的传导，从而达到减痛或镇痛的目的
	电流刺激	以低频率脉冲镇痛仪在孕妈妈背部脊柱两侧进行电流刺激，以分散孕妈妈的疼痛感觉，使疼痛减轻

特别提醒

导乐分娩是为了降低我国居高不下的剖宫产率，中国妇幼保健协会 2011 年重点推广的促进自然分娩适宜技术。经研究，有了导乐的全程陪护，孕妈妈的心理压力减轻，信心加强，医院的自然分娩率大大提高，产后出血率、心脏缺氧率等明显降低。目前许多妇幼保健院都提供助产"导乐"服务，收费在 200 ～ 500 元左右。

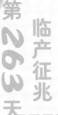

临产征兆

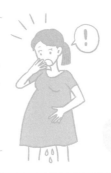

预产期前后如果孕妈妈的身体有下面这些特别变化，就是告诉我们要准备好迎接新生命啦。

临产征兆

	详细内容
子宫底下降	到了预产期前两周左右，子宫底会下降，上腹部压力减小，呼吸会变舒畅，胃部受压的不适感觉也会减轻，饭量可能增加
下腹有受压感	子宫下降到骨盆入口处，因此下腹部坠胀，压迫到膀胱，孕妈妈出现尿频、腰酸腿痛，走路不方便等不适
见红	妊娠最后几周，子宫颈分泌物增加，白带增多。随着子宫规律地收缩，子宫内口胎膜与宫壁的分离，有少量出血。这种出血与白带混合，自阴道排出，称为见红。见红是分娩即将开始的征兆。如果出血量大于平时的量，就应当考虑是否有异常情况，可能是胎盘早剥，需要立即到医院检查
破水	羊水从阴道流出，俗称"破水"。当子宫强力收缩，子宫口开大，头部下降，引起胎膜破裂，阴道会流出羊水，这时离降生已经不远了
规律的腹部阵痛	一般疼痛持续 30 秒，间隔 10 分钟。以后疼痛时间逐渐延长，间隔时间缩短，称为规律阵痛

见红多久会生

见红：茶褐色、粉红色、红色都是"见红"可能出现的颜色，出血量明显比月经量少，质地黏稠，一般在阵痛前 24 小时出现，但因人而异。见红是分娩的先兆，一般在阵痛前 24 小时出现，但可能分娩几天前甚至 1 周前就反复出现。如果见红同时伴有规律宫缩，那么 12 ~ 48 小时就会生产。

宫缩阵痛

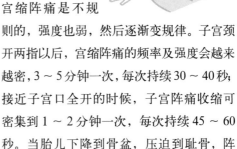

分娩开始时宫缩阵痛是不规则的，强度也弱，然后逐渐变规律。子宫颈开两指以后，宫缩阵痛的频率及强度会越来越密，3 ~ 5 分钟一次，每次持续 30 ~ 40 秒；接近子宫口全开的时候，子宫阵痛收缩可密集到 1 ~ 2 分钟一次，每次持续 45 ~ 60 秒。当胎儿下降到骨盆，压迫到耻骨，阵痛的部位会从上腹部转移到下腹部。

分娩的全过程可以分为三个产程：第一产程称宫颈扩张期，第二产程称胎儿娩出期，第三产程称胎盘娩出期。下面，我们详细介绍分娩的三个产程。

第一产程

第一产程从开始出现间歇性 5～6 分钟的规律宫缩，到宫口开全。初产妇因宫颈较紧，宫口扩张较慢，需 11～12 小时，经产妇需 6～8 小时。

❶ 规律的宫缩。产程开始时，每次宫缩持续约 30 秒，间歇 5～6 分钟。之后，宫缩持续约 50～60 秒，间歇 2～3 分钟。宫口近开全时，宫缩持续 1 分钟或 1 分钟以上，间歇期 1 分钟或稍长。

❷ 宫口扩张。宫口扩张的速度不是均匀的。开始时比较慢，宫口扩张 3 厘米以前，叫做潜伏期，从临产到宫口开大 3 厘米平均需要 8 小时左右；宫口扩张 3～10 厘米叫做活跃期，从宫口开大 3 厘米到开大 10 厘米平均需要 4 小时左右。

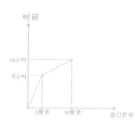

❸ 胎头下降。这时，医生会定时进行肛门检查，以确定胎头颅骨最低点的位置。

❹ 胎膜破裂。破膜多发生在宫口近开全时，它有助于扩张宫口。宫缩继续增强，当羊膜腔压力增加到一定程度时自然破膜。

第二产程

胎膜破裂，宫口全开，就进入了第二产程。第二产程是从宫口开全到胎儿娩出。初产妇需 1～2 小时，经产妇通常数分钟即可完成。

❶ 宫缩更加频繁，约 1～2 分钟一次，每次持续时间可达 1 分钟。同时开始出现想排大便的感觉，这是由于胎头下降压迫直肠所致。

❷ 胎头拨露。宫缩时，胎头露出于阴道口，宫缩间歇期，胎头又会缩回阴道内。

❸ 胎头着冠。露出部分不断增大，至胎头双顶径越过骨盆出口，宫缩间歇时胎头就不再缩回了。

❹ 娩出胎头。胎头、前肩和后肩相继娩出，胎体娩出，羊水随之涌出。

第三产程

是从胎儿娩出到胎盘剥离娩出，需 5～15 分钟，不超过 30 分钟。之后，医生会检查产道有无裂伤，如有会进行缝合处理。

第265天 产程中孕妈妈要积极配合医生

分娩过程中，孕妈妈对医生的配合对顺利生产影响很大，具体孕妈妈要注意哪些呢？

第一产程，养精蓄锐

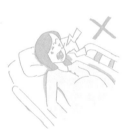

第一产程是三个产程中时间最长的。这个阶段，孕妈妈要避免阵痛开始就大声喊叫，因为持续地高声喊叫，会消耗掉许多力量，造成宫缩乏力、产程延长。

正确的做法

❶ 找一舒服的姿势休息，在宫缩时，缓慢的深呼吸能缓解疼痛。

❷ 孕妈妈可以补充一些高热量的食物，以增加能量。

第二产程，合理使劲儿

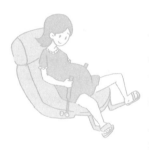

宫口开全，孕妈妈会有排便感。这时，配合宫缩，先深呼吸，待空气吸入胸腔后憋住，然后像排便时一样，向肛门的方向用力。子宫收缩时用力，收缩停止时全身放松，交互用力及放松。

> **Tips**：不要让身体向后倾，这样会改变产道的弯曲角度，增加分娩难度。

第三产程，再次用力

胎儿娩出后，宫缩会有短暂性的停歇，这个时间大约是10分钟。之后，又会出现宫缩，以排出胎盘。这时，产妇可以按照第二产程的用力方法使劲儿，以加快胎盘的娩出，减少出血。

> **特别提醒：自信心非常重要**
>
> 生命的诞生是一个自然的过程。如果产检显示胎位、骨盆大小等各项指标都正常，孕妈妈们一定要相信自己可以自然分娩。可以这么说，能不能自然生产，很大程度上要靠自己。

第266天　四招缓解第一产程疼痛

第一产程的宫缩疼痛往往是孕妈妈放弃自然分娩，选择剖宫产的原因，所以如果能有效缓解疼痛感，对帮助孕妈妈克服分娩阵痛，提高增加顺产可能的意义很大。下面推荐孕妈妈四个缓解阵痛方法。

1 尽量坐起来

阵痛的时候子宫是一面前倾一面向下收缩的，所以把身体略微前倾不仅可以减少疼痛，还可以让肌肉放松。可以采取跪着或站立的姿势，靠在陪同者的身上往前倾，这样可以减轻疼痛。要避免靠向后面坐着的姿势，这种姿势会使重量放在尾骨上，限制了骨盆的扩展，导致分娩进行不顺。

2 最好侧卧

阵痛的间隔想要躺下来时，将膝盖放在枕头上面。同时在背部下也放个枕头。不要仰卧，采取仰卧的姿势，阵痛的感觉会更强烈，侧卧的姿势好一些。

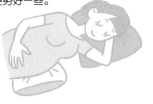

3 抚摸

用手抚摸疼痛的地方可以在疼痛中让自己稍微放松一些。在寒冷的天气里，可以在腰部放一个热水袋，让身体温暖一些也可以舒缓身体、缓和疼痛。

4 适度地宣泄

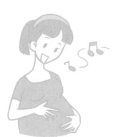

还可以适当地宣泄来减轻阵痛，如唱歌、呻吟、叹气、叫喊（不要用力过度）等，不必刻意压抑自己。但要调整自己的呼吸，配合医护人员放松全身肌肉。

特别提醒

第一产程时间长，但如果宫口未开全，就盲目地用力只会消耗体力，同时使宝宝受到更大的压力。所以孕妈妈要注意调适自己的心情，保持精神愉快，情绪稳定更容易缩短生产时间。

分娩中的尴尬

分娩过程中，孕妈妈会遇到一些尴尬情况，有哪些呢，下面我们就来看看。

尴尬二：呕吐

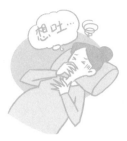

有一位妈妈说她整个分娩过程都在呕吐，最后医生没办法，只好在产床边又放了一个垃圾桶，让她呕吐。几乎70%孕妈妈在产床上都有过恶心要呕吐的感觉。

分娩过程避免进难消化的食物，最好只吃一些好消化的流食和半流食。

尴尬一：准爸爸不适合陪产

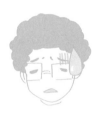

妻子痛得撕心裂肺，产房里的仪器哗哗一片，还有鲜血淋淋……这些都对陪产的准爸爸是一种严峻的考验。据一位产科医生说，他曾经看到一位准爸爸晕倒在产房里，结果还要医生再分出精力来照顾。

准爸爸陪产利弊

❶ 陪产有益于夫妻感情，丈夫能体会妻子的痛苦与艰辛，而妻子能得到丈夫的鼓励，两人之间的感情会得到升华。

❷ 目睹孩子的艰难出生过程，也可以增强丈夫对家庭的责任感。

❸ 不断回忆起分娩时的场景，可能影响日后的性生活质量。

如果准爸爸觉得自己不能承受这样的考验，可以选择一位有经验的亲属陪产，或者选择导乐陪产。

尴尬三：颤抖

颤抖

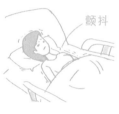

经常听到有新晋妈妈诉说，她躺在产床上的时候全身颤抖。最近研究发现：如果孕妈妈和胎儿的血液中有不相容的成分，比如孕妈妈的血型是A型，而胎儿的血型是B型，这时孕妈妈就会出现颤抖、哆嗦、打冷战的现象。

尴尬四：排便

分娩时排便，虽然让人难堪。但是，在医生看来，这很正常，因为分娩时，胎儿会通过产道慢慢下降，准备降生的时候，就会挤压到直肠，导致排便。还有就是进行分娩硬膜外麻醉以后，肛门附近的括约肌变得麻痹，对粪便的控制力会减弱。

在自然分娩宫口开全以前，医生会进行灌肠或用其他方法清除大便。

阵痛开始就意味着进入分娩阶段了，这时如果一直躺着一动不动，只会让疼痛更加难以忍受。其实，阵痛开始后应多走动，可使充足的血液流向胎盘，为宝宝提供更多的氧气，有助于分娩的顺利进行。另外，孕妈妈可用下面这几个动作分散注意力，减轻疼痛，加速产程。

下蹲

宫缩时下蹲会有助于转移压力，可以有效地减轻疼痛。

做法

两脚分开，用手扶住床或者椅子作为支撑，然后屈膝下蹲，孕妈妈可以根据自己的身体情况半蹲或者完全蹲下。需要注意的是，这个动作会让腿部承受一定的压力，最好在预产期前几周或者几个月前就可以开始练习。

特别提醒

如果宫颈还没有完全打开的话，下蹲时千万不要试图用力娩出胎儿。盲目地用力不仅会让自己痛苦，也会消耗大量的体力，影响产程的进展。

压腿

抬高一条腿，骨盆的空间会打开变得宽敞，使宝宝容易下降。

做法

在宫缩到来时孕妈妈可以将一只脚放在比较稳固的椅子、床或者楼梯上，使身体前倾形成压腿的姿势，同时摇晃臀部。这样做不仅帮助宝宝下滑，还能分散对阵痛的注意力。

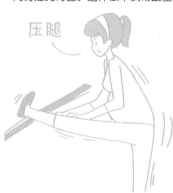

前倾身体

重力会起到一定的加速产程的作用，所以跪立或站立的姿势比躺着的姿势更适合分娩中的孕妈妈。

Tips：做这个动作时，宝宝受到的压力最小，动脉和脐带也不会受到任何压力，放松的感觉要比一直躺在床上好得多。

做法

1. 孕妈妈可以给自己找个支撑，桌子、床或者椅子甚至老公，然后用站的姿势身体前倾。同时当宫缩来的时候就摇晃臀部使自己放松。

2. 跪在地板上或者床上，双手和膝盖撑地，把腰向上拱起然后再放平，然后再拱起、放平，交替进行，宫缩时摇晃臀部。

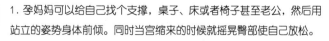

第269天 产后八大正常症状

分娩后新妈妈的生理变化很大，加上分娩时体力消耗较大，可能身体会出现疼痛、便秘、出汗等不适，如果出现下面这些不适症状那是属于正常范围内的，孕妈妈不用担心。

产后正常痛

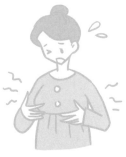

◆ 会阴伤口疼痛。因部分孕妈妈会阴扩张性较差或者胎儿过大等原因需要进行会阴侧切术。即使无会阴侧切，胎儿在通过阴道、会阴时也会对局部组织造成一些损伤。

◆ 乳房胀痛。产后1～2天母乳分泌，如果乳腺不够通畅，乳汁积聚就会乳房胀痛。

◆ 产后宫缩痛。刚分娩后，孕妈妈会因为宫缩而引起下腹部阵发性疼痛，这叫做"产后宫缩痛"，一般在2～3天后会自然消失。

母乳喂养，及早开奶，防止乳房胀痛

分娩后半小时就可以让婴儿吸吮乳头，这样可尽早建立催乳和排乳反射，促进乳汁分泌，还有利于子宫收缩。哺乳时间以5～10分钟为宜。产后第一天可以每1～3小时哺乳一次，哺乳的时间和频率与婴儿的需求以及产妇感到奶胀的情况有关。产后第一天，产妇身体虚弱、伤口疼痛，可选用侧卧位喂奶。每次哺乳后应将新生儿抱起轻拍几下，以防回奶。

产后身体不适

❶ 体温略高。分娩后24小时，孕妈妈体温略有升高，但不超过38℃。

❷ 便秘和痔疮。产后几天，肠道和腹部肌肉松弛。孕妈妈会便秘，甚至引起痔疮。

❸ 排尿困难。产后尿量明显增多，为防止尿潴留，应该早解小便。

❹ 出汗多。产后早期皮肤排泄功能旺盛，会产生大量的汗液，尤其是夜间更多。

❺ 疲倦。分娩之后，由于分娩的体力透支，孕妈妈会感到十分的疲惫和困倦。

剖宫产的女性产后会比顺产有更多的疼痛，也需要更精心的护理。

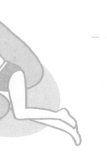

剖宫产的宜与忌

四宜

① 宜侧卧。手术后随麻药消失，伤口的疼痛就很真切，这时应该侧卧，侧卧有助于子宫恢复。但也要避免身体过度侧曲，影响切口恢复，最好用被子或毛毯垫在背后，让身体和床形成20°～30°角。

② 宜及时排便。手术后要及时地大小便，千万不要因害怕牵引伤口疼痛而忍便，以免尿潴留和大便秘结。一般于手术后第二天就可以拔掉导尿管了，之后3～4小时应及时排尿。

③ 宜严防感冒。感冒咳嗽会影响伤口的愈合。剧烈的咳嗽甚至可造成切口撕裂。所以要严防感冒，万一患上感冒要及时治疗。

④ 宜适量运动。手术24小时后应该练习翻身、坐起，接着可以下床慢慢活动。这样能增强胃肠蠕动，尽早排气，还可预防肠粘连及血栓形成而引起其他部位的栓塞。但千万不要做激烈运动。

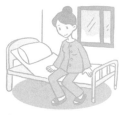

三忌

① 忌平躺。平躺对子宫收缩疼痛最敏感。在麻药作用消失后，平躺的新妈妈就会感受到伤口和宫缩的双重疼痛。而且长久平躺易出现压疮。

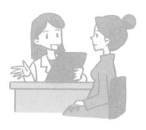

② 忌过饱。术后进食过度，会导致腹胀，腹压增高，延缓康复。所以，术后6小时内要禁食，以后逐步增加食量。

③ 忌大笑。大笑会牵拉伤口，影响伤口的愈合。咳嗽、恶心、呕吐时，要用手压住伤口两侧，防止缝线断裂。

特别提醒

剖宫产手术前的最后一餐禁食鱿鱼类食品，会影响伤口修复。术后也不要吃太多鱼类食品，同样会影响伤口的修复。

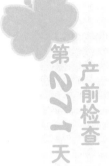

第271天 产前检查

越是临近预产期，孕妈妈越要更加重视每一次产前检查。

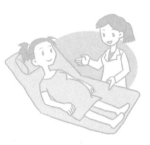

临产前最后一个月宝宝胎位开始固定，胎头已经逐渐下到骨盆腔内，此时产前检查要每星期检查一次，而且孕妈妈应有随时准备生产的心理。

产前检查内容

一般包括复查血、尿常规，以及宫高、腹围、胎心、胎位检查、血压、体重等产科常规检查，同时通过监护胎动、胎心，了解胎动、宫缩时胎心的反应，观察推测出宫内宝宝有无缺氧。必要时还要进行B超检查，了解羊水以及宝宝在子宫内的状况。

如果超过41周还未有分娩迹象，孕妈妈就应该住院催产了，逾期过久，胎儿在子宫内将面临缺氧的危险。

产检重点：超声波检查、胎心监护

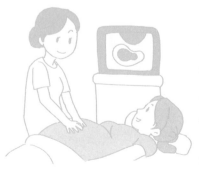

作用是了解有无宫缩及宫缩的强度，检查胎儿是否已经入盆，估计何时入盆，胎位是否正常且是否已经固定等，以便选择适合的生产方式。

特别提醒

临近分娩，孕妈妈要特别注意胎动的监护，正常状态下，12小时胎动应在20次以上。如12小时胎动数少于10次，或晚上1小时内无胎动，应立即去医院检查。

母乳是宝宝最佳的天然食物和饮料，其中不仅含有 4 ～ 6 个月内的婴儿所需要的全部营养素，而且母乳中所含有的各种营养成分最适宜新生宝宝的消化和吸收。

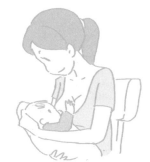

母乳对宝宝的益处

◆ 母乳中的抗体可以增强宝宝的抗病能力。吃母乳的宝宝不易患腹泻、百日咳、食物过敏反应、肺炎等疾病。从整体来讲，母乳喂养的婴儿要比人工喂养的婴儿健康。

◆ 母乳是最经济的。母乳不用花钱买，而且母乳喂养可防止孩子以后出现儿童期肥胖。

◆ 母乳有助于婴儿发育，含有婴儿所需的全部营养。对婴儿来说，母乳的各种营养不但搭配得刚刚好，而且利于吸收，使宝宝能吸收到营养，却不会增加消化及排泄的负担。

◆ 母乳能让宝宝安然入睡，因为它含有一种天然促进睡眠的蛋白质。

母乳对妈妈的益处

❶ 哺乳有助于子宫复原。哺乳会刺激缩宫素分泌而帮助子宫收缩，从而减少产后子宫出血的危险。

❷ 产后应尽快用母乳喂养新生儿，可避免乳房肿胀和乳腺炎。

❸ 哺乳有助于新妈妈的体形恢复。哺乳会消耗体内额外的热量，不用节食就能达到减肥目的。

❹ 哺乳保护母亲不受一些疾病的侵扰。许多研究表明，哪怕仅仅哺乳几个月，妈妈患乳腺癌的概率会大大少于从未哺乳的新妈妈。

❺ 哺乳会让母亲身体放松，心情愉快。宝宝的吸吮动作会使妈妈体内分泌有助于放松的激素。

❻ 母乳喂养有利于培养良好的亲子关系。母亲享受到为人母的满足，而宝宝则感受到母亲的关心，他会感觉有安全感，利于母婴间感情交流。

❼ 自然避孕。哺乳的期间，排卵会暂停，有助于推迟再次妊娠。

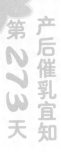

第273天 产后催乳宜知

为了保证母乳喂养，产后催乳是很必要的，我们看看有哪些需要注意的。

初乳，宝宝"免疫力"来源

一般来说，宝宝生下来以后，乳腺在两三天内开始分泌乳汁，但这时的母乳比较黏稠、略带黄色，这就是初乳。初乳含有大量的活淋巴细胞，进入婴儿体内会产生免疫球蛋白A，增强新生儿机体免疫，预防新生儿感染，所以孕妈妈应尽可能地给婴儿喂初乳。

催乳时间讲究

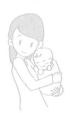
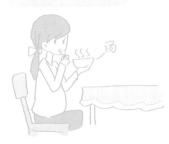

❶ 孕妈妈身体状况决定催乳时间。身体健壮孕妈妈，产后初乳量较多，宜适当推迟喝汤时间，喝的量也可相对减少，以免乳房过度充盈淤积不适，甚者发生急性乳腺炎。孕妈妈身体弱，就宜早喝催乳汤，量也可根据胃肠"耐受力"多些。

❷ 生产第一天不宜催乳。无论是顺产还是剖宫产，生产第一天孕妈妈会比较疲劳，需要休息才能恢复体力，不要急于喝催乳汤。

❸ 宜分娩1周后催乳。 宝宝刚刚出生，胃的容量较小，且吸吮母乳能力较差，吃的乳汁并不多。如果一味给孕妈妈喝汤催乳，乳汁分泌过多则易造成乳汁淤滞，乳房出现胀痛，乃至引起急性乳腺炎。分娩1周后宝宝进食量渐增，此时孕妈妈喝催乳汤，正好适应需要。

特别提醒

一定要让宝宝"早吸吮"！宝宝越早接触妈妈的胸膛，就越能激发刺激的潜能，另外在产后（顺产）24小时和排气后（剖宫产）进行一次胸部按摩将有利于下奶。

孕妈妈由于分娩时出血多，加上出汗、腰酸、腹痛，非常耗损体力，气血、筋骨都很虚弱，需要一段时间的调补，因此产后必须坐月子才能恢复健康。孕妈妈生下孩子后，便开始了为期一月的、民间俗称的"坐月子"。孕妈妈坐月子必须了解以下五大原则

静养 30 ～ 40 天

产后最重要的一件事即为休息。在坐月子这段时间，家人应同心协力照顾孕妈妈，保证她充足的安静休养，不论贫富或第几次生产，甚至是小产，都要同样重视。

自然生产：须休养 30 天，
剖宫产、自然流产或人工流产：须休养 40 天以上。

适宜的室温

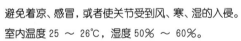

随着气候与居住环境的温、湿度变化，孕妈妈穿着的服装与室内使用的电器设备，应适当的调整，避免着凉、感冒，或者使关节受到风、寒、湿的入侵。室内温度 25 ～ 26℃，湿度 50% ～ 60%。

适度劳动与休息

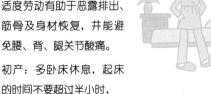

适度劳动有助于恶露排出、筋骨及身材恢复，并能避免腰、背、腿关节酸痛。

初产：多卧床休息，起床的时间不要超过半小时，

等体力逐渐恢复：可起床运动 1 至 2 小时，但不能长时间站或坐。

清洁身体

头发、身体要经常清洗，以保持清洁，避免遭受细菌感染而发炎。尤其要注意的是，"月子"里孕妈妈的会阴部分泌物较多，

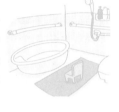

每天应用温开水清洗外阴部。勤换护理垫保持会阴部清洁和干燥。恶露会在产后 4 ～ 6 周排干净。

合理饮食

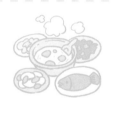

饮食方面就个人体质的差异性，应该有所不同。另外，产后排恶露、哺乳也许有不顺的情形，或者有感冒、头痛、口破、皮肤瘙痒、胃痛等疾病发生，饮食与药物就必须改变。但是坐月子的饮食还是以温补为主，最好请医师根据个人体质作调配比较妥善。

特别提醒

产后全身肌肉力量下降，关节变得松弛，如果过早过多地从事家务劳动或过多地抱宝宝，容易使手腕、手指关节等部位发生劳损性疼痛，所以应避免劳动，但是可以适量进行少量运动。

孕前月经周期正常的孕妈妈，过了预产期2周以上还不分娩就是过期妊娠，其发生率占妊娠总数的5%~12%。其原因现在还不是很清楚，可能与胎儿垂体、肾上腺的功能不全有关。过期妊娠宝宝比正常足月宝宝死亡率高2~3倍，所以产科不主张过期生产。

我要出来

瓜熟蒂落

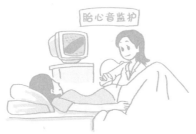

胎盘的功能和寿命是有限的，超过预产期2周后，多数胎盘功能迅速减退。此时，胎盘不能再给胎儿提供足够的氧气和营养物，会使已经发育良好、生机勃勃的胎儿缺氧，并因营养缺乏而形体削瘦，皮肤也会被胎粪染黄而多褶。因此，胎儿不是在肚子里待的时间越长越好。

过期妊娠要密切监控胎儿

胎心音监护

❶ 要特别注意胎动。过期妊娠不仅要详细记录胎动情况还要做动态的比较，如果胎动时呈现胎心率加速变化即属正常反应，意味着胎盘功能还不错，可以考虑再等待几天。

❷ B超声检查。检查重点包括测量胎儿大小、羊水指数、脐带血流状况等，同时还要进行胎盘功能检查，评估胎盘钙化程度以及胎儿器官发育情况。

❸ 阴道内诊。了解子宫颈口扩张和柔软的程度，以判定催生引产成功的机会高低。

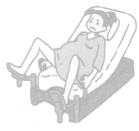

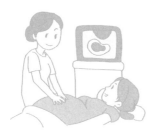

特别提醒

孕期超过42周时，孕妈妈应及时看医生。而产前检查怀疑胎盘功能不良或胎儿窘迫现象者，有可能不到42周以后就具有较高的危险性，应由医生根据实际情况决定终止妊娠的处理方案。

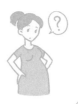

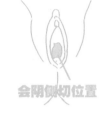

许多在医院自然分娩的孕妈妈分娩时，遇到了会阴侧切。那么，什么是会阴侧切？为什么需要进行侧切呢？

进行会阴侧切的好处

会阴侧切位置

会阴是阴道和肛门之间的部位，自然分娩时，宝宝通过阴道出生时可能会撕裂会阴。侧切比自然撕裂容易修补和愈合，并且侧切能让宝宝尽快降生，从而降低了胎儿宫内缺氧和窒息的风险，此外还可防止会阴过度伸展，所以现在超过 92% 的顺产妈妈都实施了会阴侧切。

会阴侧切后的护理

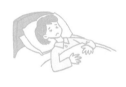

会阴侧切一般 2～4 周就可以恢复。但是，会阴部前近阴道后邻肛门，切口可能受到细菌感染而发炎。因此，实施会阴切开术后，一定要做好术后的护理。

❶ 每次大小便以后要立即用净水清洗，以免污染伤口。

❷ 要保持伤口的干燥。

❸ 较严重且伤口肿痛的孕妈妈，可以在水中加入优碘坐浴，或用烤灯加快复原速度。优碘可以杀菌，温水和烤灯则以高温促进血液循环。

❹ 不要用力解便，避免提重物。产后的 1 个月内都不要做需要耗费大量体力的家事和运动。

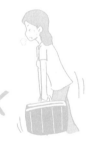

❺ 产后 6 周内，避免性行为。

特别提醒

侧切是否会影响产后的性生活，这是很多妈妈担心的问题，其实，这种担心完全没必要。因为侧切口很小，缝合伤口通常在产后 3～4 周很快愈合。不会影响阴道弹性，对日后性生活毫无影响。相反，如果撕裂的伤口乱七八糟，愈合后瘢痕互相交错，就有可能性交疼痛。

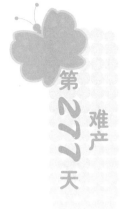

第277天 难产

难产其实就是指怀胎足月而分娩时胎儿无法顺利通过产道娩出的情况，是所有异常分娩的总称。孕妈妈骨盆腔狭窄、子宫或阴道结构异常，子宫收缩无力或异常都可以导致难产。

难产原因

1 胎儿因素

胎位、胎向不正。比如臀部向下、前额向下、横位、胎儿后脑勺在正后方等情况。

胎儿头部过大。若胎儿间顶距BPD超过10厘米，生产就比较困难；超过10.5厘米，阴道生产就几乎不可能。

胎儿过大。胎儿体重超过3300～3400克，就会增加难产机会。

胎儿异常。胎儿先天性肿瘤、连体婴等。

2 孕妈妈因素

孕妈妈体质不佳、产力不足、产道异常，以及缺乏心理准备，对分娩过程过度恐惧，不能很好的配合医生，也会造成难产。

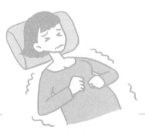

预防难产

其实只要在设备完善的正规医院做好妥善的产前检查与及时处理，难产并不是那么可怕！

◆ 孕妈妈胎儿体重合理增长。妊娠期，孕妈妈应当适当补充营养，减少高热量、高脂肪、高糖分食品的摄入，保持自身体重和胎儿体重的匀速增长，预防巨大胎儿。

◆ 定期做产前检查。有一些孕妈妈发生难产是因为胎儿有异常。比如脑积水、胎儿长肿瘤、连体婴、胎位不正等。这些情况B超检查都可以发现。如果孕妈妈坚持做产前检查，就可以根据胎儿情况，选择风险小的分娩方式，从而降低难产的发生率。

◆ 适当的规律性运动。孕妇适度运动既能保证产力，还能预防胎儿过大。孕妈妈们不要整天待在家里坐着或躺着。

特别提醒

预防难产要从产前开始，而且生产过程中，保持放松、愉悦的心情积极配合医生，按照医生的指导，正确用力，能最大程度的避免难产，保证自己与胎儿的安全。

宝宝的营养和氧气依赖脐带提供，通常在分娩时，应该是宝宝的头最先娩出，紧接是身体，脐带和胎盘最后才相继娩出。如果在胎膜未破时，脐带就已位于胎宝宝最先露出部位的下面，称为脐带先露，如果胎膜已破，脐带脱出子宫颈口或阴道口外，称为脐带脱垂。

脐带脱垂危害大

脐带脱垂是产科急症之一，会在短时间内造成胎儿极为严重的缺氧或死亡。一旦发生脐带脱垂，必须保证在10分钟内让胎儿出生，否则胎儿会有危险，死亡率高达40%。

四大原因造成脐带脱垂

❶ 异常胎先露。这是发生脐带脱垂的主要原因。有数据统计，每500例头先露中有1例发生脐带脱垂，每25例臀先露中有1例发生脐带脱垂。

❷ 胎头浮动。孕妈妈骨盆狭窄或者胎儿过度发育，胎头与骨盆入口不相适应，再加上胎膜早破，就易诱发脐带脱垂。

❸ 脐带过长或胎盘低置。有关数据统计，脐带长度超过75厘米发生脱垂的概率是正常脐带（50～55厘米）的10倍。

❹ 早产或双胎妊娠。双胎妊娠的脐带脱垂易发生在第1胎儿娩出后第2胎娩出前。

除了上面提到的这些原因，还有一些其他的原因，比如早期破膜、羊水过多等。

三项措施 预防脐带脱垂

❶ 定期做产前检查，以便及时发现纠正胎位异常。如果胎位纠正有困难，或者骨盆狭窄的孕妈妈要提前住院，并在医生的指导下确定分娩方式。

❷ 临产后宝宝最先露出的部分还未入盆，胎位不正常及羊水过多的孕妈妈，一定要静静卧在床上，尽量减少活动，以免引起胎膜早破。

❸ 如果胎头未入盆而必须做人工破膜的准妈妈，应该在宫缩间歇时行高位羊膜囊穿刺，缓慢放出羊水以防止脐带被羊水冲出。

特别提醒

脐带先露和脐带脱垂对胎宝宝的生命威胁极大，而且一旦脱出就很难再还纳，因此预防要比治疗更为重要。

第279天 产前胎教重点：克服产前焦虑

据统计，98%的孕妈妈会在妊娠晚期产生焦虑情绪。但产前焦虑易造成产程延长，导致分娩时宫缩无力造成难产。直接影响到分娩过程和胎宝宝状况。产前胎教的关键就是克服焦虑，保持产前好心情。

影响胎教的产前焦虑

◆ 担心分娩疼痛。

◆ 担心宝宝健康。

◆ 担心孩子的性别。

◆ 担心不能顺利分娩。

◆ 行动不便，缺少交流而焦虑。

◆ 担心孩子出生后的物质条件。

◆ 孕晚期便秘、皮肤瘙痒、水肿等不适。

克服产前焦虑胎教法

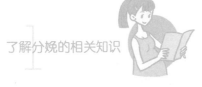

做好准备 2

做好孕晚期定期检查，从心理和身体两方面准备好迎接分娩。准爸爸陪伴妻子一起准备，让妻子感受到关爱和依靠，对减轻孕妈妈的心理压力有很大的帮助。

了解分娩的相关知识 1

了解分娩的全过程以及可能出现的情况，是孕妈妈克服分娩恐惧最好的办法，孕妈妈可以通过参加产前培训班来了解。

进行积极的心理暗示 3

孕妈妈经常积极的对自己心理暗示：如"宝宝就出世了，这是件高兴的事情"，"我的身体条件好，生宝宝没问题"，"宝宝肯定也想见到我"等。这些会让孕妈妈信心大增。

特别提醒

家人的帮助可及时地疏导孕妈妈，让其慢慢消除紧张、焦虑和恐慌的心理。

适时入院待产 4

提早入院待产，情绪反而容易受到影响，特别是看到后入院孕妈妈比自己先分娩，因此，在出现分娩征兆前，孕妈妈应安心在家中待产，除非医生建议提前住院。

第280天 产前胎教，奠定亲密亲子关系

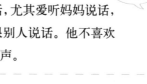

怀孕阶段宝宝的成长发育完全靠妈妈滋养，与妈妈的关系比生命中的任何阶段都要紧密和心意相通，所以抓紧产前的最后阶段向宝宝传递爱，应该是产前胎教的重点，而这种爱的胎教对宝宝出生后和我们尽快建立亲密的亲子关系影响很大。

孕晚期宝宝有感知能力

孕晚期宝宝已经发育成一个有感觉的人，而不是一个纯粹的生理结构体。法国科学家研究证实，自孕8月起，胎宝宝可以辨别声音、气味和味道，并且能够习惯于反复的刺激，甚至可以学习和记忆。实验还证明，胎宝宝喜欢听人说话，尤其爱听妈妈说话，他甚至能够分清妈妈是在对他说话还是在跟别人说话。他不喜欢周围寂静无声，也不喜欢突然出现的刺耳噪声。

产前胎教，亲密关系的起点

① 胎教的过程是孕妈妈与胎宝宝的心灵交流的过程，而不仅仅是宝宝胎儿期的提前教育。胎教让胎宝宝感受到孕妈妈的母爱，为宝宝出生后形成亲密的亲子关系做好了铺垫。

② 胎教的过程中，孕妈妈集中注意力，投入情感，完全与胎儿的身心交融，宝宝因此而情绪得到安抚，感到愉悦舒服，建立起对母亲的信任感安全感，形成最初的亲子关系。

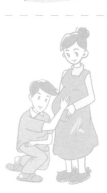

③ 胎教的实施过程中准爸爸积极的参与，能增加夫妻情感交流，利于增进夫妻感情，形成和谐的、有助于宝宝健康成长家庭氛围。

④ 胎教给胎儿的心理影响是积极的。因为胎教刺激，胎儿未出世就在感知、情感等方面和父母相互沟通和交流，所以，胎教不仅培养胎儿感知能力，而且也培养了胎儿情感的接受能力，有利于宝宝出生后发展出积极乐观的个性。

结束语

　　280 天的孕期结束了，就要和可爱的宝宝见面了，孕妈妈们肯定又忐忑又幸福。怀孕在女人的一生中就仿佛是一次考试，通过了就获得进入下面更高一级的资格——做母亲的资格。而且这个考试过程在考验我们身体的同时，也强大和丰富了我们的心灵，让我们在面对人生的其他困难时无所畏惧，勇往直前。所以孕期是值得骄傲的，也祝愿天下的每一个孕妈妈都能享受孕期。

　　本书由资深孕产专家精心打造，着眼优生优育、生活保健、疾病预防和心理调适等孕期各环节，关爱呵护孕期全过程。希望在本书的陪伴下，孕妈妈健康快乐，完美体验孕期的特别和美好。

　　280 天孕期的结束，意味着一个新的生命诞生，在此祝愿所有的孕妈妈和刚出生的宝宝平安、幸福！

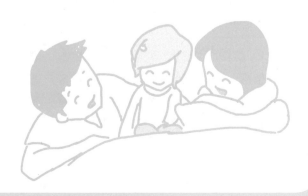

图书在版编目（CIP）数据

好孕 280 天一天一页 ／ 姜淑清编著 . — 南京：东
南大学出版社，2014.1
　（聪明宝贝养成计划）
ISBN 978-7-5641-4623-8

Ⅰ．①好… Ⅱ．①姜… Ⅲ．①妊娠期－妇幼保健
Ⅳ．① R715.3

中国版本图书馆 CIP 数据核字 (2014) 第 263284 号

好孕 280 天一天一页

出版发行	东南大学出版社
出 版 人	江建中
插　　画	黄斯婷　郭 璇
社　　址	南京市四牌楼 2 号（邮编：210096）
网　　址	http://www.seupress.com
经　　销	新华书店
印　　刷	北京海石通印刷有限公司
开　　本	787mm×1092mm　1/16
印　　张	19.75
字　　数	220 千字
版　　次	2014 年 1 月第 1 版
印　　次	2014 年 1 月第 1 次印刷
书　　号	ISBN 978-7-5641-4623-8
定　　价	46.00 元